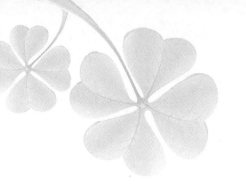

全国医学美容技术专业新形态教材

美容皮肤治疗技术

李二来　主编

U0397152

北京科学技术出版社

图书在版编目（CIP）数据

美容皮肤治疗技术 / 李二来主编. —北京：北京
科学技术出版社，2022.2（2024.1 重印）
ISBN 978-7-5714-1564-8

Ⅰ.①美… Ⅱ.①李… Ⅲ.①皮肤—美容术—医学院
校—教材 Ⅳ.① R622 ② R751

中国版本图书馆 CIP 数据核字（2021）第 097920 号

责任编辑：宋　玥
策划编辑：张露遥
责任校对：贾　荣
责任印制：李　茗
封面设计：昇一设计
版式设计：瑾源恒泰
出 版 人：曾庆宇
出版发行：北京科学技术出版社
社　　址：北京西直门南大街 16 号
邮政编码：100035
电　　话：0086-10-66135495（总编室）
　　　　　0086-10-66113227（发行部）
网　　址：www.bkydw.cn
印　　刷：北京捷迅佳彩印刷有限公司
开　　本：787 mm × 1092 mm　1/16
字　　数：484 千字
印　　张：26
彩　　插：32
版　　次：2022 年 2 月第 1 版
印　　次：2024 年 1 月第 2 次印刷
ISBN 978-7-5714-1564-8

定　　价：98.00 元

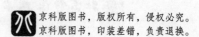

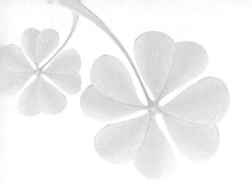

编审委员会

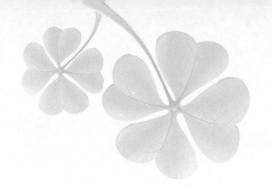

编者名单

主　编　李二来

副主编　王宛蓉　张　燕

编　者　（按姓氏笔画排序）

王宛蓉（荆州职业技术学院）

任丹阳（廊坊艾美皮肤激光整形医疗美容门诊部）

刘　东（辽宁瑞妍医疗美容管理有限公司

　　　　　沈阳沈河市府大路医疗美容诊所）

李二来（廊坊卫生职业学院）

张　彤（沧州医学高等专科学校）

张　燕（四川卫生康复职业学院）

张明莉（厦门医学院附属第二医院）

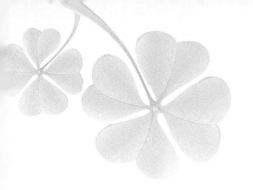

前　言

本教材是为了适应高等职业教育的新要求，满足美容医学人才培养的需要而编写的。

本教材紧密结合医学美容技术专业的岗位要求，遵循理论适用、注重实践的原则，在尊重传统教材模式的基础上，积极融入新理念、新要求。本教材以能力培养为主线，根据美容皮肤治疗常见的典型工作任务，分为12个模块内容，遵循学生的认知规律和学科体系的结构特点，由浅入深、由易到难地安排若干工作任务，全面培养学生的美容皮肤科职业能力和职业精神。

本教材的编写具有两个鲜明的特征。一是坚持校企合作：编写人员中，既有高职、高专院校的教师，又有医疗美容机构的一线医生，保证了教材理论性与实践性的统一。二是坚持标准对接：教材编写过程中，注重融入专家共识、治疗指南、研究进展等新理论、新技术，保证了教材能够适应最新的岗位要求。

由于时间紧迫、编者水平有限，书中难免存在不足之处，恳请读者提出宝贵意见，以便再版时及时修订。

编者

2021 年 4 月

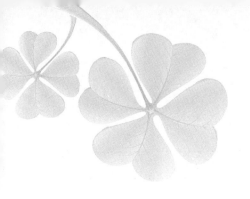

目 录

模块一　职业认知

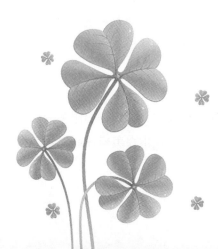

任务一　工作岗位认知

❀ 学习目标

1. 知识目标

（1）掌握正常人体皮肤的组织结构和生理功能、皮肤类型的分类和判定方法、不同类型皮肤的保养技术、各种常见的理化治疗技术。

（2）熟悉损容性皮肤病的一般性诊断思路、检查技术、药物治疗方法，各类损容性皮肤病的一般性诊断要点和防治方法。

（3）了解各类损容性皮肤病的研究进展，以及美容皮肤治疗技术的最新进展。

2. 技能目标

（1）能提供正确的美容皮肤治疗咨询服务。

（2）能制订并实施个性化的皮肤保养方案。

（3）会正确操作美容皮肤科各类治疗设备。

（4）能制订个性化的美容皮肤治疗方案。

3. 素质目标

（1）爱岗敬业，热爱医疗美容事业。

（2）诚信友善，尊重美容皮肤科就医者。

（3）科学严谨，刻苦钻研美容皮肤治疗技术。

（4）团结协作，具有一定的抗压能力。

一、任务导入

案例：小丽考上了理想的大学，还有一个多月就要去学校报到了，但是她在高兴之余又有一些烦恼。小丽的面部从小就有雀斑，她因为害怕会留下瘢痕，所以一直没有治疗。通过朋友介绍，她来到一家美容门诊部，经过2次激光治疗后，她脸上的雀斑消失了，并且看不出任何异常。

激光治疗是美容皮肤治疗中常见的美容项目。美容皮肤治疗技术是医疗美容服务的重要技术，是美容皮肤科的核心治疗手段。医学美容技术专业的毕业生在美容皮肤科主要从事咨询和管理工作，协助医生顺利完成损容性皮肤病的诊治过程，让美容就医者得到更好的治疗服务和体验，并提高就医者的满意度。因此，具备扎实的美容皮肤治疗技术的相关理论知识和技能是做好美容皮肤科咨询和管理不可或缺的前提条件和核心能力要求。

二、任务分析

美容皮肤治疗技术是以医学美学为指导，以皮肤科学为基础，以维护、修复、改善、塑造人体皮肤健美为目的，研究和实施损容性皮肤病治疗的学科。

美容皮肤治疗技术并不是一门孤立的学科，其与其他学科有着密切的关系。美容皮肤治疗技术以医学美学理论为指导，尊重人体美，研究皮肤美。在皮肤审美方面，美容皮肤科医生和技术人员应与美容就医者达成一致。美容皮肤治疗技术是在皮肤科学的基础上发展而来的，重点研究影响容貌的皮肤病的治疗方法和技术。美容皮肤治疗技术是美容医学体系中一门重要的技术分支学科，与美容外科学、美容中医技术、美容文饰技术、美容心理学、美容牙科技术等学科相互关联，各具特色，共同实现维护、修复、改善、塑造人体美的目标。

三、任务实施

美容皮肤治疗技术是一门理论性和实践性都很强的学科，为了顺利完成学习任务，需要注意以下几点。

1. 牢记必要的理论知识　认真学习与美容皮肤治疗技术密切相关的理论知识，如正常皮肤的结构与功能及其与美容的关系，常用药物的适应证及应用原则，各种理化治疗技术的基本原理，以及各类损容性皮肤病的诊断要点、防治原则等。

2. 熟练掌握各种治疗技术　目前医学美容技术专业的学生在毕业时还无法取得美容皮肤治疗的操作资质，但在提供咨询服务时，同样要对各种治疗方法了然于胸。在学习阶段，对各类治疗的适应证、禁忌证、操作流程等需要熟练掌握，只有通过亲自操作才能有更深刻的认识。

3. 注意理论联系实际，学以致用　学习过程中要勤于思考，大胆实践。用理论知识指导实践操作，通过实践操作加深对理论知识的理解。把课堂所学与临床应用联系起来，带着问题学，带着目的做，用自己所学解决实际问题。

4. 掌握获得新知识、新技术的方法　与医学美容相关的各类新知识、新技术发展迅速，要养成不断获取新知识和了解新技术的好习惯，掌握自学方法。接触新知识和新技术的主要途径包括检索文献、订阅杂志、关注微信公众号、加入相关学会（协会）、参加会议和培训等。

要利用好本教材的活页性质，把收集到的资料及时补充到"我的笔记"中；充分利用"复习思考题"及时巩固理论知识，检测学习效果。

任务二　职业环境认知

一、任务导入

思考以下问题：

（1）美容皮肤科的诊室和治疗室有哪些设施？

（2）美容皮肤科的诊疗环境与美容院或美容会所相比有哪些区别？

（3）对在美容皮肤科工作的从业者有哪些外在形象要求？

二、任务分析

美容皮肤科的治疗在本质上是一种医疗服务，所以其诊疗环境首先应符合医疗机构的基本要求。按照《美容医疗机构、医疗美容科（室）基本标准（试行）》的要求，以医疗美容诊所为例，至少设有 2 张美容治疗床，美容皮肤科至少设有美容治疗室，每张美容治疗床的净使用面积不少于 6 ㎡，还需要配备皮肤磨削机、离子喷雾器、多功能美容仪、激光机或电子治疗机、消毒柜、超声波治疗仪、文眉机、高压蒸汽灭菌设备，至少有 1 名具有相关专业主治医师资格以上的主诊医师和 1 名护士。除了以上基本要求以外，如果单独开展美容皮肤科业务，还应设置美容咨询室、医师办公室、更衣室，可根据实际需要设置其他单独房间。整体装修风格应该体现医疗本质，应简约、舒适，干净卫生，设施齐全，安静、安全，有利于保护美容就医者的隐私；既不能太富丽堂皇，让部分就医者"敬而远之"，也不能完全按照专业医疗机构的装修风格，让人感觉过于严肃。

美容皮肤科诊室应整洁、有序，让就医者感觉到正规性和专业性，增加其信任感和安全感。美容皮肤治疗室应达到卫生、无菌、空气洁净的基本要求，并要避免无关人员进入。如有光电设备，应在显著位置张贴激光警告标识。治疗室内不能摆放与治疗无关的物品，同时要注意保证治疗室的温馨、舒适和私密性。激光治疗室不能有反光材料，更不能有易燃易爆物品。

从业者的形象礼仪应符合以下要求。

（1）医生应穿白大褂，头发干净整洁，办公室内放置必要的专业书籍，遵守有关规定。

（2）护士应着护士服，遵循护士的职业基本要求，注重仪表。

（3）医务助理等其他人员应着制服，可佩戴得体的饰物。

（4）无论哪类岗位人员都应该佩戴工作牌，方便就医者称呼、辨认。

（5）所有人员均应注意面容清洁，眼角不可有分泌物，鼻孔清洁，男士不留胡须，女士应化淡妆。注意口腔清洁，不吃有刺激性气味的食物，工作期间不吸烟。时刻注意言谈举止，符合礼仪规范。学会微笑，保持微笑，真诚微笑。

三、任务实施

从今天开始，每一次上课都要按照到美容皮肤科上班的要求，提前"到岗"打扫环境卫生，保持环境干净、整洁。每次授课期间老师检查学生的仪表，并观察其言行举止，将日常检查结果计入平时成绩。

复习思考题

1. 为什么要学习美容皮肤治疗技术？需要学习哪些内容？

2. 美容皮肤治疗技术是以＿＿＿＿＿＿为指导，以＿＿＿＿＿＿为基础，以＿＿＿＿＿＿、＿＿＿＿＿＿、＿＿＿＿＿＿、＿＿＿＿＿＿人体皮肤健美为目的，研究和实施损容性皮肤病治疗的学科。

形象礼仪的评价

项目	自我评价	同学评价	老师评价
头发			
面容			
指甲			
饰物			
口腔			

项目	自我评价	同学评价	老师评价
鞋子			
体味			
目光			
笑容			
站姿			
坐姿			
蹲姿			
走姿			
语言礼仪			
形体礼仪			

实践作业

考察 2~3 家医疗美容机构，就美容皮肤科的装修环境、岗位设置、对咨询师的能力素质要求、诊疗项目等写一篇考察报告。

（李二来）

参考文献

［1］边二堂. 美容皮肤治疗技术. 北京：人民卫生出版社，2010.

［2］周展超. 皮肤美容激光与光子治疗. 北京：人民卫生出版社，2009.

我的笔记

模块二　皮肤的美容保健

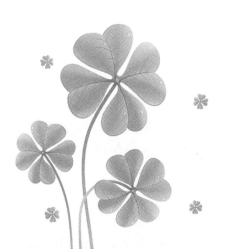

任务一 皮肤的美学观察

学习目标

1. 知识目标

（1）掌握皮肤美学的影响因素。

（2）熟悉皮肤健美的基本表征。

（3）了解皮肤美学的意义。

2. 技能目标 能根据就医者皮肤的基本表征给出合理的建议。

3. 素质目标 能够树立正确的皮肤美学观念。

一、任务导入

请观察图 2-1-1 ~ 2-1-3，你认为哪张图片中的皮肤具有美感？说一说你的理由。

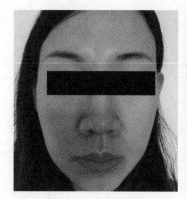
图 2-1-1 正常皮肤

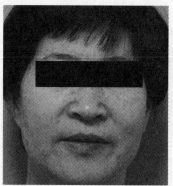
图 2-1-2 衰老皮肤

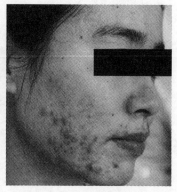
图 2-1-3 损容性皮肤

二、任务分析

【皮肤美学的意义】

皮肤是人体面积最大的器官，被覆于人体表面，与外界环境直接接触，既是生理学和解剖学上的重要器官，具备特定的组织结构和功能，又是美的重要载体，具有重要的审美价值。

皮肤与美容的关系十分密切。健康美丽的皮肤红润光洁、光滑细腻，是人体充满生命活力的体现，能给自己和他人带来赏心悦目的愉悦感和健美感。健美的皮肤同时也是健康的标志，是其生理功能和组织结构良好的表现，也是人体身心健康的综合体现。当出现某些皮肤病变时，皮肤会有一些相关表现，从而不同程度地影响皮肤美观，并给人带来不健康的视觉感受。

皮肤可以传递不同的美感信息。女性的皮肤细腻、白皙；男性的皮肤一般比较粗糙，肤色为健康的小麦色，纹理清楚。这分别体现着女性的阴柔之美与男性的阳刚之美。年轻人的皮肤较为细嫩、有光泽、富有弹性，传递着精神饱满的青春之美；而老年人的皮肤皱纹增多，失去光泽，传递着历经沧桑的岁月之美。

同时，皮肤还能反映机体的健康状况，如面容憔悴、面色晦暗、精神萎靡一般为慢性消耗性疾病的体现，面部水肿、双颊暗红、口唇发绀一般为风湿性心脏病、二尖瓣狭窄的表现。

【皮肤健美的基本表征】

皮肤健美的标准在不同国家、民族、地区、时期、文化背景和不同阶层的人们之间都存在着不同，但光滑、细腻、富有弹性的皮肤是人们共同追求的目标。皮肤的自然衰老是不可阻止的，但可以通过科学而有效的皮肤美容保健来延缓皮肤的衰老。

皮肤健美的基本表征：皮肤颜色均匀、红润，皮肤水分含量充足，水油分泌平衡，肤质细腻、有光泽，皮肤光滑、有弹性，无皮肤病，面部皱纹程度与年龄相当，对外界刺激不敏感，对日光反应正常。皮肤健美的基本特征体现在以下方面：颜色、光泽、细腻程度、滋润状况、弹性和反应性。

1. **皮肤的颜色**　简称肤色，是指人类皮肤表皮层因黑色素、原血红素、胡萝卜素等色素沉着所呈现的皮肤颜色。某些内在和外在因素，如紫外线照射、器官疾病、精神因素、睡眠不好、体内维生素或氨基酸代谢紊乱、炎症反应、内分泌的改变等都会导致色素增多，使皮肤显得晦暗、出现色素沉着。因此，肤色实际上是遗传背景、紫外线照射、激素等因素共同作用的结果。不同地区的人群的肤色有不同的特点。肤色是视觉审美的重要内容之一，其由于种族、性别、地域、职业等的差异而不同。例如，亚洲人的肤色以黄色为主，非洲人的肤色则较黑，欧美人的肤色较白。在我国，拥有白皙的皮肤是很多人都梦寐以求的，更有"一白遮三丑"之说，许多年轻女性会尝试多种美白方法；但也有人认为黝黑的皮肤显得十分阳光和健康，许多男性会追求这种健康的美。

2. **皮肤的光泽**　当皮肤平滑、皱纹较少时，皮肤就会显得有光泽；粗糙、干燥的皮肤会在很大程度上引起光的散射，使皮肤失去光泽。不同光泽度的皮肤带给人的精神面貌感受是不同的。皮肤的良好状态（如润泽、光亮、平整、细腻）可以向人们传递身心健康的美感。某些内在和外在的因素（如暴晒、干燥、寒冷、老化等）会使皮肤纹理变粗糙，有损人体皮肤的健美。例如，受损皮肤的屏障功能下降，水分经表皮的流失量增加，导致皮肤含水量下降，使皮肤显得晦暗、无光泽。皮肤营养状态差时也会如此。

3. 皮肤的细腻程度　细腻的皮肤能给人带来良好的视觉感受。皮肤的柔嫩、光滑、润泽是皮肤美学的重要表征之一。皮肤的细腻程度主要由皮肤纹理和皮肤毛孔大小（图 2-1-4）决定。健美的皮肤质地细腻、毛孔细小。皮肤纹理少是指皮肤的皮沟浅而细，皮丘小而平。毛孔的直径一般小于 0.02 mm，很多原因均可导致毛孔粗大；毛孔粗大通常是由体内激素分泌紊乱、压力过大、环境污染、面部清洁不到位等原因造成的；此外，随着年龄的增长，皮肤逐渐失去弹性，毛囊周围缺乏支持结构，也很容易使毛孔显得比较大。淡化皮肤纹理、缩小毛孔才能使皮肤更加细腻光滑。

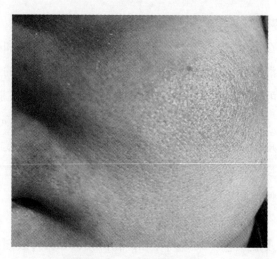

图 2-1-4　皮肤纹理和毛孔

4. 皮肤的滋润状况　皮肤的滋润状况能反映皮肤的代谢功能是否良好，也与心理状态有关。皮肤的含水量占人体内水分的 18% ~ 20%。年龄的增长、皮肤屏障功能受损、外界环境干燥恶劣等均可引起皮肤含水量减少，皮肤会变得干燥甚至皲裂，此时的皮肤还会变得敏感，易出现炎症和瘙痒，易产生各种皮肤问题。增加皮肤含水量的方法有很多，主要是外用各种保湿剂，如神经酰胺、甘油等。

5. 皮肤的弹性　富有弹性的皮肤坚韧、柔嫩、富有张力，表明皮肤的含水量和脂肪含量适中，血液循环良好，新陈代谢旺盛。年轻人的皮肤结构完整，新陈代谢旺盛，皮下脂肪丰富，所以其皮肤具有良好的韧性与弹性。随着年龄的增长，皮下脂肪减少，弹性纤维退化，从而导致皮肤弹性减弱，皮肤出现松弛、皱纹、干燥等现象。健美的皮肤应该是湿润、有弹性、丰满且充实的。如果皮肤的角质层水分充足，皮肤就会显得润泽、有弹性。反之，干燥的皮肤容易出现细小的皱纹、弹力下降。

6. 皮肤的反应性　皮肤的反应性是指皮肤对日光的反应性，又称皮肤的光生物学类型、皮肤光型，即根据皮肤经一定剂量的日光照射后产生红斑、色素的程度而将皮肤分为6型（详见本模块任务二中"皮肤的光生物学类型"）。

三、任务实施

【皮肤美学的影响因素】

白皙、红润、平整、光滑、细腻、有弹性的皮肤是审美中最为理想的皮肤。但是在生活中，如此完美的皮肤十分少见。一些内源性因素会影响皮肤的健美，同时外源性因素的作用也不可忽视。

1. 内源性因素　包括遗传因素、病理生理因素、内分泌因素、营养因素、心理因素、吸烟、睡眠等。

（1）遗传因素。遗传因素与皮肤的状态（如皮肤的颜色、屏障功能等）有着密切的关系。某些皮肤问题，如雀斑、黄褐斑、色素痣、鱼鳞病等，也与遗传因素相关。

（2）病理生理因素。机体各器官的疾病可通过皮肤的色素、斑疹等表现出来。例如，病毒性肝炎时皮肤黄染。

（3）内分泌因素。皮肤及附属器中都存在性激素的受体。女性在妊娠期间，由于雌激素、孕激素水平上升，黑色素的合成增多，所以肤色加重。此外，雌激素会增强紫外线的作用，导致女性在妊娠期间易出现黄褐斑。

（4）营养因素。均衡的营养是身体健康和皮肤健美的基础。某些食物和皮肤的状态息息相关，如饮食过甜或摄入过多奶制品会加重痤疮。可根据皮肤的类型和状态选择补充不同的营养素，如富含维生素C、维生素E的食物能够减少色斑、提亮肤色。

（5）心理因素。心理因素可影响皮肤细胞的新陈代谢。情绪低落可能会导致色素代谢障碍而引起皮肤晦暗无光、各类色斑形成、肤色加深，也可影响皮脂的代谢，从而引发痤疮等。心情愉悦时，皮肤新陈代谢的速度增快，使人看起来容光焕发。

（6）吸烟。吸烟者的皱纹通常比不吸烟者的多，吸烟者往往更容易出现早衰征兆。烟草中的主要成分尼古丁有利尿作用，可以导致表皮含水量下降、屏障功能受到破坏；烟草中的成分可破坏胶原蛋白的结构，使皮肤松弛、下垂，皱纹增多；烟草中的成分还会减少毛细血管和动脉的血供，抑制创伤修复。

（7）睡眠。睡眠不足会引起氧合血红蛋白含量降低，使皮肤细胞得不到充足的营养，影响皮肤的新陈代谢，加快皮肤衰老，使皮肤显得晦暗无光；睡眠不足还能导致副交感神经兴奋，引起促黑素细胞生成素分泌增多，色素生成增多。

2．外源性因素　包括温湿度、环境污染、紫外线、皮肤护理等。

（1）温湿度。当温度升高时，汗腺分泌旺盛，部分皮脂会随汗液流失，使皮肤干燥。因此，干性皮肤者在高温环境下应注意及时补充水分。适宜的湿度有益于皮肤的健美，当长期处于湿度较低的环境时，皮肤表皮层的水分散失增多，使皮肤干燥、无光泽、皱纹增多，皮肤老化加速。因此，生活在北方者，尤其到了冬季，更应使用保湿剂。

（2）环境污染。环境中的各种污染物，包括有害的化学物质、声电污染、灰尘等都会造成氧自由基增多，可能诱发皮肤的炎症反应，最终导致皮肤衰老。

（3）紫外线。紫外线会使皮肤变得干燥缺水，加速皮肤色素沉着，从而引发晒斑、皮肤红斑等；紫外线也可能使皮肤产生光敏反应，引发日光疹、慢性光化性皮炎等；紫外线还可造成胶原蛋白合成减少、分解加速，使得真皮萎缩，真皮失去应有的弹性，变得松弛、无张力，提早出现皱纹，皮肤因此发生光老化；长时间暴晒甚至可能导致皮肤肿瘤。

（4）皮肤护理。合理的皮肤护理是维持皮肤健美的重要因素之一。皮肤随着人的健康状况、年龄的增长和季节更替而表现出不同的状态。因此，对不同类型的皮肤，应根据皮肤状态选择适当的护肤品进行清洁、保湿、防晒及不同的美容护理。护肤品和美容方式选择不当不仅会造成皮肤化妆品不良反应，还会破坏皮肤的屏障功能，并且可能诱发或加剧损容性皮肤病，如痤疮、黄褐斑等。

【皮肤保养建议】

皮肤的日常保养主要包括清洁、保湿和防晒。不良的清洁方式可能会使皮肤的屏障功能受损，从而引起皮肤疾病，因此不可过度清洁，而且要选择合适的清洁剂。此外，还需根据不同皮肤类型、季节和年龄选择合适的保湿护肤品。在日常生活中应使用防晒产品保护皮肤，从而减少紫外线对皮肤造成的伤害。对于其他皮肤护理方式，如敷面膜、利用美容仪器设备进行美容等，也要根据具体情况进行选择。

吸烟、睡眠不足等不良的生活方式能影响皮肤的代谢，加速皮肤衰老，因此健康的生活方式是保证皮肤状态良好的重要因素之一。在现如今快节奏的生活中，一些常见的不良精神因素（如焦虑、抑郁、失眠等）均会影响皮肤的代谢，因此应尽量保持心情舒畅，并学会排解不良情绪。在日常饮食中，要尽量避免辛辣、刺激性、油炸类、烧烤类和高糖饮食，增加富含维生素 C、维生素 E 的水果和蔬菜的摄入量并多饮水，这些均可使皮肤状态更佳。

　　总之，要想拥有健美的皮肤，应保持健康的生活习惯，合理使用清洁剂、保湿剂和防晒霜等护肤品和化妆品，同时要保持积极向上的情绪。

复习思考题

1. 简述能够影响皮肤美学的因素。

2. 简述皮肤健美的基本表征。

3. 单项选择题。

（1）影响皮肤美学的内源性因素不包括（　　　　）

A. 内分泌因素 　　　　　　　　B. 营养因素

C. 皮肤护理 　　　　　　　　　D. 心理因素

E. 睡眠

（2）有关皮肤保养的建议，下列不正确的是（　　　　）

A. 避免高糖饮食

B. 冬天紫外线较弱，不必使用防晒产品

C. 保持良好的情绪，避免熬夜

D. 合理使用清洁剂与保湿护肤品

E. 避免吸烟

功能插页

一、皮肤的组织学

皮肤是人体中面积最大的器官，成年人皮肤的总面积为 1.5 ~ 2 m²。一般来说，其质量占体重的 5% ~ 15%。皮肤的厚度因个体或部位而异，为 0.5 ~ 4 mm。其中最厚的皮肤在足底部，厚度可达 4 mm；最薄的皮肤在眼睑部，其厚度只有不到 1 mm。皮肤覆盖全身，保护体内各种组织和器官，使其免受物理性、化学性因素以及病原微生物的侵袭。皮肤有白、黄、红、棕、黑等几种颜色，因人种、年龄及部位不同而异。

皮肤由表皮、真皮及皮下组织构成，并有附属器（皮脂腺、汗腺、毛发与毛囊、甲）以及血管、淋巴管、肌肉和神经等（图 2-1-5）。

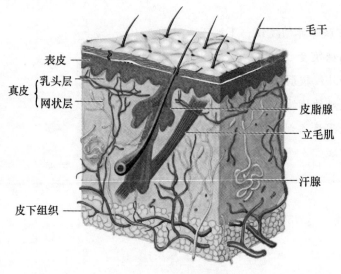

图 2-1-5　皮肤的构成

（一）表皮

表皮是皮肤最外面的一层，平均厚度为 0.2 mm。根据细胞的发育阶段和形态特点，表皮从外至内可分为 5 层（图 2-1-6）。

1. 角质层　位于体表最外层，由数层角质细胞构成，内含角蛋白。该层较为坚韧，能抵抗摩擦，防止体液外渗和化学物质入侵。角蛋白的吸水力较强，一般角质层的含水量不低于 10%，以维持皮肤的柔润。如含水量过低，皮肤则变得干燥甚至皲裂。该层的厚度相对稳定，但生理或病理因素也会使其增厚或变薄，影响美观。

2. 透明层　在角质层下，由 2 ~ 3 层已死亡的扁平的透明细胞构成。透明层能防止水分、电解质、化学物质通过，故又称屏障带。此层在掌、跖部位最明显。

3．颗粒层　在透明层下，由2~4层扁平的梭形细胞构成，后者含大量嗜碱性、透明的角质颗粒。

4．棘层　在颗粒层下，由4~8层多角形的棘细胞构成。棘细胞表面有许多棘状突起，可与周围同样的细胞突起相互连接，形成桥粒。

5．基底层　在表皮的最底层，由一层呈栅栏状排列的圆柱细胞构成。此层的细胞经过不断分裂，逐渐向上迁移、角化、变形，形成表皮的其他各层，最后随着角化而脱落，因此基底层也可称作生发层。一般认为基底细胞自分裂后至脱落的时间为28天。基底细胞间有黑素细胞，占整个基底细胞总量的4%~10%，会产生黑色素（色素颗粒），因而决定着皮肤颜色的深浅。

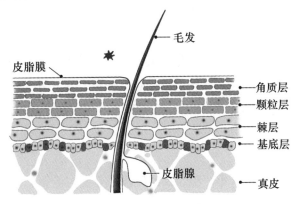

图 2-1-6　表皮的分层

（二）真皮

真皮介于表皮层与皮下组织之间，分为乳头层和网状层。由大量纤维、细胞和充填其间的基质构成。

1．纤维

（1）胶原纤维。胶原蛋白构成胶原纤维，后者再构成粗细不等的胶原纤维束。其抗拉力强，赋予皮肤张力和韧性，可减轻或使皮肤免受外界造成的机械性、撕拉性损伤。胶原纤维是真皮结缔组织中最丰富的成分。

（2）弹性纤维。由弹性蛋白与微原纤维构成，呈细束状，相互交织成网，多缠绕在胶原纤维束之间或皮肤附属器、神经末梢周围。弹性纤维有较强的弹性，可使皮肤被牵拉后恢复原状。

（3）网状纤维。其可以被视作幼稚的、纤细的、未成熟的胶原纤维，呈疏松状排列，多见于乳头层和皮肤附属器、血管、神经周围。在创伤愈合时或肉芽肿处常可见到大量网状纤维。

2. 细胞

（1）成纤维细胞。主要功能是合成各种胶原、弹性蛋白和细胞外基质成分，这些功能在创伤愈合中十分重要，但过度增生会产生病理性纤维增生，导致瘢痕形成。

（2）组织细胞。其是网状内皮系统的一个组成部分，具有吞噬微生物、代谢产物、色素颗粒和异物的能力，清除作用显著。

（3）肥大细胞。其存在于真皮、皮下组织中，在真皮乳头层内含量最多。其胞质内的颗粒能够贮存和释放组胺、肝素等。

3. 基质　基质是充填于纤维间和细胞间的无定形、均质状物质。基质的主要成分是蛋白多糖，还含有透明质酸、硫酸软骨素等。基质是一种无定形的、均匀的胶样物质，可为皮肤各种成分提供物质支持，并为物质代谢提供场所。

（三）皮下组织

皮下组织又称为皮下脂肪组织，是一层比较疏松的组织，位于真皮的下方，由疏松结缔组织和脂肪小叶构成，含有血管、淋巴管、神经、小汗腺、顶泌汗腺等，能缓冲外界的压力，还具有防止散热、储备能量的功能。皮下组织的厚度会随性别、年龄、部位及营养状况的不同而变化。

（四）皮肤附属器

皮肤附属器包括皮脂腺、小汗腺、顶泌汗腺、毛发与毛囊、甲。

1. 皮脂腺　是一种合成、分泌皮脂的腺体，除掌跖和指趾屈侧外，遍布全身其他各处，以头面部及胸背部较多，这些部位称为脂溢部位。

2. 小汗腺　是一种合成、分泌汗液的腺体，总数有 160 万～400 万个，除唇红、鼓膜、甲床、乳头、龟头、阴蒂和小阴唇外，遍布全身其他各处，但以掌跖、腋窝、前额较多，其次是头皮、躯干和四肢。

3. 顶泌汗腺　又称大汗腺，是一种合成、分泌乳样汗液的腺体，其分泌受到情绪和外界环境的影响，在青春期分泌旺盛。部分臭汗症的病因就是该腺体的分泌物具有特殊臭味，俗称"狐臭"或"腋臭"，这种臭味常会影响人际交往及人体美。

4. 毛发与毛囊　毛发存在于人体大部分的皮肤内，这类皮肤被称为有毛皮肤。毛发由排列为同心圆状的角化上皮细胞构成，由内向外分为髓质、皮质和毛小皮。毛发呈周期性生长，分为生长期、退行期、休止期，所以人体的毛发总是在不断地生长和脱落。毛发的色泽、外形、长短也是人体美的重要构成因素。毛囊是包裹在毛发根部的上皮组织和结缔组织，由内毛根鞘、外毛根鞘和结缔组织鞘组成。

5. 甲　是由角质细胞形成的硬角蛋白性板状结构，位于手指与足趾末端伸侧。

（五）皮肤的血管、淋巴管、肌肉和神经

1．血管　真皮和皮下组织中有3丛血管网：乳头下血管丛、真皮下血管丛、皮下血管丛。

2．淋巴管　皮肤的淋巴管网与皮肤血管丛平行，毛细淋巴管的盲端起自真皮乳头内，逐渐向下汇集，形成真皮浅层和深层淋巴管网，并在皮下组织内形成较大的淋巴管，与所属淋巴结相连。

3．肌肉　皮肤的肌肉主要为平滑肌，其中最常见的是立毛肌。在受到寒冷刺激或精神紧张时，立毛肌收缩，从而引起毛发直立，皮肤出现"鸡皮疙瘩"。

4．神经　皮肤中含有丰富的神经纤维和神经末梢，皮肤的神经分为感觉神经和运动神经。

二、皮肤的生理功能

1．屏障保护功能　皮肤作为覆盖于人体表面的组织器官，形成了保护机体的首道防线。皮肤不仅可以抵御外界环境中不良因素的伤害，还可以防止体内营养物质、水分和电解质的丢失。

2．吸收功能　皮肤具有一定的吸收功能。例如，外用药、美容护肤品或化妆品等可经过皮肤的吸收进入人体内；同样，一些毒性物质，如汞、砷、有机磷等也可以被皮肤吸收，从而引起人体中毒。

3．感觉功能　丰富的神经末梢和神经纤维网存在于皮肤中，所以皮肤对人体来说是非常重要的感受器。

4．体温调节功能　皮肤在体温调节中扮演着非常重要的角色。它既是感受器，也是效应器。作为感受器时，外界温度变化的信息会经过皮肤上冷觉和温觉神经末梢传输到下丘脑体温调节中枢，使人体对温度变化做出反应；作为效应器时，皮肤会将调节体温的信息经过交感神经传输到皮肤的血管、汗腺等，再通过血管的收缩或扩张、出汗等反应来稳定体温。

5．代谢功能

（1）水代谢。皮肤的水分大多储存在真皮中，皮肤含水量占人体内水分的18%～20%。正常成人皮肤的日排水量是240～480 ml，一些代谢产物会随皮肤中的水分排出。

（2）电解质代谢。皮肤中储存着电解质，细胞间液中的Na^+、Cl^-和细胞内的K^+、Ca^{2+}、Mg^{2+}对维持体内酸碱平衡和晶体渗透压起着重要作用。

（3）糖代谢。皮肤中的糖类物质包括糖原、葡萄糖和黏多糖等。糖原主要存在于表皮内颗粒层以下各层及腺细胞、外毛根鞘等处；葡萄糖主要存在于表皮内，可经有氧氧化与无氧酵解两条途径为人体提供能量，也可作为糖原、黏多糖、脂质、核酸、蛋白质合成的底物。

（4）蛋白质代谢。皮肤中的蛋白质分为两类：一类是纤维蛋白质，另一类是非纤维蛋白质。

（5）脂类代谢。人体皮肤内脂类的总质量占皮肤质量的 3.5%~6.0%。皮肤的脂类分为两类：脂肪和类脂。皮肤脂肪主要位于皮下组织，大多为中性脂肪，可氧化供能和储存能量。类脂包括磷脂、糖脂、胆固醇等，是构成生物膜的主要成分。

（6）黑色素代谢。人体皮肤的颜色由黑色、黄色、红色 3 种色调构成，其中最重要的颜色是由黑色素颗粒形成的黑色。

（7）维生素代谢。人体皮肤内含有多种维生素，这些维生素的含量与皮肤组织细胞的结构及功能有关，还可引起某些损容性皮肤病。

6. 分泌功能

（1）小汗腺的分泌。小汗腺是人体重要的腺体，其分泌的汗液中约 99% 是水分，约 1% 是钾、钠、氯、尿素和乳酸等代谢产物。

（2）顶泌汗腺的分泌。顶泌汗腺的分泌受情绪和外界环境的影响。在青春期阶段，顶泌汗腺的分泌相对比较旺盛。

（3）皮脂腺的分泌。皮脂腺分泌皮脂，皮脂在皮肤表面形成皮脂膜，皮脂腺的分泌受肾上腺皮质激素和雄激素的影响。

7. 免疫功能　皮肤是机体重要的免疫器官，皮肤免疫系统是由免疫细胞和免疫分子构成的，具有自稳、免疫监视和防御功能。

任务二 皮肤的分类和判断方法

❀ **学习目标**

1. 知识目标

（1）掌握皮肤类型的判断方法。

（2）熟悉各种皮肤类型的特点。

（3）了解皮肤性状的影响因素。

2. 技能目标

（1）能准确判断求美者的皮肤的美容类型。

（2）能准确判断求美者的皮肤光生物学类型。

3. 素质目标

（1）树立以人为本、温暖体贴的服务意识。

（2）遵守职业道德，态度严谨，尽职尽责。

一、任务导入

案例：求美者，男性，18岁。额部、鼻翼处有油光且毛孔粗大，肉眼可见黑头，肤质厚硬、不光滑，外观较为暗黄，但弹性较佳。面部有痤疮（图 2-2-1）。

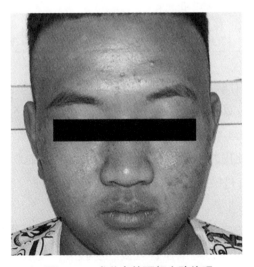

图 2-2-1　求美者的面部皮肤外观

通过观察，这位求美者的皮肤有哪些特点？你的皮肤跟他的有相同之处吗？你还知道哪些其他类型的皮肤特点？如何判断一个人的皮肤类型？

二、任务分析

【皮肤的美容分类】

面部皮肤是皮肤美容的重点，为了使皮肤达到健美的状态，了解皮肤的特点有着重要的意义。正常人的皮肤因其特性不同而表现出不同的类型。了解皮肤的类型是皮肤各项保健的基础，应根据皮肤类型选择护肤品和美容方式。

依据皮肤含水量、皮脂腺分泌情况、皮肤表面的 pH 值、对外界的反应程度，可将皮肤分为 5 种类型（表 2-2-1），包括中性皮肤、干性皮肤、油性皮肤、混合性皮肤和敏感性皮肤。

表 2-2-1 不同类型皮肤的特点

皮肤类型	油脂	毛孔	光泽	光洁度	黑头和粉刺	皱纹和弹性
中性皮肤	一天几乎不出油，但也没有紧绷感	细小到几乎看不到	透明感光泽	光洁、细腻	极少出现黑头和粉刺	皮肤较饱满
干性皮肤	一天几乎不出油，整个面部均较干燥，有紧绷感	细小到几乎看不到	缺乏光泽	光洁、细腻	极少出现黑头和粉刺	易出现细纹，易松弛
油性皮肤	上午就会出油，几乎没有紧绷感	明显粗大	油亮光泽	粗糙、不平整	易出现黑头和粉刺	不易出现细纹，皮肤饱满
混合性皮肤	中午前后T区会出油，两颊舒适或紧绷	T区毛孔粗大，两颊毛孔较细小	T区油腻，两颊较好	T区粗糙	T区易出现黑头，面部也易出现粉刺	弹性较好

1. 中性皮肤　是所有肤质中最为理想的皮肤类型。角质层的皮脂含量与含水量相适宜。角质层的含水量为 20% 以上，其皮肤表面的 pH 为 5 ~ 5.6，是皮脂与水分均衡的弱酸性皮肤。中性皮肤既不会像干性皮肤那么干燥，也不会像油性皮肤那么油腻，同时对外界刺激不敏感，因此皮肤细腻光滑、富有弹性、毛孔细致、耐晒且不易出现皱纹，拥有这种皮肤的人很少有过敏或痤疮等困扰。这种皮肤几乎没有瑕疵，可以说是最好的肤质，多见于青春期前的儿童。

2. 干性皮肤（图 2-2-2）　由于角质形成细胞中的天然保湿因子及皮脂的分泌量较少，角质层含水量低于 10%，毛细血管较浅、易破裂，皮肤的屏障功能和代谢功能相对较差，容易受到外界环境的干扰与刺激而表现为干燥、脱屑、没有光泽，还易出现细小的皱纹。干性皮肤不耐晒，晒后需要长期的保养来慢慢修复。干性皮肤还容易长斑、老化、出现色素沉着。干性皮肤可分为缺水性干性皮肤和缺油性干性皮肤，缺水性干性皮肤一般多见于 35 岁以上的中年人，缺油性干性皮肤一般多见于 25～35 岁的青年人。

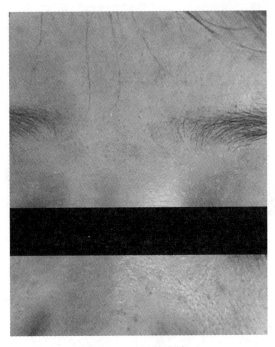

图 2-2-2　干性皮肤

3. 油性皮肤　由于皮脂腺分泌旺盛，打破了角质层皮脂含量与含水量的平衡，使角质层含水量低于 20%，皮肤表面的 pH 为 5.6～6.6。油性皮肤的特点是皮肤外观油腻、有光泽，毛孔粗大，弹性较佳，肤质厚硬、不光滑，对外界各类刺激有较强的抵抗力，不容易产生过敏反应，不易老化、产生皱纹。由于皮脂的分泌量过多，容易堵塞毛孔、黏附灰尘和污物，易出现粉刺、痤疮和感染等。此类皮肤常见于青春期的年轻人。

4. 敏感性皮肤（图 2-2-3）　此类皮肤对外界刺激的反应性过强、敏感性高，皮肤稍受刺激，如不合适的化妆品、化学制剂、花粉、某些食物、灰尘等，就会出现红斑、瘙痒、脱皮、水肿及过敏性皮炎等异常现象。敏感性皮肤是一种特殊的皮肤类型，护理时要特别注意，谨慎选择药物、护肤品和化妆品，以免引起皮肤不适。

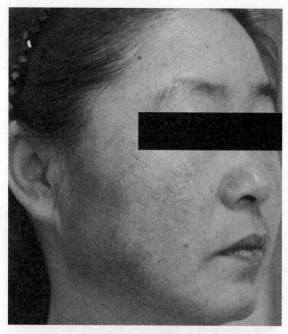

图 2-2-3　敏感性皮肤

5. 混合性皮肤　是指存在 2 种或 2 种以上不同性质类型的皮肤，一般是既有油性皮肤的特点，又有干性皮肤的特点。该类皮肤多见于 25～35 岁的青年人，面部 T 区（如额部、鼻部、颏部）呈油性皮肤状态，会起粉刺，且毛孔粗大，其余部位（如眼部、两颊和口周）呈干性或中性皮肤状态，易干燥、起皮甚至脱屑。混合性皮肤在冬季偏向于呈干性，在夏季偏向于呈油性。我国大部分人的皮肤都属于此类。随着现代生活节奏的加快，一部分人的皮肤由于压力、饮食、作息习惯而呈混合性。也有一部分人的皮肤原本为中性或油性，随着环境和年龄的改变而变成混合性皮肤。

【皮肤的光生物学分类】

1. 光的物理学特性　日光有 3 个重要组分：紫外线，波长为 100～400 nm；可见光，波长为 400～760 nm；红外线，波长为 760 nm～1 mm（图 2-2-4）。

（1）紫外线。紫外线虽然只占日光的 5%，但是其在皮肤美容领域有着重要的作用。目前在皮肤科及生物学领域，应用最广泛的紫外线有长波紫外线（UVA，波长为 320～400 nm）、中波紫外线（UVB，波长为 280～320 nm）和短波紫外线（UVC，波长为 100～280 nm），短波紫外线一般会被臭氧层阻隔。

（2）可见光。它是一般肉眼可以感知的电磁波，由紫、蓝、青、绿、黄、橙、红等 7 种颜色的光组成。

（3）红外线。在光谱上位于红光外侧，是波长比红光波长长的非可见光。红外线具有很强的热效应，容易被物体吸收，通常被作为热源。

2. 光的生物学效应 光作为射线的一种，其能量取决于波长。波长越长，能量越小，对皮肤的穿透能力就越强。例如，UVA可穿透表皮，深达真皮；UVB的波长较UVA的波长短，它主要作用于表皮及真皮表浅处。每种分子只吸收特定能量的光子，这是光疗的理论基础。各类光对皮肤均有一定的影响。

（1）紫外线对皮肤的影响。①UVA能穿透玻璃，对皮肤的穿透可以深达真皮，能够诱导即刻黑化及持续性黑化，从而导致皮肤晒黑、光老化等。此外，UVA还参与光过敏反应。②UVB能被玻璃等阻挡，穿透能力较差，主要作用于表皮。UVB造成的皮肤损伤主要表现为表皮内出现日晒伤细胞，临床出现日晒伤反应。它还可以通过诱导皮肤炎症反应，使真皮胶原及弹性纤维变性，造成光老化。

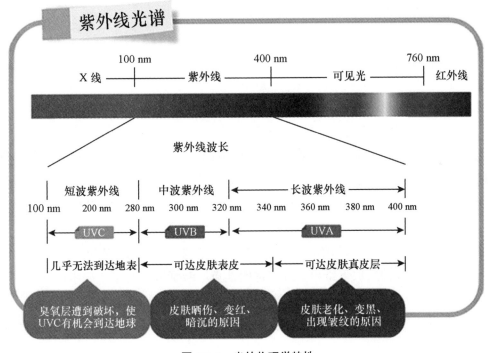

图 2-2-4 光的物理学特性

（2）可见光对皮肤的影响。目前有较多可见光被应用于皮肤美容领域，如红蓝光治疗仪的蓝光可用于治疗痤疮，红光可用于对皮肤进行修复。

（3）红外线对皮肤的影响。红外线对皮肤的穿透能力强，能够加热皮肤及其他组织，促进血液循环及新陈代谢，因此红外线理疗被用于消炎、促进组织新生。

3. 皮肤的光生物学类型　根据皮肤对日光的反应（即对自然日光的急性皮肤反应，包括红斑的发生及晒黑反应）程度而将皮肤分为 6 型（Ⅰ～Ⅵ型）。但皮肤的光生物学类型不等同于肤色类型，不能认为白种人的皮肤就是Ⅰ～Ⅲ型、棕色皮肤就是Ⅳ～Ⅴ型、黑色皮肤就是Ⅵ型。无论是白种人、黑种人还是其他人种，都存在从Ⅰ型到Ⅵ型等各种不同的皮肤光生物学类型。

以下是皮肤光生物学的 Fitzpatrick-Pathak 分型。①Ⅰ型，对日光极敏感，极易发生晒斑反应（重度），从不发生晒黑反应，非暴露区皮肤呈白色。②Ⅱ型，对日光很敏感，很容易发生晒斑反应（中度），很少发生晒黑反应（很淡），非暴露区皮肤呈白色。③Ⅲ型，对日光较敏感，有时发生晒斑反应（轻度），有时发生晒黑反应（浅棕色），非暴露区皮肤呈白色。④Ⅳ型，对日光轻度敏感，较少发生晒斑反应（很轻），经常发生晒黑反应（棕色），非暴露区皮肤呈浅棕色。⑤Ⅴ型，对日光较不敏感，罕见晒斑反应，极易发生晒黑反应（深棕色），非暴露区皮肤呈棕色。⑥Ⅵ型，对日光不敏感，从不发生晒斑反应，暴露区及非暴露区皮肤均呈黑色。

三、任务实施

【皮肤类型的判断方法】

常用于判断皮肤类型的方法有以下 5 种。

1. 肉眼观测法　用清洁产品彻底清洁面部皮肤后，将水分擦干，皮肤会有紧绷的感觉。此时不用任何护肤品，通过观察皮肤紧绷感消失的时间来判断皮肤类型。油性皮肤的紧绷感一般在洗脸后 20 分钟内消失；而干性皮肤的紧绷感则需要 40 分钟左右消失；中性皮肤介于两者之间，紧绷感约在洗脸后 30 分钟消失。

2. 纸巾测试法　取柔软的面纸巾并将其剪成小块，晨起后分别贴于鼻翼两侧、额部、面颊，1～2 分钟后取下纸巾，观察透明油点。若纸巾上每平方厘米的面积内有 2 处及以下的油点，且油点没有融合，则为干性皮肤；若每平方厘米的面积内油点多于 5 处，且多数油点发生融合，则为油性皮肤；中性皮肤的油点数目和融合情况介于两者之间，一般为 2～5 处。

3. 伍氏灯（美容透视灯，图 2-2-5）观察法　透视灯内有紫外线灯管，可以帮助了解皮肤表面和更深层组织的情况，因为在透视灯下不同类型的皮肤会呈现不同的颜色。中性皮肤大部分呈淡灰色荧光块，小部分呈橙黄色荧光块；油性皮肤则呈大片橙黄色荧光块；干性皮肤大部分呈淡紫蓝色荧光块，有少许或没有橙黄色荧光块。

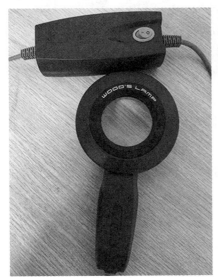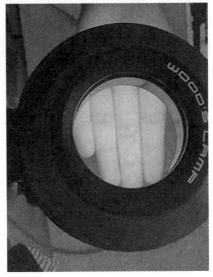

图 2-2-5 伍氏灯

4. 电脑皮肤测试法 通过一个与电脑相连接的皮肤探测器收集面部皮肤各方面的资料,对其进行综合分析与判断,得出皮肤类型。此方法简便、准确,应用广泛。

5. 美容放大镜观察法 清洁面部,待皮肤紧绷感消失之后,用放大镜仔细观察皮肤纹理及毛孔情况。干性皮肤的纹理较细,皮肤毛细血管和皱纹较明显;油性皮肤纹理粗糙,毛孔较大;中性皮肤的纹理介于前两者之间,毛孔较细小;混合性皮肤 T 区的纹理较粗,毛孔粗大,其余部位的毛孔细小,有细碎的皱纹,常有粉状皮屑脱落。

【皮肤性状的影响因素】

皮肤类型并不是固定不变的,它可以随着年龄、激素水平、环境因素的变化而变化,一些疾病也会对皮肤产生影响。

1. 年龄 在不同年龄阶段,皮肤的性状是不同的。婴儿皮肤油脂的分泌量为成人的 1/3。进入青春期后,皮脂的分泌最为旺盛,此时皮肤偏油,易出现痤疮等皮肤病。之后随着年龄的增长,皮脂的分泌量逐渐减少。老年人的皮肤由于油脂的分泌量过少,同时真皮内弹性纤维的再生能力也逐渐减弱,皮肤变得干燥、粗糙,眼角、唇旁等部位出现皱纹,皮肤弹性也逐渐变差。

2. 激素水平 男性的雄激素水平高于女性,皮肤油脂的分泌也较女性旺盛,尤其是青春期的男性更易发生痤疮。随着年龄的增长、激素水平的改变,女性的皮脂腺会萎缩,分泌皮脂的能力降低,皮肤容易呈偏干性,而且细胞的新陈代谢能力降低,细胞活力减弱,易导致皮肤老化。

3. 环境因素 环境因素，如温湿度的变化、空气污染、紫外线的强弱等对皮肤有着直接的影响。皮肤的性状会随着季节的变化而改变：春秋季环境湿度低，皮肤容易呈偏干性且敏感；夏季由于温度高，皮脂腺分泌增强，皮肤会呈偏油性；当冬季来临时，由于温湿度均较低，皮肤呈偏干性，甚至出现皲裂。此外，空气中的污染物会附着在皮肤表面，阻塞毛孔；紫外线可以引起皮肤光老化和某些皮肤病。

4. 疾病 大多数皮肤病都对皮肤的屏障功能有一定的损害。例如，皮肤干燥症、银屑病、湿疹等皮肤病患者的皮肤水分散失量高于普通人群，皮肤呈偏干性；系统性红斑狼疮患者的面部会有蝶形红斑，会影响皮肤的美观且面部易发生光敏反应。

复习思考题

1. 通过学习，请对自己或同学进行皮肤类型测试，并说出判断的依据。

2. 简述皮肤的美容分类及各类皮肤的特点。

3. 单项选择题。

（1）下列哪项不是油性皮肤的特点？（　　　）

A. 油脂分泌旺盛，额部、鼻翼有油光

B. 毛孔粗大

C. 对外界刺激有较强的抵抗力

D. 皮肤弹性较差，易老化

E. 容易发生痤疮

（2）下列关于干性皮肤的描述，哪项是错误的？（　　　）

A. 容易受到外界环境的干扰与刺激

B. 不容易长斑和出现色素沉着

C. 不耐晒

D. 角质层的含水量低于10%

E. 易长皱纹

（3）关于皮肤的光生物学类型，说法正确的是（　　　）

A. Ⅴ型皮肤对日光较不敏感，不易发生晒黑反应

B. Ⅳ型皮肤较少发生晒斑反应，非暴露区皮肤呈白色

C. 白种人的皮肤为Ⅰ～Ⅲ型，棕色皮肤为Ⅳ～Ⅴ型

D. Ⅰ型皮肤对日光极敏感，极易发生晒黑反应

E. Ⅵ型皮肤对日光不敏感，也从不发生晒斑反应

功能插页

《皮肤防晒专家共识》（2017）

近年来，由于平流层臭氧遭到日趋严重的破坏，地面接收的紫外线辐射量增多，紫外线对人体健康的影响越来越受到人们的关注。防晒最重要的意义就是防止紫外线对皮肤造成的损害，例如肉眼可见的晒红、晒黑、晒伤，皮肤出现色斑、变得松弛、出现细纹和皱纹。

2002年世界卫生组织（WHO）提出紫外线指数（ultraviolet index，UVI）的概念，用来表示日光紫外线的强度。紫外线指数是指在一天当中太阳在天空中位置最高时（一般在中午前后），到达地面的太阳光线中紫外线辐射对人体皮肤的可能损伤程度。紫外线指数通常用数字0~15来表示（表2-2-2）。紫外线指数越高，表示紫外线辐射对人体皮肤的损伤程度越严重，也表示其可在更短的时间内对皮肤造成较大的伤害。因此，出行时要采取相应防护措施，避免和减轻紫外线对皮肤的伤害。

表2-2-2　紫外线指数分级

紫外线指数	等级	紫外线照射强度	对人体可能的影响	建议采取的防护措施
0~2	1	最弱	安全	可以不采取防护措施
3~4	2	弱	正常	外出戴防护帽或太阳镜
5~6	3	中等	值得注意	除戴防护帽和太阳镜外，涂擦防晒霜（防晒霜的SPF值应不低于15）
7~9	4	强	较强	在10:00—16:00时段尽量避免外出活动，外出时尽可能在遮阴处
>10	5	很强	有害	尽量不外出，必须外出时要采取一定的防护措施

注：SPF—光保护系统（sun protection factor）。

（一）规避性防晒

通常正午时分为紫外线指数最高的时段，春末和夏季是紫外线指数最高的季节。海拔越高，紫外线指数就越高。雪地、沙滩、城市高层建筑的墙面或玻璃、汽车玻璃、水泥路等都会反射紫外线，从而使紫外线指数增高。如果要进行室外活动，应注意规避紫外线指数高的时段与地点，可以在树荫下、山坡阴面等处从事户外活动。

（二）遮挡性防晒

遮阳伞、遮阳帽和防晒衣物等织物产品可直接遮挡日光。纱支密度越高、颜色越深或有防晒涂层，其紫外线吸收能力就越强，防晒的效果就越好。建议选购带有"UPF（紫外线防护系数）> 25、UVA 透过率 < 5%"标识的织物产品。

眼是人体唯一的感光器官。紫外线照射时，眼部受伤的程度与受照射时间成正比，与距照射源的距离平方值成反比，并和光线的投射角度有关。急性日光损伤可导致角膜炎、视网膜炎；慢性日光损伤是造成白内障的主要原因。眼部防晒时应选购带有防紫外线标识的太阳镜，且镜面应足够宽大以完全遮盖眼部和眉部，最好选择灰色、棕色的镜片。

（三）应用系统性光保护剂

服用药物或营养补充剂可对抗光氧化损伤、修复细胞膜和 DNA、减少炎症反应，以此来减轻日光损伤。可选择的营养补充剂成分如胡萝卜素、多酚、硒、大豆异黄酮、必需脂肪酸等，药物如维生素 C 和维生素 E、烟酰胺、抗疟药、非甾体抗炎药、糖皮质激素等。光感性患者可在日晒前或夏季到来前使用系统性光保护剂，以增强皮肤对紫外线的耐受力；日晒后使用可以治疗紫外线照射造成的皮肤损伤。视具体情况，可单用或联合使用上述物质数周到数月。

相反，另一些药物或食物具有光感性。药物如喹诺酮类抗生素、四环素类抗生素、雌激素类药物、马来酸氯苯那敏、维 A 酸类药物、苯海拉明等；食物如油菜、茴香、芹菜、香菜、芒果、无花果等。若有外出计划，应注意避免食用或接触。

（四）防晒产品的选择与应用

根据 WHO 的建议，当 UVI < 2 时，不需要防晒。进行一般性的室外活动时，可以使用遮阳伞、戴太阳镜、穿长袖服装、戴帽子等来防晒，避免皮肤裸露于日光下。在一些不适合使用遮挡性防晒方法的情况下，防晒产品也是非常好的选择。

1. 防晒参数的选择

（1）室内活动。在没有紫外光源的室内活动时，无须涂抹防晒产品；在可能受到紫外线照射的室内，比如靠窗、有强荧光灯的地方，以及能接触到较强紫外线光源、驱蚊灯等的地方活动时，选择 SPF 15、PA（UVA 防护系数）（+）的防晒产品。

（2）室外活动。要根据所在地区、季节、日晒情况和室外活动时间来选择。当阴天或在背阴处进行室外活动时，选择 SPF 15 ~ 25、PA（+ ~ ++）的防晒产品；直接于日光照射下活动时，选择 SPF 25 ~ 30、PA（++ ~ +++）的防晒产品；在高强度紫外线照射的地方（如雪山、海边、高原等）活动时，或在夏季艳阳下活动时，须使用 SPF 50+、PA（++++）的防晒产品；如果活动时出汗过多或进行水下作业，或在海边游泳，应选择防水抗汗类产品。

2．涂抹时间、剂量与频率　在出门前 15 ~ 20 分钟涂抹，且一般防晒产品均应每隔 2 ~ 3 小时再涂抹一次。正常面部的防晒产品用量约为 1 元硬币大小。具体的涂抹时间和频率遵照该防晒产品的使用说明书。

3．部位　暴露在日光下的部位均应涂抹防晒产品。头顶处头发稀少、耳郭暴露的人群，要注意涂抹这些部位。下唇易受日光损伤，可使用有防晒功效的润唇膏。紫外线可导致毛发干枯，可使用防晒摩丝。

4．清洗　脱离光照射环境或夜晚临睡前需洗掉防晒产品。一般防晒产品用清水或洁面乳清洗即可。防水抗汗类产品的清洗则应借助卸妆产品，清洁后要注意涂抹保湿护肤品。

任务三 不同类型皮肤的护理和保健

❤ **学习目标**

1. 知识目标

（1）掌握 5 种类型皮肤的护理和保健要点。

（2）熟悉不同年龄、性别人群及在不同季节时皮肤的护理和保健知识。

（3）了解不同年龄、性别人群及在不同季节时皮肤的特点。

2. 技能目标

（1）能针对不同类型的皮肤进行护理、保健和健康宣教。

（2）能针对不同年龄、性别、季节进行皮肤的护理、保健和健康宣教。

3. 素质目标

（1）树立以人为本、温暖体贴的服务意识。

（2）遵守职业道德，科学指导，实事求是。

一、任务导入

案例： 张女士，35 岁，自述面部皮肤较干燥，洗脸后有紧绷不适感，皮肤敏感，颧骨处皮肤有斑点，双侧面颊有轻微红血丝，眼角处有细纹。观察其面部，外观较干净，无痤疮，毛孔细小，肌肤无光泽，触之缺乏弹性，略松弛。该求美者不喜欢使用油性护肤品，因此只用较为清爽的水乳。近 2 年她感到皮肤更加干燥，皮肤出现脱屑，面部细小皱纹增多。

上述求美者的皮肤属于什么类型？她的护肤方法有哪些是错误的？应该如何进行皮肤的护理和保健？

二、任务分析

前文已述，依据皮肤含水量、皮脂腺的分泌情况、皮肤表面的 pH 值和对外界的反应程度，可将皮肤分为中性皮肤、干性皮肤、油性皮肤、混合性皮肤和敏感性皮肤。不同类型皮肤的形成是多种内在和外在因素作用的结果，这些因素包括遗传、年龄、内分泌、饮食、睡眠、精神压力、气候、环境污染、紫外线、化妆品等。皮肤护理和保健的重点在于正确地选择和使用护肤品与化妆品，从而实现科学美容。因此，根据各型皮肤的特点进行护理和保健尤为重要。

三、任务实施

【中性皮肤】

中性皮肤是最理想的皮肤，可选择使用的护肤品的范围较大，其护理和保健以保湿、防晒为基础。护理中性皮肤时应注意随季节的变化选用不同的护肤品。

1. 清洁 应根据季节的变化选择洁面乳。例如，夏季皮肤偏油时可选择泡沫型洁面乳，其他季节里可选择保湿和滋润效果更好的洁面乳。

2. 保湿 合理、正确地使用护肤品。在夏季可选用较清爽的护肤品，在其他季节则使用保湿功效较强而又不油腻的润肤霜。选择爽肤水时，可选择营养性爽肤水。

3. 防晒 为避免紫外线照射对皮肤造成的损伤，进行一般性户外活动时应选择 SPF 15 的防晒产品，且每 2～3 小时使用一次。

4. 敷面膜 气候干燥时可使用保湿面膜，气候炎热时可适当地使用去油清洁面膜，但均不能频繁使用，以免诱发皮肤问题。

5. 日常养护 加强身体锻炼，保持良好的新陈代谢；构建合理的饮食结构，保证摄入的营养素均衡，少食刺激性食物；在特殊环境下要注意皮肤的保护，如在恶劣的气候环境中注意皮肤的保暖、防晒等；保持良好的生活习惯，睡眠要充足，心态要乐观；杜绝不良的生活习惯，如吸烟、饮酒等。

【干性皮肤】

干性皮肤的主要特点是角质层含水量低于 10%，皮脂的分泌量较少，易干燥、脱屑甚至皲裂，对外界各类不良刺激的反应较明显，较中性与油性皮肤更易出现皱纹及色斑。其保养的重点为保湿和滋润，防止皮肤老化。

1. 清洁 由于干性皮肤较为干燥，因此不可过度清洁，每天洁面的次数应适当减少，使用温水，选择温和、无刺激性的洁面乳，不宜使用磨砂或去角质产品，以免对皮肤屏障造成损伤，加重皮肤干燥。

2. 保湿 应选择具有保湿、滋润功效的爽肤水，以及具有强效保湿作用且油脂含量较多的乳类或霜类护肤品。皮肤明显干燥时可服用维生素 A 和维生素 E。避免使用刺激性强的护肤品。可使用含有透明质酸、神经酰胺、胶原蛋白或天然油脂等成分的护肤品，并配合使用护唇膏和具有滋润作用的眼霜。气温过高或天气过于干燥时可使用加湿器。

3．防晒　应选用具有保湿、滋润和补水功效的防晒产品。

4．敷面膜　可选用保湿效果好的贴片式和涂抹式面膜，每周使用 1～3 次。尽量不要使用去油清洁面膜和洁面仪器等。

5．日常养护　多饮水，多摄入富含脂肪、维生素的食物（如牛奶、鸡蛋、鱼肝油、胡萝卜及新鲜水果等），少饮酒、浓茶、咖啡，不吸烟。保持充足的睡眠，杜绝不合理的快速减肥。由于干性皮肤容易干燥，在空调房和暖气房中要注意随时增加空气湿度。

【油性皮肤】

油性皮肤的特点为角质层皮脂分泌旺盛，所以皮脂含量与含水量不平衡，皮肤的毛孔粗大，油腻发亮，不易清洁，易患痤疮、脂溢性皮炎等。皮脂腺的分泌受年龄、性别、季节、饮食及睡眠习惯等的影响。油性皮肤的皮脂含量虽多，但一般都伴随着缺水，因此保养的关键在于在控油的基础上保湿。

1．清洁　清洁产品可选用清洁能力较强的泡沫型洁面乳，并可使用温和去角质产品。但应注意不要因为皮肤油腻而过度清洁，否则会使皮脂腺的分泌更加旺盛，造成恶性循环，同时很可能损伤皮肤屏障。因此，去角质的频率也不宜过高。建议每日洁面 1～2 次，去角质产品每 2～3 周使用一次。

2．保湿　宜选用收敛性或去油抗痘的爽肤水，以及油脂含量较少的清爽的霜剂或乳液。不宜过多使用化妆品，防止加重油腻和阻塞毛孔。化妆前还可先使用具有控油隔离等功效的产品。

3．防晒　应选择无油配方的乳液类防晒产品。

4．敷面膜　可以选择具有控油和保湿功效的面膜。

5．日常养护　由于摄入油腻、辛辣、刺激性、高糖、高热量的食物可以使皮脂的分泌量增多，所以油性皮肤的人应注意饮食结构，尽量少食油炸食品、巧克力、奶油、烧烤类食物，宜以清淡饮食为主，建议多吃新鲜的蔬菜、水果及其他富含粗纤维的食物，多饮水，防止便秘。

【敏感性皮肤】

敏感性皮肤的护理应重在减少刺激、避免致敏因素，避免使用含酒精、香料或成分复杂的护肤品。未使用过的化妆品在使用前先进行皮肤斑贴试验，确认对皮肤无刺激、无过敏后再使用。

敏感性皮肤对外界刺激的敏感性高，皮肤稍受刺激就会出现红斑、瘙痒、水肿及过敏性皮炎等异常现象。敏感性皮肤的角质层薄，锁水能力较差，容易出现缺水、干燥现象，因而日常护理中更应加强保湿、补水，遵循温和清洁、强化舒敏、注重保湿、严格防晒的原则。

1. 清洁 宜选用弱酸性、不含皂基的温和洁肤产品，或直接用清水洁面。水温不可过热、过冷，温水即可。忌用磨砂膏等去角质产品及洁面刷、洁面仪等，以免损伤皮肤屏障，从而使皮肤更加敏感。

2. 保湿 最好选择成分简单、经过试验和临床验证的安全性好的医学护肤品。可选用含有防过敏、保湿成分的爽肤水以补充皮肤的水分，选择具有抗敏、保湿功效的医学护肤品。

3. 防晒 敏感性皮肤的角质层较薄，缺乏对紫外线照射的防御能力，应选用 SPF > 30、PA（++）的防晒产品，且一般每 2 ~ 3 小时使用一次。由于皮肤敏感程度高，应尽量选用添加剂较少的物理防晒霜，防止对皮肤造成刺激。

4. 敷面膜 可选用没有刺激成分的医用保湿面膜。若皮肤处于敏感期，不要使用面膜以免刺激皮肤。

5. 日常养护 季节变化时，因其皮肤容易受到气候变化的影响而出现敏感反应，敏感性皮肤的人群要做好换季护理，避免接触各类刺激因素。不要经常换护肤品及化妆品，皮肤出现过敏后要注意降温、镇静。

【混合性皮肤】

混合性皮肤的特点为面部 T 区（如额部、鼻部、颏部）呈油性皮肤状态，且毛孔粗大，其余部位（如眼部、两颊）呈干性或中性，易干燥。因此，混合性皮肤应分区进行保养和护理，额部、鼻周和口周（T 区）是油性皮肤区域，按油性皮肤的保健原则处理，以控油、保湿为主；面颊、眼周等区域为干性皮肤区域，按干性皮肤的保健原则处理，以保湿、补水为主。然而在现实生活中很难做到分区护理，可按偏油性或偏干性皮肤进行护理。混合性皮肤一般在冬季较干，在夏季偏油。冬季宜选用温和的洁面乳，洁面后涂抹油脂成分较多、滋润度好的保湿霜或保湿乳；夏季可选择具有控油功效的洁面产品，洁面后涂抹爽肤水以控油、收敛毛孔，再涂质地轻薄、油脂成分较少的保湿乳。

【不同年龄、性别的人群和在不同季节时皮肤的特点与护理要点】

1. 不同年龄人群的皮肤护理 从婴幼儿期到老年时期，由于皮肤的厚度、角质层的功能、皮脂腺和汗腺的分泌情况都随着年龄的变化而变化，因而皮肤具有不同的特性。因此，在不同的年龄阶段，皮肤需要不同的护理和保健方法。成年时期可以根据上文所述对不同类型的皮肤进行护理和保健，在此介绍一下婴幼儿、青少年和老年人几类特殊人群的皮肤护理。

（1）婴幼儿的皮肤护理。婴幼儿皮肤娇嫩，寒冷干燥季节应使用无添加剂的专用护肤霜。婴幼儿皮肤的屏障功能尚不健全，因此要去除、减少婴幼儿周围环境中可能的致病因素，防止其接触刺激性或致敏性物质，减少有毒化学物品的渗透。应使用油剂或霜剂来保护皮肤敏感的区域（如尿布区），使用粉剂来减少摩擦，尤其是皮肤皱褶部位。避免日光暴晒，可使用婴幼儿专用的防晒产品。

（2）青少年的皮肤护理。青春期皮脂腺分泌旺盛，易发生粉刺、痤疮、脂溢性皮炎等皮肤问题，此阶段皮肤护理的重点是保持清洁、控油、保湿。可选择专门的洁面产品与保湿产品，建议使用清爽的乳液、凝胶等产品，而不是油腻的霜膏类护肤品。同样也应选择轻薄型的防晒产品，防止使用过于油腻的防晒霜而加重皮肤问题。若痤疮过于严重，应当去正规的皮肤科门诊并接受系统的治疗。青春期还要保证睡眠时间充足和精神健康。饮食上尽量避免食用高脂、高热量、高糖的食物，可多食用含维生素 A 的食物，如胡萝卜、蛋黄、芒果、动物肝脏、菠菜等（这些食物具有控制油脂分泌的作用）。青春期不宜过多使用化妆品，对于没有问题的皮肤只进行正常护肤即可。

（3）老年人的皮肤护理。由于老年人的皮脂腺和汗腺萎缩，所以皮脂的分泌量减少，继而容易引发皮肤瘙痒问题。因此，老年人在皮肤护理时应加强补水、补油，选择强效的保湿霜，沐浴后涂身体乳。同时，老年人的皮肤屏障功能较差，更应使用温和的清洁产品。老年人面部衰老、斑点较多均为正常现象，可以进行一些激光治疗，如光子嫩肤、激光祛斑等，这些方法能有效去除色斑，改善皮肤颜色和质地，并减少皱纹。

2. 不同性别人群的皮肤护理　由于男性和女性的皮肤在结构和生理方面均有显著差异，因此在皮肤护理时要区别对待。

（1）女性的皮肤护理。女性皮肤的皮脂分泌量较少，毛孔较小，皮肤的质地较为细腻，因此清洁面部时不要选择碱性（含皂基）及刺激性的洁面产品，要选用弱酸性或中性的温和洁面产品。任何一种类型的皮肤都需要补充水分，要根据季节和自身皮肤状况选择合适的保湿产品。由于女性皮肤血管的收缩调节能力较弱，女性皮肤容易遭受紫外线等外界因素的伤害，因此任何季节都要做好防晒工作，防止晒黑和皮肤光老化。此外，还可以经常进行面部按摩，使血管丛扩张充血、血流加快，从而给皮肤输送更多营养物质，促进新陈代谢。激素分泌状况对女性皮肤的影响较大，例如月经期间皮肤敏感，妊娠期间面部容易出现黄褐斑。这就需要指导女性求美者保持合理的饮食、充足的睡眠，同时精神压力不要过大，保持乐观、积极的生活态度。

（2）男性的皮肤护理。男性的护肤方法虽然不像女性那样烦琐，也不需要追求美白与细腻，但也应当做到清洁、控油、保湿与防晒。受激素分泌水平的影响，男性皮肤油脂、汗液的分泌量多，且毛孔粗大，所以皮肤易沾上灰尘、有机物和微生物，这些物质如未被及时清洗、疏导，易堵塞毛孔，引起痤疮与脂溢性皮炎等皮肤病。因此，为了减少皮脂和皮肤表面的污垢，保持皮肤清爽，应控制皮脂的分泌，但要注意不可用刺激性过强的洁面产品（如含酸和磨砂颗粒的洁面乳），清洁完毕或剃须后需要涂少量润肤露，以保持皮肤滋润。长时间露天作业时，最好也外涂防晒产品，以保护皮肤免受紫外线的损伤。

3．不同季节的皮肤护理

（1）春季的皮肤护理。春季多风，皮肤容易干燥，同时花粉、柳絮等易引起皮肤过敏反应。因此，春季护肤应在保湿的基础上注重防过敏。可根据皮肤情况，选择合适的保湿滋润类爽肤水及油度适当的霜类产品。春季的紫外线强度逐渐加大，可选择 SPF 为 15 左右的防晒霜。

（2）夏季的皮肤护理。由于夏季气温较高，皮脂腺分泌旺盛，皮肤护理时应注意控油，防止粉刺和脓疱形成。不宜使用过于油腻、厚重的护肤品，应选择清爽控油类爽肤水和乳液。夏季紫外线强烈，不注意防晒可能导致晒伤和日光性皮炎，加速皮肤老化，甚至还可以诱发皮肤癌。因此，外出前 15~20 分钟应在皮肤裸露处涂上 SPF 15~30 的防晒产品，旅游或在海边度假时应使用 SPF 更高的防晒产品，同时可穿防晒服、戴太阳镜和遮阳帽。

（3）秋季的皮肤护理。秋季的温湿度逐步降低，天气较为干燥，皮肤代谢功能减弱，此时应选择能增加皮肤水分、油分的护肤品。此外，还应多饮水，多食用清热润燥的水果，外出前可使用 SPF 为 15 左右的防晒产品。

（4）冬季的皮肤护理。冬季寒冷干燥、多风，皮肤含水量与皮脂分泌量均显著下降，皮肤易出现粗糙、脱屑，也易发生冻疮。此季节宜选择增加皮肤油脂和含水量的霜剂、乳剂、油膏等，以达到滋润皮肤的目的。同时不要过度清洁，沐浴后可使用身体乳等对全身皮肤进行保湿。不要错误地认为冬季日光较弱、没有紫外线而不使用防晒产品。相反，冬季也要注意防晒，可使用低防晒系数的防晒产品。

复习思考题

1．通过学习，请为案例中的女性求美者制订护肤方案。

2．分别叙述中性、干性、油性皮肤的护理和保健要点。

3．单项选择题。

（1）下列关于皮肤护理和保健知识中正确的是（　　　　）

A．男性为控制皮脂分泌、保持皮肤清爽，可长期使用含磨砂颗粒的洁面乳

B．青春期痤疮患者在饮食上应尽量避免高油、高热量、高糖的食物

C．对男性来说，深色皮肤显得更为健康，不需要涂防晒霜

D. 冬季日光弱，可以不涂防晒霜

E. 婴儿皮肤自然水润，不需要护肤

（2）下列有关干性皮肤的护理和保健要点中错误的是（　　　）

A. 应选择不含皂基的温和洁面乳

B. 应选用具有保湿、滋润、补水功效的防晒霜

C. 由于皮肤干燥，可以每天敷面膜来保湿

D. 多摄入富含脂肪、维生素的食物

E. 应选择强效保湿、高油脂的乳类或霜类护肤品

功能插页

完整的面部皮肤护理的基本操作流程：准备工作→卸妆→面部清洁→观察皮肤→蒸面→去角质→爽肤→按摩→敷面膜→基本保养→整理用物。

（一）准备工作

1．环境准备　空气清新，温湿度适宜，光线柔和，背景音乐轻柔怡人。

2．个人准备　着装整齐、头发盘起、仪容整洁，指甲修剪整齐，双手消毒，以甜美的微笑迎接求美者。

3．物品准备　美容床单位准备得当；检查仪器设备，确认其使用安全、运转正常；美容车上的物品分层放置，排列整齐。

（二）卸妆

用纸巾或棉片轻轻擦去面部和颈部的汗液及油脂。然后再清除眼部化妆品，清除唇膏，清除面部化妆品。注意：卸妆要彻底；眼部皮肤较敏感，卸妆动作要轻柔；面部卸妆时，不要让洁面产品流入求美者的口、鼻、眼中。

（三）面部清洁

1．磨出泡沫　用挖棒取大约1茶匙的洁面乳并置于手心，用另一手四指蘸水后在手心磨出泡沫，之后双手交叠，横纵双向旋转180°。

2．揉洗各部位　揉洗的顺序：颈部→下颌→口周→鼻部→额部→耳部→面颊→眼部。每个动作重复两遍。之后再从颈部开始揉洗第二遍。应手法轻柔，操作有序，时间以不超过3分钟为宜。

3．清洗　用小毛巾沾温水清洗两遍。清洗的顺序：眼部→额部→鼻部→面颊→口周→下颌→颈部→耳部。

4．标准要求　姿势正确，手法熟练，流程顺畅，清洁干净。

（四）蒸面

（1）按照操作规范开机。

（2）预热。

（3）加水。

（4）喷口与皮肤的距离及喷口的部位恰当。

（5）根据皮肤状况选择热喷时间。

（五）去角质

1．涂抹去角质膏　用搅拌棒取适量去角质产品并放在左手虎口处，用右手中指或环指将之点涂于额部、鼻部、面颊、下颌、颈部，并涂抹均匀，注意要避开眼部与口唇。

2．清除去角质膏　等待约 5 分钟（或根据产品说明的时间）后清除去角质膏。清除的顺序：颈部→下颌→鼻部→面颊→额部。

3．手法　清除的基本方法是左手示指与中指呈剪刀状将局部皮肤轻轻绷紧，右手的示指与中指将去角质膏轻轻搓净。各部位的清除手法如下。颈部：从下向上拉抹。下颌：横向拉抹。鼻部：打圈和拉抹。面颊：打圈。额部：打圈或拉抹。

4．清洗　用清水将去角质膏彻底清洗干净，确定无残留。

（六）爽肤

用棉片蘸取温和的爽肤水以面部按摩的基本方式擦拭面部，再以点弹、轻拍的方式使其渗透到皮肤中，达到补水和增加皮肤弹性的目的。

（七）按摩

1．按摩膏的涂抹顺序　颈部→下颌→口周→面颊→鼻部→眼部→额部，按摩膏要涂抹均匀、无遗漏。耳部不涂按摩膏，按摩时用手带一下耳部即可。

2．按摩顺序　额部→眼部→鼻部→面颊→口周→下颌→颈部→耳部。

3．标准要求　按摩方向与肌肉走向一致，与皱纹方向垂直；手法连贯、伏贴、舒缓、轻柔，力度沉稳适中；按压穴位准确，按压力度由轻至重；按摩有节奏，频率与心搏一致；整个按摩操作要连贯、流畅。

4．注意事项

（1）按摩手法要娴熟，动作要连贯，避免中途停顿。

（2）按摩力度要虚实结合，即向外向下时用虚力，向上向内时用实力。

（3）按摩时尽量减少皮肤的位移。

（4）按摩要由慢到快、由轻到重，让皮肤有个适应的过程。

（八）敷面膜

1．调膜　先用纯净水将软膜粉调和成糊状后，将其涂敷在面部皮肤上。

2．涂膜　涂敷顺序：额部→面颊→下颌→口周→鼻部→颈部，注意不要覆盖眼部。静置时间为 15～20 分钟。先从额部开始横向涂抹。眼、鼻、口部适当留白。面颊部由鼻翼向太阳穴方向涂抹，鼻部竖向涂抹，颈部竖向涂抹。

3．揭膜　如果是凝结性面膜，可以将软膜轻按，使之松动；然后将软膜边缘剥离，必要时用水浸湿；最后从额部或下颌两侧开始，逐步揭起软膜。

4．清洗　应彻底清除面膜。

（九）基本保养

基本保养顺序：爽肤→润肤→隔离。

任务四 皮肤摄影技术

学习目标

1. 知识目标

（1）掌握皮肤检测仪的使用方法。

（2）熟悉皮肤检测仪的结果意义。

（3）了解皮肤检测仪的工作原理。

2. 技能目标

（1）能正确使用皮肤检测仪来检测求美者的皮肤。

（2）能根据检测结果对求美者的皮肤问题进行分析。

3. 素质目标

（1）养成严谨的工作态度，仪器操作一丝不苟。

（2）遵守职业道德，科学指导，实事求是。

一、任务导入

案例：王女士，28岁，自述婚期定于半年之后，她想在此之前改善皮肤状况。询问后得知其从未做过专业的皮肤护理，对于自身肤质状况也不清楚，在护肤品的选购上虽注重品牌但没有针对性，日常也不注重防晒。观察其面部：额部、鼻部出油明显，鼻部三角区毛孔略粗大，双侧面颊干燥，有少量色斑，面部皮肤略显暗沉。初步判定其面部皮肤为混合性。为使求美者更直观地了解自身肤质状况，通过皮肤检测仪对其进行更深入、详尽的肤质解析，根据检测结果指导求美者进行下一步的护理。

皮肤检测仪是什么？它的检测范围有哪些？如何进行操作？不同的图片和结果分别代表什么意思？

二、任务分析

【概述】

一般情况下，用肉眼可以观察到面部皮肤表面比较明显的状况，如皱纹、色斑、毛孔等,但是如何才能发现表皮深层及真皮层的皮肤问题呢?近10余年来,随着数码影像技术的普及与快速发展,图像数字化采集和分析的应用已非常广泛。皮肤检测仪(图2-4-1)是一种能对皮肤的病理学特征进行定量分析的仪器,它能够对皮肤色斑、毛孔、皱纹、平整度、紫外线斑和日光损伤进行定量评估。

　　本节课程以目前市面上使用较多的VISIA皮肤检测仪为例来讲解。VISIA为面部皮肤影像分析仪,能够对所采集的影像中的多项皮肤特性进行量化。VISIA皮肤检测仪利用封闭型面部照相室进行拍摄,通过连接装有相应软件的平板电脑或台式电脑进行定位与分析。拍摄额部与颊部时,分别有2组固定器以固定面部,确保同一求美者每次拍照的位置和角度保持一致,从而便于与之前拍摄的影像进行比对,以观察治疗前、后的效果。

【工作原理】

　　VISIA使用3种光源来拍摄正面、左侧及右侧3组影像,从不同角度为皮肤的医学分析提供依据。标准白光成像即正常光线下拍摄的肉眼所见的皮肤外观;365 nm紫外线成像呈现表皮层的色素情况;横断面偏振光通过对皮肤血红素与黑色素的成像,展示、分析皮肤的血管情况、肤色的均匀度。利用这3种光源可进行皮肤斑点、皱纹、纹理、毛孔、紫外线斑、棕色区、红色区、紫质的检测。(图2-4-2)

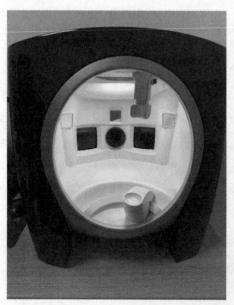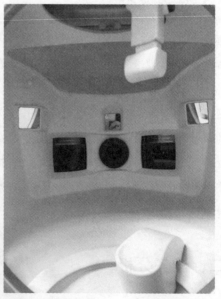

图 2-4-1　皮肤检测仪的外观和内部构造

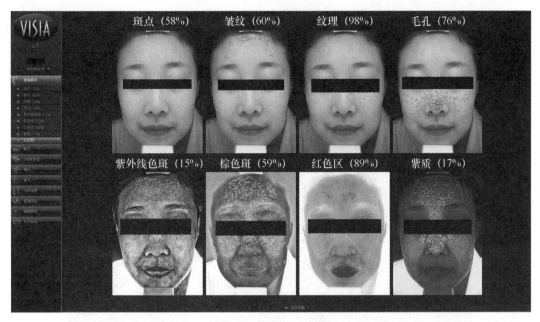

图 2-4-2　整体检测结果

皮肤检测仪不仅可以检测已经暴露在皮肤表面的问题，还能发现表皮深层与真皮层的问题，进而让皮肤科医生针对这些问题设计出最合适的治疗方案。

1. 斑点　利用标准白光，根据皮肤色差的不同，可观察成像皮肤表面的晒斑情况。

2. 皱纹　通过检测面部皱纹的数量与位置，将结果作为评估皮肤老化程度的依据。深绿和浅绿分别代表皱纹的深浅，但颜色深浅易受求美者面部表情及碎发的影响（图 2-4-3）。

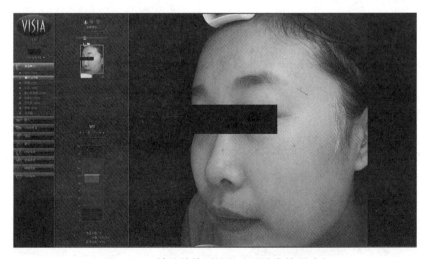

图 2-4-3　皱纹的检测结果（受碎发的影响）

3. 纹理 皮肤检测仪可以检测皮肤的平整度，黄色代表凸起，蓝色代表凹陷，有颜色的部分越少表示皮肤越平整。

4. 毛孔 利用毛孔凹陷产生的阴影来评估毛孔的位置和数量。

5. 紫外线斑 普通光下几乎不可见，利用皮肤检测仪检测时，有斑部位的表皮层黑色素选择性吸收紫外线而显像（图 2-4-4）。

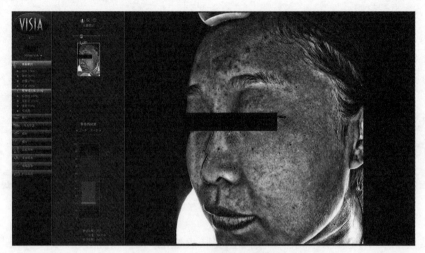

图 2-4-4　紫外线斑的检测结果

6. 棕色区 利用 RBX（分色影像）偏光技术来检测更深的真皮层黑色素，如棕色斑、皮肤色素沉着。

7. 红色区 利用 RBX 偏光技术来检测皮肤的血管或血红素（图 2-4-5），从而发现毛细血管扩张、痤疮、炎症等问题。

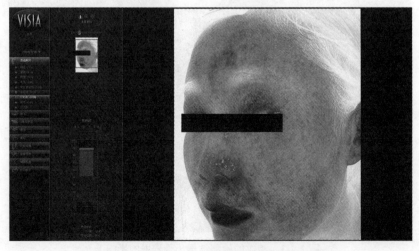

图 2-4-5　红色区的检测结果（蓝点代表色素沉着）

8. 紫质　由于痤疮丙酸杆菌会产生紫质，紫质在紫外线的照射下会产生荧光而显像。

【功能】

1. 检测分析　能够对皮肤色斑、皱纹、紫外线反光点进行检测分析，并针对特定皮肤的特征拉近镜头、放大图像，从而对面部皮肤存在的问题进行精准定位、多元分析，并制订相应的治疗与护理方案。

2. 根据皮肤条件进行分组　根据相同年龄的其他个体的皮肤情况来比较求美者的皮肤特征。

3. 分析报告　为求美者提供更加容易理解的定性分析报告，可针对其皮肤疾病和病变特点提供参考治疗方案。

4. 操作记录　皮肤分析仪能够保存求美者的数据和治疗计划，因此能够帮助医生对治疗结果进行评估与追踪，优化治疗建议，也有利于开展科学研究。

三、任务实施

【目的】

（1）对皮肤色斑、毛孔、皱纹、平滑度、敏感度、粉刺量进行定量评估和分析。

（2）对同龄、同性别、同皮肤类型的人群进行皮肤分析情况排名。

【要求】

正确、安全地使用皮肤检测仪，且未对皮肤造成损伤。

【操作前准备】

1. 美容师的准备　衣帽整洁，向求美者做好解释沟通工作。

2. 求美者的准备　应先进行面部清洁，携带彩妆者应先卸妆，用黑布遮住耳后、胸前和肩部区域，戴深色发夹以将碎发收起。

3. 物品准备　将皮肤检测仪开机，与台式电脑或平板电脑上对应的应用软件相连接。

【操作步骤】

1. 建立数据信息　进入操作界面（图2-4-6），录入求美者的姓名、性别、年龄、手机号，并保存。

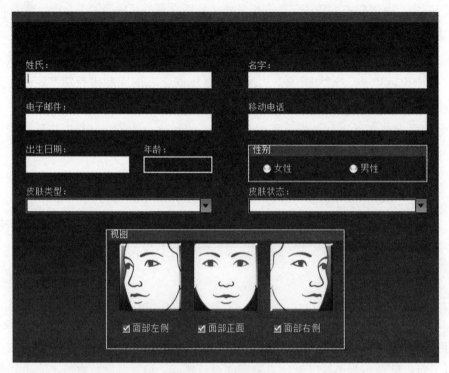

图 2-4-6　操作界面

2. 选择亮度　依据求美者的皮肤类型选择亮度，"明亮"适用于白种人，"微亮"和"中等亮度"适用于黄种人，"昏暗"适用于黑种人。

3. 调整求美者的坐姿　求美者端坐后，首先根据坐高调节桌椅的高度，将下颌紧贴托架，找到舒适的支撑点。前额略向前倾，紧靠上部的头垫，确保头、颈与躯干成一条直线。

4. 获取图像　告知求美者拍摄约持续数秒以及过程中伴有刺眼的闪光，嘱求美者先闭上眼，避免对眼造成伤害。告知求美者在拍摄完成前求美者的头部不能移动，避免成像失败而无法进行检测分析，当出现"保存中"字样时求美者才可起身离开。

5. 影像分析　可自动选择或手动选择分析区域，尽量排除反光、阴影、睫毛、碎发和其他异常区域。进行皮肤状况诊断和评估时，在定位区域检测分析皮肤状况，如毛孔的健康状况，有无过量的皮脂、紫外线损害、炎性痤疮和深层炎症，以及皮肤水分含量及皱纹长度等。

6. 效果对比　将同一求美者的检测结果与其过往的检测结果进行比较（图 2-4-7），绘制其面部皮肤发展趋势图，比较治疗前、后面部皮肤的变化。通过上下拉动时间轴按键，模拟求美者的面部皮肤随年龄增长的变化及治疗前、后的效果对比。

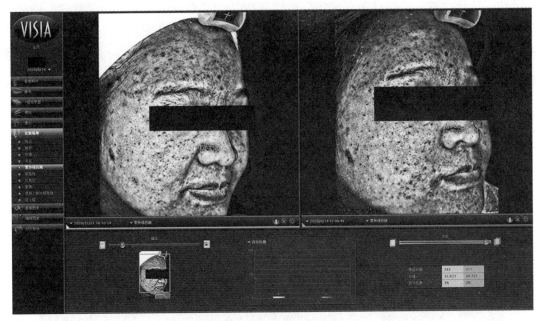

图 2-4-7 治疗前后的对比图

【结果分析】

可同时或分别以下列 3 种方式呈现分析结果。

1. 百分位数 表示求美者的面部皮肤状况在 100 位相同性别、年龄、皮肤类型的检测者中优于其他检测对象的人数。如图 2-4-8 所示，第 1 次检测的紫外线斑的百分位数为 3%，说明该求美者紫外线斑的情况在 100 名检测者中仅优于 3 人。

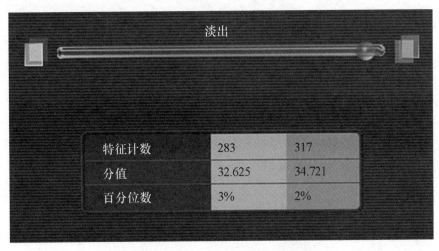

淡出

特征计数	283	317
分值	32.625	34.721
百分位数	3%	2%

图 2-4-8 百分位数、特征计数和分值

2. 特征计数　此项目为在特定分析区域内某个面部皮肤特征的确切数量。例如，紫外线斑的特征计数为 283，说明在求美者的面部检测到 283 个单个紫外线斑。

3. 分值　此项目为某个面部皮肤特征的分布密度，其分值越低越好，且分值在评估治疗进展时最有用。

除了通过具体数值呈现检测结果外，也可以通过图表来呈现，如发展趋势图（图 2-4-9）与百分位数曲线图（图 2-4-10）等。

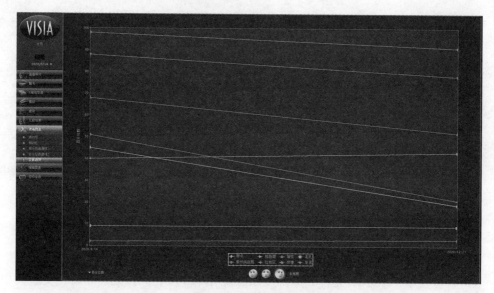

图 2-4-9　发展趋势图

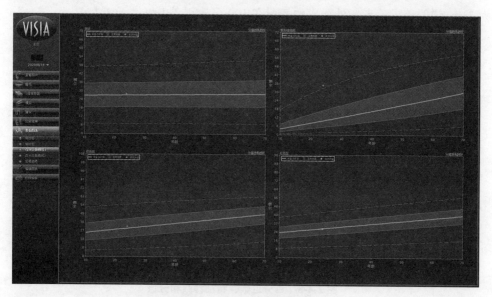

图 2-4-10　百分位数曲线图

复习思考题

1. 简述皮肤检测仪的操作步骤。

2. 简述皮肤检测仪的检测范围。

3. 请分析如下皮肤检测结果的意义：毛孔的百分位数为89%，毛孔的特征计数为351。

4. 单项选择题。

下列关于皮肤检测仪的说法哪项是错误的（　　　）

A. 皮肤检测仪不仅可以检测皮肤表面的问题，还能发现表皮深层与真皮层的问题

B. 皮肤检测仪能够绘制面部皮肤发展趋势图，比较治疗前后的变化

C. 横断面偏振光呈现表皮层的色素情况

D. 标准白光下的影像是正常光线下拍摄的肉眼所见的皮肤外观

E. 拍摄时嘱求美者闭眼，防止造成伤害

（张　彤）

参考文献

［1］何黎. 美容皮肤科学. 北京：人民卫生出版社，2011.

［2］何黎，郑志忠，周展超. 实用美容皮肤科学. 北京：人民卫生出版社，2018.

［3］张学军. 皮肤性病学. 北京：人民卫生出版社，2014.

［4］孙晶，蔡成功，申芳芳. 美容护肤技术. 武汉：华中科技大学出版社，2019.

［5］中国医师协会皮肤科医师分会皮肤美容事业发展工作委员会. 皮肤防晒专家共识（2017）. 中华皮肤科杂志，2017，2（18）：201.

我的笔记

模块三　损容性皮肤病的诊断方法

任务一　病史采集

❀ 学习目标

1. 知识目标
（1）掌握病史采集的方法和步骤。
（2）熟悉病史采集的要点。
2. 技能目标　能正确采集病史并做好记录。
3. 素质目标　关爱求美者，耐心、细心、热心。

一、任务导入

病史是正确诊断损容性皮肤病的重要信息，详细全面的病史采集和记录是准确诊断和有效治疗的基础。熟练、高效地获取准确的病史信息对疾病诊断至关重要。病史信息都包括哪些内容？采集病史有哪些具体要求？如何正确采集病史？

二、任务分析

病史包括一般情况、主诉、现病史、既往史、家族史、个人史等，综合分析病史信息才能正确诊断。应熟练掌握病史采集的内容和要点，避免生搬硬套。应根据求美者的动机、心理特点等灵活采集，既要得到有效信息，又要与求美者保持良好的关系。

三、任务实施

1. 一般情况　包括求美者的姓名、性别、年龄、职业、婚姻、籍贯、种族、住址、联系方式等一般资料，这些信息虽然常规，但不可或缺，应准确、详细地记录。
2. 主诉　是求美者就诊的原因，包括主要的症状、体征、皮损的部位、皮损的分布特征、皮损的性质、自觉症状及疾病的发生和进展时间。一般不超过21个字。如"患者因全身出现红色痒疹5天伴发热3天就诊"。
3. 现病史　是本次发病的主要过程，具体包括以下6个方面的内容。

（1）皮损的部位，皮损最初发生时的特点（皮损的类型、形态、大小、数目等），发生的先后顺序。

（2）皮损分布状况的发展和演变情况，包括皮损有无自然缓解和消退，加重或复发的情况，进展或消退的速度，以及进展有无规律等。

（3）患者的自觉症状，如瘙痒、疼痛、紧绷感、烧灼感、异样感等。

（4）有无全身症状，如发热、头晕、头痛、恶心、呕吐、腹痛、肌肉关节痛，大小便有无异常等。

（5）诱发或激发因素，是指使病情加重或减轻的因素，包括生活及工作环境、自然环境等。

（6）治疗情况，包括是否在其他医疗机构进行过诊断和治疗，用过哪些内用药及外用药或其他治疗，疗效如何，有无不良反应等。

4. 既往史　以前患过何种疾病，有无类似的病史及药物过敏史，有无系统性疾病，如高血压、糖尿病、肝炎、肿瘤等。针对专科疾病情况，重点采集与皮肤病相关的情况及过敏史等。

5. 家族史　家族中有无类似疾病患者及其他变态反应性疾病、性病、传染病、遗传性疾病患者，以了解遗传因素与疾病的关系。

6. 个人史　包括生活习惯、饮食习惯、嗜好、婚姻情况等，对女性患者还应询问月经情况和生育史。

实践作业

在征得对方同意的情况下，试着对你身边患有某种损容性皮肤病的人进行详细、全面的病史采集和记录。

功能插页

损容性皮肤病的症状是明确诊断的重要依据，分为自觉症状和他觉症状。

一、自觉症状

是患者的主观感觉，常见的自觉症状有瘙痒、疼痛、灼热、麻木、蚁行感等。瘙痒是最常见的自觉症状，可发生于局部，也可发生于全身。瘙痒有轻有重，可呈阵发性、间断性、持续性等。自觉症状的严重程度与皮肤病的种类、性质、严重程度及患者的主观感觉等相关。

二、他觉症状

指皮肤损害，是可以用视觉或触觉检查出来的病变，又称皮损或皮疹。皮损的特点是诊断皮肤病的重要依据。皮损分为原发性皮损和继发性皮损。原发性皮损是皮肤病理变化直接产生的最早损害、第一结果，继发性皮损由原发性皮损演变而来，或者由搔抓、感染、治疗不当等引发。

（一）原发性皮损

1. 斑疹或斑片　只有皮肤颜色改变，没有隆起或凹陷的皮损成为斑疹，一般直径小于 1 cm。直径大于 1 cm 的称为斑片。

（1）红斑。由局部毛细血管充血或扩张引起，压之褪色。

（2）出血斑。由毛细血管壁损伤、血液外渗引起，压之不褪色。直径小于 2 mm 的称为淤点，直径大于 2 mm 的称为淤斑。

（3）色素沉着斑。由皮肤内色素增多引起，人为注入外源性色素造成的称为文身。

（4）色素减退斑。由皮肤内黑色素减少引起。

2. 丘疹　是高出皮面的、局限性、隆起性、实质性的损害，直径小于 1 cm。其形态有圆形、乳头状等，表面为尖顶、平顶、圆顶，或有凹陷。形态介于斑疹和丘疹的称为斑丘疹，顶端有水疱的称为丘疱疹，伴有脓疱的称为丘脓疱疹。

3. 斑块　丘疹扩大或融合成直径大于 1 cm 的扁平隆起称为斑块。

4. 水疱　是突起于皮肤表面、含透明液体的、局限性、腔隙性皮损，直径一般小于 1 cm，按部位可分为角质层下水疱、表皮内水疱、表皮下水疱等。

5. 脓疱　含有脓液的局限性、隆起性、腔隙性皮损，针尖至黄豆大小，周围可有红晕，破溃后出现糜烂。

6. 结节　为真皮或皮下组织内的、可触及的局限性、实质性、深在性皮损，大小不一，较大的可隆起于皮面。

7. 囊肿　真皮或皮下组织内的局限性、囊性皮损，内含液体或半固态物质，触之有弹性。

8. 风团　是真皮浅层发生的暂时性、局限性、隆起性皮损，形态不规则，可呈红色、苍白色，突然发生，数小时内消退，不留痕迹，常伴剧烈瘙痒。

（二）继发性皮损

常见的继发性皮损有鳞屑、浸渍、抓痕、痂、糜烂、溃疡、皲裂、萎缩、苔藓样变、瘢痕。

任务二　体格检查

❀ **学习目标**

1. 知识目标

（1）掌握常见损容性皮肤病的体格检查的基本内容。

（2）掌握常见损容性皮肤病的体格检查中的重点内容。

2. 技能目标　能较详细、全面地对损容性皮肤病患者进行相关的体格检查。

3. 素质目标　尊重患者，科学严谨地进行体格检查。

一、任务导入

上节课介绍了对于常见损容性皮肤病需要采集哪些病史信息。那么，采集完这些信息后，还需要做些什么才能进行准确的诊断以给予患者更好的治疗？

二、任务分析

损容性皮肤病与其他皮肤病一样，也需要通过详细、全面的体格检查及必要的实验室检测，再结合患者的个人病史进行综合诊断。人体是有机的整体，皮肤病往往是全身疾病的一种反映，因此必须有一个整体观念，必要时还应进行全身的体格检查，但是对于损容性皮肤病的体格检查应有相应的侧重点。

体格检查的目的是通过认真体检发现皮损的特点，找到正确诊断疾病的有效信息，从而科学、客观地诊断疾病。

三、任务实施

体格检查时要注意以下一些问题。一是适宜的环境温度。检查室内应保持比较恒定的温度，让美容就医者既不感觉寒冷又不感觉燥热，以保持正常的皮损颜色。二是适宜的光线。最好是在明亮的自然光线下进行检查，避免人工光线或强烈的日光影响观察。三是适宜的环境。检查室应具有私密性和舒适性，让就医者不感到尴尬，在放松的状态下接受体检。四是注意局部与整体的关系。除了重点对主诉部位进行检查以外，还需要对全身的皮肤和黏膜、指（趾）甲、毛发等进行检查，避免遗漏重要信息。

1．视诊　即肉眼观察患者全身或局部皮肤表现的诊断方法，主要观察皮损的性质、大小、数目、颜色、分布等。有时需要借助放大镜、皮肤镜、伍氏灯等辅助工具。

（1）皮损的性质。确定皮损是原发性还是继发性的，是单一损害，还是多种损害同时存在；是仅有皮肤损害，还是有相关的全身损害。

1）皮损的大小：通常用直径几厘米或几毫米表示，也可用常见的实物来比拟大小，如针尖、米粒、绿豆、黄豆、核桃及鸡蛋等。

2）皮损的颜色：包括正常皮色，以及红色、黄色、灰色、紫色、黑色、蓝色、白色等。

3）皮损的数目：皮损可单发或多发，数目最好用具体数字来表示。

4）皮损的形状：皮损可呈圆形、椭圆形、弧形、线状、环形、靶形或不规则形等。

5）表面的特点：皮损的表面特点包括光滑、粗糙、扁平、隆起、中央脐凹、乳头状、菜花状、干燥、潮湿，可见浸渍、渗液、鳞屑或结痂，以及油腻、黏着、糠秕样、鱼鳞状、云母样及叠瓦形等。

6）内容物（水疱、脓疱、囊肿等）：应注意内容物是否为血液、浆液、黏液、汗液、脓液、皮脂、角化物或异物等，以及内容物是否混浊。

7）边缘、界限及基底：边缘和界限可表述为清楚、比较清楚或模糊以及整齐或不整齐等；基底的特点可为宽阔、狭窄或呈蒂状等。

8）与皮面的关系：在同一平面、高出皮面或低于皮面。

（2）皮损的排列特点。

1）呈线状排列：由同形反应或自身接种所致，如扁平疣、银屑病等；由先天性发育因素造成者如线状痣、色素失禁等；沿血管、淋巴管走行方向排列，如血栓性静脉炎、淋巴管炎等。

2）呈环状或弧形排列：可以是一个皮损向周围扩展而中心消退所形成的环形损害，或是多个损害排列成环状或弧形。

3）呈群集性排列：水疱呈簇状或成群排列，称为疱疹样型，如单纯疱疹等；带状疱疹沿皮节排列成带状。

4）呈网状排列：扩张的血管呈网状排列。

（3）皮损的分布。皮损可呈全身性、局限性、泛发性、对称性、双侧性、单侧性分布，也可沿血管、神经分布或按皮节分布。

2. 触诊

（1）皮损的大小、形态、深浅、硬度、弹性、波动感；皮损的轮廓、边界是否清楚，能否推动，与周围组织是否粘连。

（2）皮损有无黏着鳞屑及鳞屑的性质，是否容易剥除，剥除后基底的情况。

（3）皮损有无感觉异常，如触痛、感觉过敏等；皮温有无升高或降低。

（4）附近淋巴结有无肿大、触痛等。

实践作业

请进一步为上节课所选择的病例进行较为详细的体格检查。

任务三　常用的物理检查和实验室检查

❀ 学习目标

1. 知识目标　熟悉皮肤病常用的物理检查和实验室检查方法，以及各自的适应证。
2. 技能目标　能指导常见损容性皮肤病患者进行相关的物理检查和实验室检查。
3. 素质目标　关心、关爱患者，保护患者隐私，培养严谨、科学、实事求是的职业精神。

一、任务导入

案例：求美者李某是一位在读大学生，因其面部长了许多红色小丘疹伴严重的瘙痒，且面部有紧绷感和烧灼感而就诊。通过询问，李某1周前换了一套新的护肤品，2天前吃过螃蟹并用过1张同学送的面膜，其他无特殊。观察可见李某的整个面部发红，散在分布着粟粒大小的红色丘疹，以两侧面颊为重。

请试分析李某的面部出现了什么问题。根据上述信息能否做出明确的诊断？或者还需要哪些信息才能明确李某患病的原因？

二、任务分析

很多皮肤病根据临床症状及体格检查就可以做出诊断，但是对于某些病例尚需要做一些相关的物理检查和实验室检查才能做出诊断，每种检查方法都有其相应的适应证。

三、任务实施

1. 玻片压诊法　将玻片用力压在皮损上10~20秒或更长时间，一般的炎症性红斑、毛细血管扩张或血管瘤会在压力下消失，而淤点、色素沉着不会消失。寻常狼疮的结节用玻片压后会出现特有的苹果酱颜色，贫血痣用玻片压后可消失。

2. 皮肤划痕试验　用钝器划皮肤，一部分人可在钝器划过处出现风团，此现象称为皮肤划痕症。用钝器划色素性荨麻疹患者的棕色或红棕色色斑，患者可出现风团，称为 Darier 征。

3. 同形现象　正常皮肤受到非特异性损伤后可诱发与已存在的某种皮肤病相同的皮肤变化（皮损），见于银屑病、扁平苔藓、扁平疣等。

4. 棘细胞松解征（又称 Nikolsky 征或尼氏征）　见于天疱疮及某些大疱性皮肤病。皮损为水疱，牵扯患者破损的水疱壁时，尼氏征阳性者的角质层可被剥离相当长的一段距离，甚至波及看起来正常的皮肤；推压两个水疱中间外观正常的皮肤时，阳性者的角质层很容易被擦掉而露出糜烂面；以手指在水疱上加压，阳性者可见水疱内容物随表皮隆起而向周围扩散。

5. 伍氏灯检查　将通过含有氧化镍的滤波片获得的波长为 320～400 nm 的紫外线照射皮肤、毛发或其他物质，根据灯光下特殊的颜色来辅助诊断。

（1）可用于各种真菌和细菌性皮肤病的诊断及鉴别诊断，例如头癣中黄癣的病发呈绿色荧光，白癣的病发呈亮绿色荧光。

（2）色素性皮肤病的诊断。例如，雀斑皮损在伍氏灯下变得更明显，白癜风在伍氏灯下脱色加强，贫血痣的苍白斑在伍氏灯下完全消失。

（3）可检测出皮肤上或化妆品中发荧光的接触性变应原，还可检测出一些光敏性的荧光物质。

（4）可用于检测卟啉类物质、某些皮肤肿瘤、某些药物成分及皮肤上的矿物油等。

6. 皮肤镜检查和皮肤检测仪检查

（1）皮肤镜又称落射光显微镜，是放大镜的扩展。它具有内置的照明系统，用偏振光技术消除皮损表面的反射光，使射入的光被吸收、散射，在皮肤下的结构处发生反射。观察者能透过表皮看到表皮－真皮交界处，甚至其下层。皮肤镜检查代表真正的、非侵袭性的、皮肤浅层的显微镜检查。

（2）皮肤检测仪是在皮肤镜的基础上加上自然光摄像、紫外线下摄像及一些特殊的专利技术，从皮肤外部到内部，从皮肤浅层到深层，综合分析色素、血管、皮肤含水量、皮肤表面卟啉类物质等，指导护肤、治疗方案的制订并进行治疗前后效果对比的仪器。

7. 共聚焦激光扫描显微镜检查　又称皮肤 CT，采用激光点光源代替传统光镜的场光源，通过激光扫描进行聚焦成像（深度可达 400 μm），对组织进行类似 CT 断层扫描的无损伤性连续光学切片，经过计算机三维重建处理，就能够从任意角度观察组织的三维剖面或整体结构。本检查无损伤性，无痛苦，可以作为皮肤科的常规检查手段，可用于组织病理学筛查。因其可实时、动态地进行监测，通过对同一皮损进行多次成像，可以用于对皮损的发展、治疗效果的观察，还能用于观察皮肤血流的动态变化。

8. 斑贴试验及光斑贴试验

（1）皮肤斑贴试验是将少量的可疑致敏物贴在皮肤上，人为地造成小范围的变应性接触性皮炎，用来寻找变应原，主要用于职业性皮肤病、接触性皮炎和化妆品过敏的诊断。斑贴试验的胶贴应贴足 48 小时后移去，用棉签蘸取温水擦净，分别于 30 分钟、72 小时、96 小时观察，阳性反应说明对受试物过敏。皮炎急性期不宜做斑贴试验，受试前 2 周及试验期间应避免使用糖皮质激素，试验前 3 天及试验期间应避免使用抗组胺药。试验期间不宜洗澡、饮酒及搔抓试验部位，并避免剧烈运动。

（2）皮肤光斑贴试验的目的在于发现致病的光敏物质，确定光变应原，是诊断职业性光变应性接触性皮炎的重要手段。

9. 皮肤组织病理学检查　是皮肤病诊断最重要的辅助检查方法之一，对了解疾病的发生、发展、转归也有重要意义。

10. 其他实验室检查　免疫组化技术，即利用标记的特异性抗体检测组织活细胞中的抗原成分；真菌检查，即取材后或经过培养后用肉眼及显微镜观察真菌或菌群形态，确定真菌种类；淋球菌检查；衣原体检查；支原体检查；梅毒螺旋体检查；醋酸白试验，用棉签清除局部分泌物后，蘸取 5% 冰醋酸涂在皮损及周围正常组织上, 2 ~ 5 分钟后观察，皮损处变为白色、周围正常组织不变色为阳性，是用于诊断尖锐湿疣的辅助检查。

复习思考题

通过以上学习，想要对本案例中李某的情况做出更加准确的诊断，还需要做哪些检查？如果检查结果为阳性，请对李某进行相应的健康指导。

（任丹阳）

参考文献

［1］赵辨. 中国临床皮肤病学. 南京：江苏科学技术出版社, 2009.

［2］张学军. 皮肤性病学. 8 版. 北京：人民卫生出版社, 2013.

我的笔记

模块四　皮肤病的药物治疗

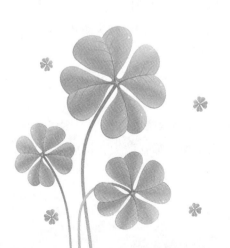

任务一　内用药的治疗

❁ **学习目标**

1. 知识目标

（1）掌握抗组胺药、糖皮质激素的药理作用和分类。

（2）熟悉糖皮质激素的适应证和不良反应。

（3）了解其他常用药物。

2. 技能目标　能正确指导患者使用药物。

3. 素质目标

（1）尊重患者。

（2）科学指导。

药物治疗是美容皮肤科重要的治疗方法之一，所用药物包括系统治疗药物和外用药物。系统治疗药物主要包括抗组胺药、糖皮质激素、维 A 酸类、抗病毒药、免疫抑制剂、免疫调节剂、维生素类等。

一、抗组胺药

抗组胺药是美容皮肤科最常使用的药物，分为 H_1 受体拮抗剂和 H_2 受体拮抗剂两大类。

（一）H_1 受体拮抗剂

H_1 受体主要分布在皮肤、黏膜、血管和脑组织。H_1 受体拮抗剂因与组胺有相同的乙基胺结构，能与组胺竞争靶细胞上的 H_1 受体，对抗组胺引起的毛细血管扩张、血管通透性增高、平滑肌收缩、呼吸道分泌物增多、血压下降等反应，因此可减少渗出、减轻炎症、缓解平滑肌痉挛、降低中枢神经系统兴奋性，具有镇静、止痒的作用。H_1 受体拮抗剂主要用于治疗荨麻疹、接触性皮炎、湿疹、药疹等超敏反应性疾病及其他瘙痒性疾病。根据是否易透过血脑屏障，可将 H_1 受体拮抗剂分为第 1 代和第 2 代。

第 1 代 H_1 受体拮抗剂（表 4-1-1）容易透过血脑屏障，可导致嗜睡、乏力、困倦、头晕、注意力不集中等不良反应，部分药物还可导致黏膜干燥、瞳孔散大、排尿困难等。高空作业者、驾驶员、精细工作者禁用或慎用，青光眼和前列腺增生者也应慎用。

第 2 代 H_1 受体拮抗剂（表 4-1-2）不易透过血脑屏障，嗜睡或困倦反应轻，口服吸收快，作用时间长，临床应用广泛。

表 4-1-1　常用第 1 代 H_1 受体拮抗剂

药名	成人剂量	主要不良反应及注意事项
氯苯那敏	12 ~ 24 mg/d，分 3 次口服；或 5 ~ 20 mg 肌内注射	嗜睡、心悸、失眠、烦躁、胸闷、痰液黏稠等
苯海拉明	50 ~ 150 mg/d，分 2 ~ 3 次口服；或 20 ~ 40 mg 肌内注射	嗜睡、头晕、口干，青光眼患者慎用
异丙嗪	50 mg/d，分 4 次口服；或 25 mg 肌内注射	嗜睡、低血压、注意力不集中，青光眼及肝肾功能不全者慎用
多塞平	75 mg/d，分 3 次口服	嗜睡、口干、体重增加、视物模糊，孕妇及儿童慎用
赛庚啶	4 ~ 12 mg/d，分 2 ~ 3 次口服	嗜睡、头痛、失眠、低血压、心动过速、光敏性，青光眼及前列腺增生患者禁用
酮替芬	2 mg/d，分 2 次口服	嗜睡、疲倦、恶心、头晕、口干、体重增加

表 4-1-2　常用第 2 代 H_1 受体拮抗剂

药名	成人剂量和用法	注意事项
阿司咪唑	10 mg/d，每日 1 次口服	孕妇、心脏病患者慎用，忌与唑类抗真菌药合用
非索非那定	120 mg/d，分 2 次口服	孕妇、哺乳期女性、婴幼儿慎用
氯雷他定	10 mg/d，每日 1 次口服	2 岁以下婴幼儿禁用，孕妇、哺乳期女性、肝功能或肾功能不全者慎用
西替利嗪	10 mg/d，每日 1 次口服	孕妇、哺乳期女性、婴幼儿慎用
美喹他嗪	10 ~ 20 mg/d，分 2 次口服	下尿路梗阻、青光眼、肝病、前列腺增生患者慎用
咪唑斯汀	10 mg/d，每日 1 次口服	孕妇、哺乳期女性、婴幼儿、严重的肝病患者、心脏病患者禁用，忌与大环内酯类抗生素、唑类抗真菌药合用
阿伐斯汀	8 ~ 24 mg/d，分 1 ~ 3 次口服	孕妇、哺乳期女性、12 岁以下婴幼儿和儿童、严重高血压患者、肾损害患者禁用，老年人慎用
奥洛他定	10 mg/d，分 2 次口服	孕妇、哺乳期女性、12 岁以下婴幼儿和儿童、肝功能不全或肾功能不全患者慎用

（二）H_2 受体拮抗剂

与 H_2 受体有较强的亲和力，具有抑制胃酸分泌、血管扩张、抗雄激素等作用。主要药物有西咪替丁、雷尼替丁、法莫替丁等。其主要用于治疗慢性荨麻疹、人工荨麻疹、血管性水肿等。常见不良反应包括头晕、头痛、胃肠道反应，长期应用可导致血清转氨酶水平升高、阳痿、精子减少等，孕妇及哺乳期女性慎用。

二、糖皮质激素

糖皮质激素具有免疫抑制、抗炎、抗休克、抗细胞毒、抗增生等作用。

（一）适应证

糖皮质激素在皮肤科应用广泛，主要用于治疗变态反应性皮肤病（如重型药疹、多形红斑、严重急性荨麻疹、过敏性休克、严重的接触性皮炎等）、严重的感染性皮肤病（如葡萄球菌烫伤样皮肤综合征等）、自身免疫性疾病（如皮肌炎、系统性红斑狼疮、大疱性皮肤病等）等。

（二）常用糖皮质激素

按效价可分为短效、中效、长效 3 类（表 4-1-3）。

表 4-1-3　常用糖皮质激素

效价	药名	成人剂量	用法
短效	氢化可的松	20 ~ 40 mg/d	口服
		100 ~ 400 mg/d	静脉注射
中效	泼尼松	15 ~ 60 mg/d	口服
	泼尼松龙	15 ~ 60 mg/d	口服
		10 ~ 20 mg/d	静脉注射
	甲泼尼松龙	16 ~ 40 mg/d	口服
		40 ~ 80 mg/d	静脉注射
长效	地塞米松	1.5 ~ 12 mg/d	口服
		2 ~ 20 mg/d	静脉注射
	倍他米松	1 ~ 4 mg/d	口服
		6 ~ 12 mg/d	肌内注射

（三）不良反应

长期大剂量应用糖皮质激素可引发较多不良反应。轻者可出现满月脸、向心性肥胖、痤疮、多毛、萎缩纹等；严重时会诱发感染或使原有感染加重，诱发或加重高血压、糖尿病、白内障、消化道溃疡或出血、肾上腺皮质功能减退、水电解质紊乱、骨质疏松、缺血性骨坏死、精神障碍等。

长期使用糖皮质激素时，突然停药或减量过快会造成原发病加重或反复，这种现象称为反跳现象。

（四）使用方法

糖皮质激素的使用剂量和疗程取决于不同疾病、不同个体，具体遵循以下基本原则。

1. 严格掌握适应证　糖皮质激素的相对适应证广泛，但不可随意使用，应严格掌握适应证。

2. 合理制订糖皮质激素的治疗方案　应结合患者的病情和药物特点，从药物品种、剂量、疗程等方面综合考虑，制订合理的治疗方案。

（1）给药剂量包括维持剂量、小剂量、中等剂量、大剂量、冲击剂量。

（2）疗程分为以下 4 种情况。

1）冲击治疗。疗程一般短于 5 天，主要用于治疗过敏性休克、重症大疱性皮肤病、重型药疹等。

2）短程治疗。疗程一般短于 1 个月，用于治疗感染或变态反应性皮肤病，停药时应逐渐减量，直至停药。

3）中程治疗。疗程在 3 个月以内，用于治疗病程长且多器官受累的疾病，见效后减至维持剂量，停药时应逐渐减量。

4）长程治疗。疗程超过 3 个月，用于治疗多器官受累的慢性自身免疫性疾病，如系统性红斑狼疮、大疱性皮肤病等。

（3）给药方法包括分次给药法（将每日剂量分 3~4 次给药）、一次给药法（按每日总剂量在早晨一次给药）、隔日给药法（把 2 日剂量合并为 1 次，隔日早晨给药 1 次）等。除系统使用外，皮损内注射糖皮质激素可用于治疗斑秃、瘢痕疙瘩、结节性痒疹等。

3. 重视严重疾病的综合治疗　如对于严重感染性皮肤病，应在有效应用抗生素的基础上使用糖皮质激素。

4. 注意监测不良反应

5. 注意停药反应和反跳现象　停药反应是指长期中、大剂量使用糖皮质激素的患者在减量过快或突然停药后出现的肾上腺皮质功能减退症状，表现为乏力、精神萎靡、食欲减退、关节和肌肉疼痛、恶心、呕吐等。

三、抗细菌药

如表 4-1-4 所示。

表 4-1-4　美容皮肤科常用的抗细菌药

种类	常用药	用途	注意事项
青霉素类	天然青霉素如青霉素 G、苄星青霉素，半合成青霉素如苯唑西林、氨苄西林、阿莫西林等	用于革兰阳性菌感染和梅毒，半合成青霉素可用于耐药性金黄色葡萄球菌感染	常规皮试
头孢菌素类	头孢氨苄、头孢曲松钠、头孢呋辛等	用于革兰阳性菌感染和耐青霉素的金黄色葡萄球菌感染	对青霉素过敏者可对本药产生交叉过敏反应
氨基糖苷类	链霉素、庆大霉素、阿米卡星等	具有广谱抗菌作用	具有耳毒性和肾毒性
四环素类	四环素、米诺环素	用于痤疮、淋病、生殖道衣原体感染等	儿童长期应用四环素可使牙齿黄染
大环内酯类	红霉素、罗红霉素、克拉霉素、阿奇霉素等	用于淋病、生殖道衣原体感染	
喹诺酮类	环丙沙星、氧氟沙星	用于细菌性皮肤病、支原体感染和衣原体感染	
磺胺类	复方新诺明等	用于细菌、衣原体、诺卡菌感染	过敏反应
抗麻风药	氨苯砜、沙利度胺	氨苯砜用于治疗变应性皮肤血管炎、红斑狼疮、扁平苔藓、结节性红斑等，沙利度胺用于治疗红斑狼疮、结节性痒疹、变应性皮肤血管炎等	氨苯砜的不良反应有贫血、粒细胞减少等，沙利度胺的不良反应有致畸、周围神经炎
其他	甲硝唑、替硝唑	用于滴虫病、蠕形螨感染、厌氧菌感染等	

四、抗真菌药

如表 4-1-5 所示。

表 4-1-5　美容皮肤科常用的抗真菌药

药物	用途	不良反应
两性霉素 B	是一种广谱抗真菌药，对深部真菌有较强的抑制作用，对表皮癣菌的抑制效果差	寒战、发热、恶心、呕吐、肾损害、低钾血症、静脉炎等
酮康唑	用于皮肤癣菌感染、念珠菌感染	较为严重的肝毒性
伊曲康唑	用于甲真菌病、念珠菌病、隐球菌病、孢子丝菌病、足癣、体癣、股癣等	胃肠道反应、转氨酶水平升高
特比萘芬	甲癣、角化过度型手癣、足癣等	胃肠道反应
碘化钾	是治疗孢子丝菌病的首选药物	胃肠道反应、药疹

五、抗病毒药

如表 4-1-6 所示。

表 4-1-6　美容皮肤科常用的抗病毒药

药物	用途	不良反应
阿昔洛韦	用于单纯疱疹、带状疱疹、疱疹性角膜炎、疱疹性脑炎等	肾损害
伐昔洛韦	同阿昔洛韦	
泛昔洛韦	同阿昔洛韦，具有广谱抗病毒作用	
利巴韦林	广谱抗病毒药，广泛用于病毒性疾病的治疗	口渴、白细胞减少等
阿糖腺苷	用于疱疹病毒感染、巨细胞病毒感染、传染性单核细胞增多症	胃肠道反应

六、维 A 酸类

是一组与天然维生素 A 结构类似的化合物，具有调节上皮细胞生长和分化、抑制恶性细胞生长、调节免疫和炎症过程等作用。迄今为止，已经合成 3 代维 A 酸类药物（表

4-1-7）。其主要不良反应包括致畸、唇炎、高钙血症、高甘油三酯血症、肝功能异常、骨骺早期闭合、皮肤黏膜干燥等。

表 4-1-7　维 A 酸类药物

分类	药名	适应证
第 1 代维 A 酸	全反式维 A 酸 异维 A 酸 维胺酯	寻常痤疮、掌跖角化病
第 2 代维 A 酸	阿维 A 酯 阿维 A	重型银屑病、鱼鳞病、掌跖角化病
第 3 代维 A 酸	芳香维 A 酸乙酯 阿达帕林 他扎罗汀	银屑病、鱼鳞病、毛囊角化病 痤疮、银屑病 痤疮、银屑病

七、免疫抑制剂

免疫抑制剂（表 4-1-8）是一类对机体免疫功能具有非特异性抑制作用的药物，既有抑制免疫应答作用，又有抑制肿瘤细胞分裂、非特异性抗炎等作用，通常与糖皮质激素联合使用，治疗结缔组织病、大疱性皮肤病和皮肤肿瘤等。本类药物的不良反应较明显，主要有胃肠道反应、诱发感染、肝损害、致畸、骨髓抑制等，应慎重使用。

表 4-1-8　常用免疫抑制剂

药名	用途	注意事项
环磷酰胺	主要用于红斑狼疮、天疱疮、皮肌炎、变应性皮肤血管炎等	用药期间需大量饮水
硫唑嘌呤	主要用于红斑狼疮、天疱疮、皮肌炎等	定期监测
甲氨蝶呤	主要用于红斑狼疮、天疱疮、重型银屑病、毛发红糠疹等	定期监测
环孢素	主要用于器官移植，也可用于红斑狼疮、天疱疮、重型银屑病	定期监测
他克莫司	主要用于特应性皮炎、重型银屑病、红斑狼疮	定期监测

八、免疫调节剂

具有特异性和非特异性免疫调节功能，促使不平衡的免疫反应趋于正常，常用的免疫调节剂见表4-1-9。

表 4-1-9 常用的免疫调节剂

药名	用途	不良反应
干扰素	单纯疱疹感染、带状疱疹感染、病毒疣、银屑病、皮肤恶性肿瘤、免疫功能异常性皮肤病	流感样症状、发热、肾损害
卡介菌多糖核酸	增强抗感染和抗肿瘤能力	
左旋咪唑	增强细胞免疫功能，调节抗体的产生	胃肠道反应、皮肤瘙痒、粒细胞和血小板减少
转移因子	带状疱疹感染、念珠菌病、特应性皮炎的辅助治疗	
胸腺素	调节机体的免疫功能	注射部位红肿、硬结、瘙痒

九、维生素类

如表4-1-10所示。

表 4-1-10 美容皮肤科常用的维生素类药物

药名	作用	用途
维生素 A	维持上皮组织的正常功能，调节角化过程	鱼鳞病、毛周角化、维生素 A 缺乏症
维生素 B$_1$	参与糖代谢过程	脂溢性皮炎、带状疱疹后神经痛、唇炎等
维生素 B$_2$	促进生长发育，维持神经系统和皮肤的正常功能，具有抗癌作用	口角炎、唇炎、脂溢性皮炎、痤疮
维生素 B$_6$	参与多种代谢过程	脂溢性皮炎、痤疮、酒渣鼻等
维生素 C	参与胶原的合成，维持免疫功能，降低血管通透性，抗氧化	色素沉着、过敏性皮肤病、血管性疾病等
维生素 E	抗氧化、维持毛细血管的完整性、改善微循环	血管性皮肤病、毛囊角化病、老年性皮肤干燥、硬皮病等
烟酸	参与构成辅酶，扩张血管	光线性皮肤病、大疱性皮肤病、血管性疾病等

十、其他药物

如表4-1-11所示。

表 4-1-11　美容皮肤科常用的其他药物

药名	作用	用途	不良反应
氯喹	降低皮肤对紫外线的敏感性，抑制细胞免疫功能	红斑狼疮、多形性日光疹、扁平苔藓	胃肠道反应、视网膜损害、白细胞减少
硫代硫酸钠	非特异性抗过敏和解毒	过敏性皮肤病	胃肠道反应，注射过快可能导致血压下降
钙剂	降低毛细血管的通透性、抗炎、抗过敏	急性湿疹、过敏性紫癜等	注射过快可导致心律失常甚至心脏停搏
雷公藤多苷	抗炎、抗过敏、免疫抑制	痒疹、红斑狼疮、皮肌炎、变应性血管炎等	胃肠道反应、月经紊乱、精子活力降低

复习思考题

1. 单项选择题。

（1）下列哪种药物不属于 H_1 受体拮抗剂（　　　　）

A. 氯苯那敏　　　　　　　　　B. 赛庚啶

C. 西咪替丁　　　　　　　　　D. 西替利嗪

E. 咪唑斯汀

（2） H_1 受体拮抗剂的作用机制是（　　　　）

A. 降低机体对组胺的反应　　　B. 阻止和减少组胺的释放

C. 与组胺竞争受体　　　　　　D. 促进组胺在体内分解

E. 抑制组胺合成

（3）关于第 2 代 H_1 受体拮抗剂的描述错误的是（　　　　）

A. 不易透过血脑屏障　　　　　B. 中枢镇静作用强

C. 不良反应少　　　　　　　　D. 作用时间较长

E. 不易引起嗜睡

（4）以下不属于糖皮质激素不良反应的是（　　　　）

A. 加重感染　　　　　　　　　B. 诱发高血压

C. 恶心　　　　　　　　　　　D. 骨质疏松

E. 呕吐

2. 简述抗组胺药的适应证和不良反应。

3. 简述糖皮质激素的作用、适应证和不良反应。

任务二　外用药的治疗

🌸 **学习目标**

1. 知识目标
（1）掌握外用药的使用原则和注意事项。
（2）熟悉外用药的种类和剂型。
2. 技能目标　能正确指导患者使用外用药。
3. 素质目标
（1）具备科学、严谨的求知精神。
（2）能够为患者提供科学的指导。

外用药在美容皮肤治疗中占有重要地位，是美容皮肤治疗的重要手段之一。外用药具有疗效高、不良反应少的特点。外用药主要由基质和有效药物成分组成，基质决定了药物剂型，有效药物成分决定了外用药的作用。

一、外用药的种类和作用

见表4-2-1。

表 4-2-1　外用药的种类、代表药物和主要作用

种类	代表药物	主要作用
清洁剂	生理盐水、2%~4%硼酸溶液、1:8000高锰酸钾溶液、0.02%呋喃西林溶液、植物油、液状石蜡	清除渗出物、鳞屑、痂、残留药物等
保护剂	滑石粉、炉甘石、氧化锌粉、植物油、淀粉	保护皮肤、减少摩擦、缓解刺激
止痒剂	5%苯佐卡因、0.5%~1%薄荷脑、0.25%~2%达克罗宁、1%麝香草酚、1%苯酚、焦油制剂	消除或减轻瘙痒感
收敛剂	0.2%~0.5%硝酸银、2%明矾、5%甲醛、20%氯化铝	减少渗出，抑制分泌，促进炎症消退
腐蚀剂	30%~50%三氯乙酸、20%石炭酸、5%~20%乳酸	破坏和去除增生的肉芽组织或赘生物
杀虫剂	5%~20%硫黄、2%甲硝唑、1%γ-666、25%苯甲酸苄酯、20%~30%百部酊	杀灭疥螨、蠕形螨、虱等

种类	代表药物	主要作用
遮光剂	5% 二氧化钛、10% 氧化锌、5% 奎宁、5%~10% 对氨基苯甲酸	吸收紫外线或阻止紫外线穿透皮肤
脱色剂	3% 氢醌、10%~20% 壬二酸、3% 熊果苷	减轻色素沉着
抗细菌药	3% 硼酸溶液、0.5%~3% 红霉素、1% 克林霉素、5%~10% 过氧苯甲酰、2% 莫匹罗星	杀灭或抑制细菌
抗真菌药	2%~5% 克霉唑、1% 益康唑、2% 咪康唑、2% 酮康唑、1% 联苯苄唑、1% 特比萘芬、5%~10% 水杨酸、6%~12% 苯甲酸、10%~30% 冰醋酸等	杀灭或抑制真菌
抗病毒药	2%~3% 阿昔洛韦、1% 喷昔洛韦、0.5% 鬼臼毒素	抗病毒
角质促成剂	2%~5% 煤焦油或糠馏油、5%~10% 黑豆馏油、0.5%~5% 水杨酸、3%~5% 硫黄、钙泊三醇软膏	促进表皮角化处恢复正常
角质松解剂	5%~20% 水杨酸、20%~40% 尿素、5%~10% 乳酸、0.01%~0.1% 维A酸	使过度角化的角质细胞松解、脱落
维A酸类	0.025%~0.05% 全反式维A酸、0.05%~0.1% 异维A酸、0.1% 阿达帕林、0.1% 他扎罗汀	调节表皮角化,抑制表皮增生,调节黑色素代谢
糖皮质激素	见表4-2-2	

外用糖皮质激素具有降低毛细血管通透性、减少渗出、抗炎、免疫抑制、止痒等作用,适用于变态反应性及免疫性皮肤病。临床上一般采用4级分类法,把糖皮质激素分为超强效、强效、中效、弱效4类。作用强度是选择外用糖皮质激素类药物时首先考虑的因素。常用的外用糖皮质激素见表4-2-2。

外用糖皮质激素可引起类似系统用药的全身不良反应,也可引起局部不良反应,包括皮肤萎缩、毛细血管扩张、多毛、痤疮、毛囊炎、色素异常等。

外用糖皮质激素在使用时应注意的事项包括:儿童勿大面积使用,皮肤薄嫩部位勿使用强效激素,特殊部位如面部、乳房、腋下、外生殖器等因吸收力强应慎重使用。

表4-2-2 常用外用糖皮质激素

级别	常用药
超强效	0.05% 丙酸氯倍他索
	0.1% 戊酸倍他米松
	0.05% 卤米松

续表

级别	常用药
强效	0.025% 双丙酸倍氯米松
	0.1% 糠酸莫米松
	0.05% 戊酸倍他米松
	0.025% ~ 0.05% 氟轻松
中效	0.05% 醋酸地塞米松
	0.5% 泼尼松龙
	0.01% 氟轻松
	0.1% 丁酸氢化可的松
弱效	1% 醋酸氢化可的松
	0.25% 醋酸甲泼尼松龙

二、外用药的剂型

见表 4-2-3。

表 4-2-3 美容皮肤治疗外用药的剂型和常用药举例

剂型	常用药	作用
溶液	2% ~ 4% 硼酸溶液、0.05% ~ 0.1% 小檗碱溶液、1:8000 高锰酸钾溶液	是药物的水溶液,具有清洁、收敛、消炎、抗菌等作用,主要用于急性渗出的湿敷
粉剂	滑石粉、炉甘石粉、氧化锌粉	具有干燥、保护、散热等作用,用于急性皮炎时无渗出、无糜烂的皮损,尤其是间擦部位
洗剂	炉甘石洗剂、复方硫黄洗剂	由不溶于水的粉状物与水混合而成,具有止痒、散热、干燥、保护作用,用于红肿、瘙痒、无渗出的急性皮损
酊剂和醑剂	2.5% 碘酊、复方樟脑醑	是药物的乙醇溶液或浸液,具有消炎、杀菌、止痒等作用,用于无糜烂、破溃、深度皲裂的慢性皮损及瘙痒性皮肤病

剂型	常用药	作用
油剂	25%～40%氧化锌油、10%樟脑油	是用植物油溶解药物或与药物混合而成，具有清洁、保护、润滑作用，用于亚急性皮炎和湿疹
乳剂和霜剂	曲安西龙乳膏、氢化可的松霜	由油和水乳化而成，具有保护、润泽作用。油包水为乳剂，适用于干燥皮肤；水包油为霜剂，适用于油性皮肤。主要用于亚急性和慢性皮炎
软膏	他克莫司软膏、莫匹罗星软膏	是用凡士林、动物脂肪或单软膏（植物油加蜂蜡）作为基质，加入不同药物配制而成。具有软化痂皮、保护创面、防止干裂等作用，用于慢性湿疹、慢性单纯性苔藓、皲裂等
硬膏	肤疾宁硬膏、氧化锌硬膏	将药物混合于黏性基质，裱褙于布料、纸、有孔塑料薄膜等材料上。其作用持久，具有阻止水分流失、软化皮肤、增强药物渗透等作用，用于慢性局限性皮损
糊剂	氧化锌糊	是含有25%～50%粉末成分的软膏，具有吸水和收敛作用，用于伴有轻度渗出的亚急性皮炎或湿疹
凝胶	过氧苯甲酰凝胶、阿达帕林凝胶	是含有有机高分子化合物和有机溶剂的剂型，涂抹在皮肤上之后可形成透明薄膜，凉爽润滑，具有保护、润泽皮肤的作用。加入药物成分后可治疗多种皮肤病
气雾剂	盐酸特比萘芬喷雾剂、米诺地尔喷雾剂	是在特制容器内注入药液并压缩或注入液化气体，以喷雾方式用药。其具有散热、清凉、消炎作用，用于急慢性或感染性皮肤病

三、外用药的治疗原则

（一）正确选择外用药的种类

根据损容性皮肤病的病因、发病机制、患者的自觉症状等选择合适的药物，如对于变态反应性皮肤病选用糖皮质激素或抗组胺药，对于细菌性皮肤病选择抗细菌药，对于瘙痒性皮肤病选择止痒剂，对于角化过度者选择角质松解剂，对于色素沉着者选择脱色剂等。

（二）正确选择外用药的剂型

主要根据皮肤病的分期和皮损特点，选择合适的外用药的剂型（表4-2-4）。

表 4-2-4　美容皮肤治疗外用药剂型的选择

皮肤病分期	皮损特点	剂型
急性期	仅有红斑、丘疹，无渗出	粉剂、洗剂
	糜烂、渗出较多	溶液湿敷
	糜烂、渗出较少	糊剂
亚急性期	少量渗出	糊剂、油剂
	无渗出	软膏、凝胶、霜剂
慢性期	皮损增厚	软膏、硬膏、酊剂、霜剂
	单纯瘙痒而无原发性皮损	酊剂、醋剂、乳剂

（三）宣教使用方法和注意事项

外用药的选择因人、因病而异，应向患者详细说明使用方法、使用部位、使用频次等情况，告知可能出现的不良反应及处理方法。

复习思考题

1. 单项选择题。

（1）属于第一代维 A 酸的是（　　　）

A. 全反式维 A 酸　　　　　　　B. 阿达帕林

C. 阿维 A 酯　　　　　　　　　D. 阿维 A

E. 他扎罗汀

（2）哪种剂型的渗透性最好（　　　）

A. 软膏　　　　　　　　　　　B. 霜剂

C. 油剂　　　　　　　　　　　D. 粉剂

E. 水剂

（3）糊剂不适合用于以下哪种情况（　　　）

A. 躯干部的皮损　　　　　　　B. 头部皮损

C. 亚急性湿疹，有少量渗出　　D. 亚急性皮炎，有少量渗出

E. 四肢皮损

（4）软膏不适用于以下哪种病变（　　　）

A. 苔藓样变　　　　　　　　B. 急性湿疹

C. 慢性湿疹　　　　　　　　D. 皮肤增厚

E. 角质变厚

（5）对于苔藓样变，宜选用的药物是（　　　）

A. 抗病毒药　　　　　　　　B. 角质促成剂

C. 角质松解剂　　　　　　　D. 脱色剂

E. 抗菌药物

（6）急性皮炎且渗出较多时宜选用（　　　）

A. 溶液湿敷　　　　　　　　B. 糊剂

C. 硬膏　　　　　　　　　　D. 凝胶

E. 软膏

（7）面积较大的红斑、丘疹多选用（　　　）

A. 滑石粉　　　　　　　　　B. 炉甘石洗剂

C. 高锰酸钾溶液　　　　　　D. 二氧化钛

E. 碘伏

2. 简述外用药的治疗原则。

（李二来）

参考文献

［1］何黎. 美容皮肤科学. 北京：人民卫生出版社，2011.

［2］高天文，刘玮. 美容皮肤科学. 北京：人民卫生出版社，2012.

我的笔记

模块五　损容性皮肤的理化治疗

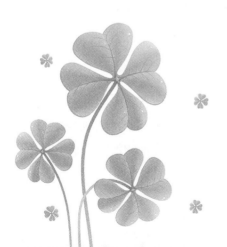

任务一　激光治疗技术

❀ **学习目标**

1. 知识目标
（1）熟悉激光器的分类。
（2）了解激光的基本原理、基本特性。
2. 技能目标
（1）掌握激光治疗的操作常规。
（2）熟悉激光治疗的并发症。
（3）了解激光治疗的绝对及相对禁忌证。
3. 素质目标　能够树立正确的激光治疗理念。

一、任务导入

案例： 某患者因面部雀斑来到一家美容机构，经介绍她得知雀斑可以通过激光治疗。该机构中可以用于治疗雀斑的激光有 2 种，分别是调 Q 激光和强脉冲光，这 2 种激光的临床效果没有明显差异。最后该患者选择了调 Q 激光，经过 3 次激光治疗，她的面部雀斑基本消失。

激光器的种类繁多，各家美容机构的设备也不尽相同。同一台机器可以治疗多种疾病，一种疾病可以由多台机器联合治疗；并且由于机构的年限及资金情况不同，机器的使用年限和维修程度也不同。如何最合理、有效地综合应用美容机构的设备，让所有的治疗设备尽其所能最大限度地发挥其治疗功能，是考验医生技术储备量及能否灵活应用设备的关键。怎样成为一位优秀的激光治疗医生是值得深入实践与思考的问题。

二、任务分析

自 1960 年西奥多·梅曼（Theodore Maiman）设计了第 1 台红宝石激光器以来，有关激光生物学作用机制的研究与激光医疗设备的研制得到了迅猛发展。20 世纪 90 年代，Q 开关激光治疗色素性疾病（如太田痣、文身等）已经取得了近乎完美的治疗效果。20

世纪 90 年代中后期，可变脉宽倍频激光治疗血管瘤也取得了较好的疗效；与此同时，长脉冲红宝石激光、翠绿宝石激光、Nd：YAG 激光及半导体激光也相继出现，使激光脱毛技术日益发展成熟；高能超脉冲 CO_2 激光和铒激光的出现使激光磨削除皱技术风靡西方。20 世纪 90 年代后期，强脉冲光（intense pulsed light，IPL）技术出现。进入 21 世纪以后，射频（radio frequency，RF）技术、点阵激光（或称像素激光）技术以及等离子皮肤再生（plasma skin regeneration，PSR）技术的研发与医疗参数的不断完善使得激光美容医学在整个激光医学发展中独占鳌头。如何把这些技术合理地应用到临床实践中是激光治疗医生孜孜以求的目标。

【激光的基本原理】

（1）激光是一种特殊光源，与普通光源无本质区别，二者均为电磁波，具有波粒二象性。只不过普通光是自发发射光，激光是受激发射光。激光产生的过程就是受激辐射光放大的过程，即激光工作物质吸收外界的能量，使工作物质的高、低能级上的粒子数分布发生反转，在较高能级聚合的粒子数越来越多，并向低能级跃迁，同时释放出光子，光子通过谐振腔内的不断振荡放大形成激光。

（2）激光治疗的靶组织（色素基团）是色素性皮损中的黑色素、血管性疾病皮损处的血红蛋白、毛发增多症皮损处的毛囊、除皱磨削时组织中的水。色素基团在某些波长下具有特异性的吸收谱带。黑色素对光的吸收谱很宽，血液中主要有氧合血红蛋白和还原型血红蛋白吸收光，表现为在紫外线、蓝光、绿光和黄光区光谱带的强吸收（图 5-1-1）。

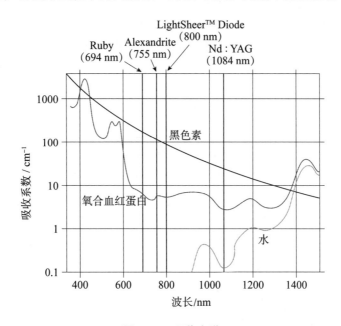

图 5-1-1　吸收光谱

（3）热弛豫时间。对于一个既定的组织结构，被加热的组织吸收的热量减少50%所需要的时间（单位为秒），其数值约等于靶组织尺寸（单位为毫米）的平方值。

（4）选择性光热作用原理。根据不同组织的生物学特性选择靶组织（表5-1-1），若靶组织能选择性吸收特定波长的激光而周围组织不吸收或吸收量极少，且脉冲宽度短于或等于靶组织的热弛豫时间，能量密度大于靶组织损伤所需的阈值，就可以保证在最有效地治疗病变靶组织的同时，对周围正常组织的损伤最小。

表 5-1-1　选择性光热作用的脉冲宽度和靶组织（色素基因）

色素基团	直径	热弛豫时间	常见激光的脉冲宽度
文身墨水颗粒	0.1 μm	10 ns	10 ns
黑素小体	0.5 μm	250 ns	10 ~ 100 ns
鲜红斑痣的血管	30 ~ 100 μm	1 ~ 10 ms	0.4 ~ 20 ms
终毛毛囊	300 μm	100 ms	3 ~ 100 ms
腿部静脉	1 mm	1 s	0.1 s

【激光器常用的物理参数】

每单位区域传输的激光能量的总和称为能量密度，有时又称剂量，单位为 J/cm^2。能量传输的速率叫作功率，单位为 W。单位面积皮肤上传输的激光功率就是单位面积上激光能量传输的速率，叫作辐照度，单位为 W/cm^2。脉冲激光器以脉冲形式输出激光能量，每个脉冲宽度（脉冲时间）可以是固定的，也可以是在一定范围内可调节的，脉冲之间的时间也是可以控制的。一般依据脉冲宽度将激光分为长脉冲激光和短脉冲激光。前者的脉冲宽度为毫秒级，后者的脉冲宽度为纳秒级。皮肤病激光治疗的常用术语见表5-1-2。

表 5-1-2　皮肤病激光治疗的常用术语

术语	定义	单位
能量	—	焦耳（J）
功率	能量传输的速率	瓦特（W）
能量密度	单位面积上照射的能量的数量	焦耳每平方厘米（J/cm^2）
辐照度	单位面积上传输的能量的功率	瓦特每平方厘米（W/cm^2）
脉冲宽度	激光照射时间	秒（s）
光斑直径	皮肤上激光束的直径	毫米（mm）

续表

术语	定义	单位
色素基团	吸收光的介质	—
热弛豫时间	被加热组织通过弥散减少 50% 热量所需的时间	秒（s）

【激光器的分类】

（1）按工作物质将激光器分为固体激光器、气体激光器、液体激光器、半导体激光器。

（2）按激励方式将激光器分为光泵式激光器、电激励式激光器、化学激光器、核泵浦激光器。

（3）按能量输出方式将激光器分为连续激光器、半连续激光器、脉冲激光器。

（4）按输出波段范围将激光器分为远红外激光器、中红外激光器、近红外激光器、可见激光器、近紫外激光器、真空紫外激光器和 X 射线激光器。

【医学美容常用的激光器】

1. 以组织水为靶色基的激光器　皮肤 80% 的成分是水，这是以水为靶色基的激光器进行皮肤重建的依据。根据选择性光热作用理论，当色基被选择性加热时，要求仅靶目标被破坏，且向周围传递的能量最少。

创伤愈合修复过程包括以下几个步骤。①通过炎性细胞及随后的结缔组织细胞和表皮细胞识别受损区域。②创伤区域收缩。③肉芽发生和上皮再形成。皮肤的细胞再生由位于特化微环境中的不同成人干细胞或祖细胞亚群、毛囊间表皮中的基底层干细胞、皮脂腺和毛囊隆突区域维持。

（1）剥脱性激光器。这类激光器主要有 CO_2 激光器和铒激光器。

1）CO_2 激光器：工作物质为 CO_2 气体，波长为 10 600 nm，属于红外不可见光，细胞内和细胞外的水能良好地吸收该波长激光的能量。早期的 CO_2 激光是一种连续激光，主要用来切割、切除和表皮磨削。

2）铒激光器：铒激光（Er∶YAG）是一种固体脉冲激光，铒激光器与 Nd∶YAG 激光器相仿，在 YAG 晶体中掺入铒（Er）元素，输出的激光波长为 2940 nm，属于中红外光。

（2）非剥脱性嫩肤激光器。这类激光器多数为带有表皮冷却装置的红外激光器或红色激光器，以及低能量脉冲染料激光器。所发射的激光的共同特性是脉冲宽度较宽，以水和胶原作为激光的作用靶位（色基），刺激真皮，启动真皮愈合程序，达到非气化嫩肤的作用。这类激光有长脉冲的半导体 810 nm 激光、Nd∶YAG 1064 nm 激光、Nd∶YAG 1320 nm 激光、半导体 1450 nm 激光、Er∶glass 1540 nm 激光、ResurFX 1565 nm

激光等。

（3）点阵激光器。在皮肤重建中，剥脱性激光可以通过最少的治疗次数获得最明显的临床效果，但是由于治疗中要气化全部的表皮和部分真皮，愈合时间较长，并常导致炎症后色素沉着、色素减退及瘢痕形成等并发症，尤其是黄种人术后色素沉着的上升率高达85%。为保证治疗效果和减少并发症，21世纪初，点阵激光技术应运而生。

点阵激光也分为非剥脱性点阵激光和剥脱性点阵激光。①剥脱性点阵激光主要有CO_2激光和铒激光（Er：YAG）两种。非剥脱性点阵激光与剥脱性点阵激光的区别在于前者不损伤表皮角质层，其余表皮组织凝固，但不气化，其显微治疗区（microscopic treatment zone，MTZ；在点阵激光治疗的过程中，激光束所照射的区域）包括角质层下的表皮组织和不同深度的真皮组织。②非剥脱性点阵激光治疗24小时后，深层和周围的活性细胞即向MTZ迁移并进行修复，同时形成显微表皮坏死碎片（microscopic epidermal necrotic debris，MEND），这些MENDs在3～7天内经表皮排出。激光能量作用至真皮深层，使真皮胶原组织收缩、变性，刺激胶原蛋白增生，从而形成新的胶原组织。在使用非剥脱性点阵激光技术时，单个的MEND极其微小，在$1\ cm^2$的治疗范围内可形成约2000个MENDs，因此治疗后皮肤组织的损伤是肉眼不可见的。在使用剥脱性点阵激光技术时，这种MENDs对真皮的刺激更直接也更强烈，所启动的皮肤修复的程序化过程也较明显（图5-1-2），伴随这一过程，皮肤的各层都发生重建。

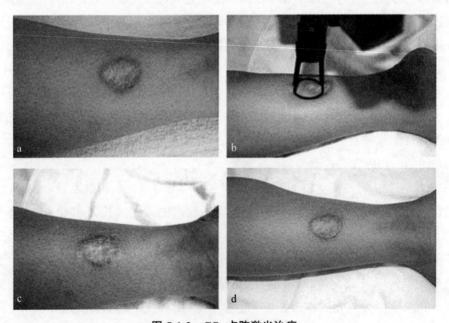

图 5-1-2　CO_2 点阵激光治疗

a. 术前；b. 术中；c. 用生理盐水棉片擦掉皮肤蛋白质（小白点）；d. 术后

2．以血红蛋白为靶色基的激光器　长脉宽激光治疗血管性疾病的作用机制是利用激光的热效应。

（1）可见光波段。可用于治疗皮肤血管性疾病的激光种类较多。20 世纪 80 年代中期，由于选择性光热作用理论被提出，脉冲染料激光（Pulsed dye laser，PDL）得以问世，用于治疗鲜红斑痣。最早脉冲染料激光的波长为 577 nm，后来被调整为 585 nm 和 595 nm。但迄今为止尚没有一种激光系统能有效治疗所有的皮肤血管性疾病。

（2）长脉冲红色激光和近红外激光。血红蛋白在 700 nm 和 1000 nm 附近有小的次吸收峰，因此临床上也用波长为 755 nm、980 nm 和 1064 nm 的激光来治疗血管性疾病。掺钕钇铝石榴石（Nd∶YAG）激光器是一种固体激光器，发射的是波长为 1064 nm 的近红外激光，可连续或脉冲式输出。这类激光对皮肤具有良好的穿透深度，但对血管的选择性明显降低。连续输出在美容外科可用于草莓状血管瘤和海绵状血管瘤的瘤体照射；脉冲式输出适用于粗大的腿部血管、瘤性增长的血管瘤的治疗。

（3）整合激光。Cynosure 公司整合了脉冲染料激光（585 nm）和 Nd∶YAG 激光（1064 nm），采用 Multiplex 多波长顺序发射技术，推出了 Cynergy 双激光血管治疗仪。该治疗仪使 2 种不同的激光在很短的时间内从一个光路里先后发射出来。这两种激光可以独立发射，也可以间隔毫秒级的延迟而顺序发出，从而更有效地治疗血管病。具体来讲，血红蛋白在吸收波长为 585 nm 的激光能量后，很快会转变成高铁血红蛋白及微小的凝血块，此时血液呈棕红色，对波长较长的红外激光具有良好的吸收性，如对波长为 1064 nm 激光的吸收率提高了 3 ~ 5 倍。因此，在治疗皮肤血管性病变时，可先采用低于紫癜发生阈值的 585 nm 激光照射，再用较低能量的 1064 nm 激光照射（通常间隔数百微秒）。

3．以色素为靶色基的激光器　黑色素被包含在直径为 0.5 ~ 1.0 μm 的黑素小体中，是激光治疗色素性疾病的靶目标。黑素小体的热弛豫时间为 0.2 μs，黑色素对 400 ~ 1200 nm 的光均能吸收。临床上通常选择应用穿透深度合适，并能避开其他色基吸收峰值的激光来治疗。根据选择性光热作用理论，色素性疾病的治疗宜选择短脉宽的激光（Q 开光激光）。Q 开关激光的脉宽极短，短至几纳秒至几十纳秒，而峰功率相当高，可在极短的时间内产生极高的温度，使色素颗粒骤然受热而发生瞬间爆破，从而击碎细胞内的黑色素颗粒。在随后的炎症反应中，部分色素颗粒随表皮移行至体表，由此被清除。但大部分色素颗粒碎屑被吞噬细胞吞噬，经淋巴系统转运，经代谢排出体外。Q 开关激光的作用机制属于机械性作用。

用于治疗表浅色素性疾病的 Q 开关激光有倍频 Q 开关 Nd∶YAG 532 nm 激光、694 nm 红宝石激光及 755 nm 翠绿宝石激光。用于治疗深层色素性疾病的 Q 开光激光有

694 nm 红宝石激光、755 nm 翠绿宝石激光及 Q 开关 Nd：YAG 1064 nm 激光。Cynosure 公司在调 Q 激光的基础上研制了皮秒激光,其激光波长为 755 nm 和 532 nm。

(1) Q 开关红宝石激光。工作物质是固体的蓝宝石(Al_2O_3)和铬形成的红宝石晶体棒,以闪光灯作为激励能源,释放波长为 693 nm 的红光。调 Q 模式下其脉宽为 20～40 ns,峰值功率在 10 MW(兆瓦)以上。由于穿透力强且黑色素的吸收性好,这种激光对于治疗表皮的色素性皮损非常有效,真皮中的黑色素及蓝色、黑色和绿色文身染料也能很好地吸收激光能量,所以这种激光可以用来治疗各种内源性或外源性的色素性疾病。缺点是表皮黑色素对其有明显的吸收,从而增加了深色皮肤发生色素减退的危险。

(2) Q 开关翠绿宝石激光。工作物质是由 $BeAl_2O_3$ 与铬形成的翠绿宝石晶体,以闪光灯 – 泵作为外部激励能源,能释放波长为 701～826 nm 的激光。但临床上常使用波长为 755 nm 的红色激光。调 Q 模式下脉宽为 50～100 ns,对皮肤的穿透深,皮肤内的黑色素或黑色、蓝色、绿色异物颗粒对其吸收好。该激光可用于去除文身、文眉、文眼线等文饰,以及治疗表浅的褐色斑、老年斑、雀斑和深层的太田痣等各种良性皮肤色素性疾病。

(3) Q 开关 Nd：YAG 激光和倍频激光。掺钕钇铝石榴石(Nd：YAG)激光器的设计与红宝石激光器很相近,它能释放波长为 1064 nm 的近红外光。调 Q 技术下,其峰值功率可达连续输出的 40～100 倍,形成巨脉冲,具有高强度、低能量的特点,穿透深度能达到 3.7 mm。波长为 1064 nm 的激光可以被黑色素较好地吸收,是治疗黑色文身和太田痣时的首选,缺点是对表皮色素性疾病的疗效较弱。

当波长为 1064 nm 的激光通过磷酸钛氧钾晶体后获得倍频效果而产生波长为 532 nm 的激光。Q 开关 532 nm 激光可被黑色素、文身颗粒强烈吸收,对表浅型黑素细胞增生(如咖啡斑、老年斑、雀斑)和文身等有较好的治疗效果。Q 开关 532 nm 的激光还可以较特异地被红色文身颗粒吸收,可用于治疗红色文身、文唇等。

美国康奥公司研发的 MedLiteC6(图 5-1-3)可释放 4 种波长的激光。其中波长为 1064 nm 的激光的皮肤穿透深,可以被黑色、红色文身颗粒和水吸收,但吸收系数不高,可以到达真皮层,临床上可用于治疗真皮型色素和真皮文身、太田痣、颧部褐青色痣、外源性色素沉着、黄褐斑等。波长为 532 nm 的激光可以被黑色和红色文身颗粒高效吸收,只能到达表皮层,临床上常用于治疗表浅色素改变、雀斑、脂溢性角化病。波长为 585 nm 的激光是黄光,由于色光互补吸收原理,天蓝色色基的吸收系数高,可用于治疗天蓝色文身。波长为 650 nm 的激光是红光,由于色光互补吸收,绿色色基的吸收系数高,可用于治疗绿色染料文身。

(4) 皮秒激光。激光波长为 755 nm 和 532 nm,脉宽为 550～750 ps。皮秒与毫秒、微秒、纳秒的换算公式：1 秒 = 1000 毫秒 = 10^6 微秒 = 10^9 纳秒 = 1 万亿皮秒。脉宽越短，瞬间能量峰值会越大，因此皮秒激光的瞬间能量是正常使用的 Q 开关激光的 9 倍。拥有皮秒级短脉宽的脉冲能产生强大的光机械效应，能将色素颗粒分解得更加细小。美国 Cynosure 公司 2013 年生产的一款 PicoSure 丰巢皮秒激光器（图 5-1-4）在去除文身（图 5-1-5）、色素性病变的治疗及嫩肤方面取得了较好的治疗效果。与纳秒激光相比，皮秒激光在去除色素方面显示出更佳的效果。其 Focus™ 阵列透镜技术（图 5-1-6），即密集排列的衍射透镜阵列，对光束重新聚焦、分布，能量重新聚焦成数百个点，每个微点内的能量密度约为标准光斑的 20 倍，总能量的 70% 传递到微点，形成高能密度区，使 10% 以内的组织暴露于高能密度区。治疗后可观察到新的胶原纤维及弹性纤维形成，在治疗皮肤光老化方面具有良好的效果。

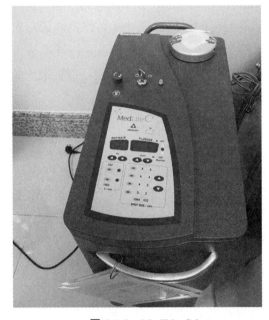

图 5-1-3 MedLiteC6

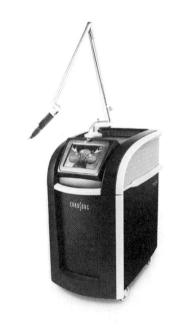

图 5-1-4 PicoSure 丰巢皮秒激光器

	532 nm			755 nm				
	红色	橙色	黄色	绿色	蓝色	紫色	棕色	黑色
PicoSure	●	●	●	●	●	●	●	●
其他皮肤激光器	●	●	●	●	●	●	●	●
	532 nm					1064 nm		

图 5-1-5 PicoSure 丰巢皮秒激光器的 755 nm/532 nm 激光可有效去除所有颜色的文身

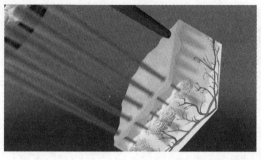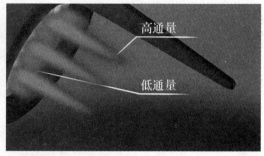

图 5-1-6 Focus™ 阵列透镜技术的作用模式图

4. 脱毛激光 毛球和毛凸是毛囊干细胞所在的部位，是维持毛发生长的中心，也是激光长久性脱毛治疗的 2 个重要靶部位。而黑色素作为激光脱毛的靶色基，主要位于毛干中。这就需要毛干在吸收大多数激光能量后，通过热传导将能量转移到毛发的生长中心，损伤生长中心的细胞，从而抑制毛发再生。根据选择性光热作用理论，表皮的热弛豫时间为 3 ~ 10 ms，毛囊为 10 ~ 400 ms。大多数脱毛激光的波长同样能被表皮吸收，表皮也会因此受到损伤，故所有用于脱毛的激光装置都会同时使用保护表皮的冷却装置。

（1）长脉冲翠绿宝石激光。波长为 755 nm，在真皮中积蓄的能量较表皮中更高，是临床上较常用的脱毛激光，治疗效果好。此激光的副作用相对少且短暂，有红斑反应、皮肤色素沉着、毛囊炎等，主要见于肤色较深的患者或脱毛术毕未对治疗区冷敷时。

（2）半导体激光。工作物质有砷化镓（GaAs）、砷化铟（InAs）等，输出波长大多在可见光的波长到近红外光的波长之间。常采用波长为 800 nm 或 810 nm 的红外光。半导体激光没有传统激光的闪光灯、晶体棒等高压、高热易损原件，因而寿命较长。就脉宽而言，这种激光的脉宽能在一个非常大的范围内（5 ~ 400 ms）任意调节。当使用超长脉宽（如超过 100 ms）时，这类激光甚至能对深色皮肤进行安全脱毛而不损伤表皮。以 LightSheer（美国科医人公司）的一款半导体激光设备为例，根据皮肤类型选择不同的脉宽。如：Ⅰ ~ Ⅱ型皮肤，选择的脉宽为 30 ~ 60 ms；Ⅱ ~ Ⅲ型皮肤，选择的脉宽为 100 ms；Ⅲ ~ Ⅳ型皮肤，选择的脉宽为 200 ms；Ⅴ ~ Ⅵ型皮肤，选择的脉宽为 400 ms。

（3）长脉冲 Nd：YAG 激光。波长为 1064 nm，穿透深。结合表皮冷却技术，此类激光在治疗Ⅳ型深色皮肤的患者时较为安全。因为深肤色患者的表皮中含有大量的色素小体，短波长的激光能量容易被表皮截留、吸收而引起表皮损伤。另外，Nd：YAG 激光还经常用于深肤色人群的胡须假毛囊炎的治疗。

（4）整合激光。美国 Cynosure 公司推出的 Elite 脱毛机（图 5-1-7，表 5-1-3）整合了 755 nm 和 1064 nm 2 种波长，该设备适用于所有皮肤类型的脱毛。755 nm 翠绿宝石激光适用Ⅰ～Ⅳ型皮肤脱毛；1064 nm Nd：YAG 激光适用于Ⅴ～Ⅵ型皮肤和棕褐色皮肤的脱毛。由于该设备也采用了激光顺序发射技术，使2组激光在很短的时间内顺序发出，从而提高了治疗效果。该激光除了可用于脱毛外，还可用于表皮色素性疾病、皮肤血管性疾病、美白嫩肤和分层除皱等治疗。

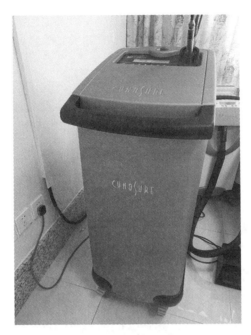

图 5-1-7　Elite 脱毛机

表 5-1-3　Elite 脱毛机的参数

激光类型	波长 /nm	脉宽 /ms	光斑直径 /mm	最大能量密度 /J·cm^{-2}	重复频率 /Hz
翠绿宝石激光（Apogee）	755	0.5～300	5、10、12、15	50	3
Nd：YAG 激光（Acclaim）	1064	0.4～300	3、5、7、10、12、15	300	5

5. 紫外线激光　准分子激光器是 20 世纪 70 年代末发展起来的一种脉冲激光器，工作物质是稀有卤化物，如氟化氩、氯化氪等，输出波长的范围是紫外线到可见光区域，主要特点是波长短、功率高，有光斑式和扫描式 2 种能量输出方式。目前临床常用单波长 308 nm 的氯化氪光斑式准分子激光来治疗白癜风。该波长是紫外光治疗白癜风和银屑病的最佳波长。准分子激光能诱导 T 细胞凋亡，并促进色素合成。其脉宽为 30 ns，首次照射的能量密度为最小红斑量的 70%，根据皮肤反应逐渐增加能量。若皮肤

红斑反应轻微则继续治疗；若出现严重的红斑或其他不良反应，即应停止治疗。一般每周治疗 2 次。308 nm 准分子激光治疗时仅将皮损的靶部位暴露于紫外线下，此疗法优于传统的 UVA、UVB 照射。

三、任务实施

【激光治疗的操作常规】

激光治疗前必须按照下列常规进行操作。

（1）明确所治疗的疾病及所选择的激光仪。

（2）开机顺序。打开总电源→打开机器电源→打开钥匙开关。

（3）设定该患者治疗所需要的能量、脉宽和波长，并进行能量等方面的校准测试。开始治疗时注意观察皮肤组织对第 1 个脉冲光斑的反应，以决定是否需要对能量、脉宽进行调整。

（4）开始治疗前做好避光防护措施（包括医生及患者），不能把激光治疗头对准非治疗部位，以免损伤正常皮肤，尤其是眼部。

（5）每位患者的治疗结束后医生必须按"STOP"键，使激光仪处在待机状态。

（6）每天工作结束后按顺序关机，即关闭钥匙→关闭机器电源→关闭总电源。

（7）术前必须做好谈话、照相、签字等工作，治疗后按规范完善治疗记录。

（8）保护好机器设备，如有异常情况或出现故障，及时汇报、处理或维修。

（9）非本中心医务人员未经许可不得随意进入治疗室或擅自开启激光器。违反上述操作规范，根据情节严重程度给予相应处理。

【激光治疗的绝对、相对禁忌证及注意事项】

（1）患者如果处于特殊时期（孕期、哺乳期、月经期等），暂不能接受激光治疗。治疗前应询问患者，如有上述情况，应向医生说明。

（2）治疗区域有活动性病症（如溃疡、牛皮癣、湿疹或红疹等）或治疗区域有任何活动性感染（包括细菌、病毒和真菌等感染）的患者暂不能接受激光治疗。

（3）如果治疗面部，面部在近 3 个月内接受过磨削、深层化学剥脱治疗的患者暂不能接受激光治疗。

（4）患者若近期使用过光敏药物和（或）中草药，如异维 A 酸、四环素或贯叶连翘等，暂不能接受激光治疗，因为这些药物可引起患者对光线敏感而产生光毒反应。

（5）患者在近 1 个月有暴晒史时暂不能接受激光治疗。

（6）治疗区域近1个月内注射过肉毒毒素、胶原或脂肪的患者暂不能接受激光治疗。

（7）部分治疗术前应使用表面麻醉药膏进行表面麻醉。个别患者会对麻醉药膏产生过敏反应，此现象存在个体差异，若出现过敏，应改用其他麻醉方法。

（8）患有精神障碍、全身重要器官疾病者不宜接受激光治疗，且术前应告知医生。

（9）瘢痕体质者术后有瘢痕增生的可能。

（10）色素痣存在一定的恶变概率，术前无法预知。如近期有增大、变色、瘙痒、出血及原有毛发脱落等异常情况，应在治疗前向医生说明，必要时做病理学检查。

（11）术后应严格遵医嘱，如果护理不当，可能会出现感染、伤口延迟愈合、色素沉着和瘢痕形成等情况。

（12）由于个体差异较大，且每种组织细胞对激光的敏感性不同，治疗效果及显效速度也存在个体差异。

（13）由于个体对光的敏感性存在差异，治疗后部分患者会出现紫癜、水疱、色素沉着或色素脱失，经过适当处理，紫癜或水疱一般会在24~96小时后逐渐消失，色素沉着或色素脱失一般在1~6个月内逐渐消退，极少数个体可能出现永久性色素沉着或色素脱失。

（14）由于文身损伤皮肤，色素去除后个别患者的文身部位可能长期留有痕迹。去文眉、去文眼线治疗后个别患者可能会出现眉毛减少。

（15）激光治疗后须注意严格防晒。治疗后1周内禁止蒸桑拿。忌辛辣食物和烟酒。非剥脱性激光治疗后1周内需要保湿，建议敷药妆面膜，每日1~2次。激光去痣、剥脱性激光治疗等有创治疗后1周内（尤其是前3天）禁止沾水。脱毛治疗后当天不用热水洗澡，不要使用沐浴露及肥皂。

复习思考题

1. 通过学习，请简述剥脱性点阵激光与非剥脱性点阵激光在嫩肤与瘢痕治疗方面的优缺点。

2. 简述激光治疗的操作常规。

3. 多项选择题。

（1）脱毛激光包括（　　　）

A. 长脉冲翠绿宝石激光　　　　　B. 半导体激光

C. 长脉冲 Nd：YAG 激光　　　　 D. 整合激光

E. CO_2 激光

（2）以下有关激光治疗的说法正确的是（　　　　）

A. 患者若使用过光敏药物和（或）中草药，如异维A酸、四环素或贯叶连翘等，暂不能接受激光治疗，因为这些药物可导致患者对光线敏感而出现光毒反应。

B. 患者在近1个月有暴晒史时暂不能接受激光治疗。

C. 治疗区域1个月内注射过肉毒毒素、胶原或脂肪的患者暂不能接受激光治疗。

D. 如果治疗面部，面部在3个月内接受过磨削、深层化学剥脱治疗的患者暂不能接受激光治疗。

E. 激光治疗后避免吸烟

功能插页

萎缩性痤疮瘢痕的激光治疗

某患者面部萎缩性痤疮瘢痕 5 年余，其间曾做过微针导入治疗，瘢痕未见明显减轻。患者要求进一步治疗以尽早复工，遂给予非剥脱性点阵激光联合富血小板血浆（platelet rich plasma，PRP）治疗，术后 3 个月其瘢痕明显减轻。

（一）治疗步骤

（1）采用科医人公司 M22™多功能平台中的 ResurFX 光纤激光 1565 nm 治疗头。治疗前、后通过相机拍照存档，外敷利多卡因乳膏，待麻醉药生效后，常规清洁、消毒治疗部位。操作者和患者均应戴好护目镜或眼罩。根据瘢痕的严重程度及皮肤的厚度，能量密度选择 30～40 J/cm²，光斑直径为 16～17 mm，治疗 1 次，治疗后可见创面呈浅粉色。

（2）富血小板血浆的制备方法。于患者餐后 1 小时取其肘静脉血 20 ml，置于含抗凝剂的无菌真空离心管内，使用梯度密度离心法以 1600 r/min 离心 10 分钟，然后以 2500 r/min 离心 10 分钟，2 次离心后获得的 PRP 共 4 ml。

（3）应用德玛莎水光针仪器（9 针头）将 PRP 注入皮内，颊部注射深度平均为 1.2 mm，额部平均为 1 mm，可根据瘢痕厚度调节注射深度。治疗后皮肤微红，并略有灼痛或针刺感，可冰敷或者外用保湿面膜等。嘱患者保持创面干燥，3 天内禁用热水清洗治疗部位，无须外用药物及特殊护理。如反应较重，可每天涂莫匹罗星乳膏 2 次，共涂 5～7 天；外用重组表皮生长因子（易孚）7 天；口服维生素 C、维生素 E；避免日晒，忌食辛辣、刺激性食物。治疗后 1 个半月至 2 个月重复治疗 1 次，3 次为 1 个疗程。患者每次治疗前均拍照留档（图 5-1-8～5-1-10），疗程结束后随访 3 个月。

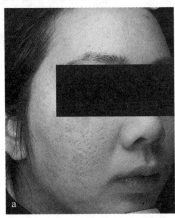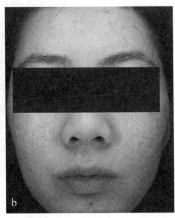

图 5-1-8 ResurFX 光纤激光治疗后 1 天

a. 右侧面；b. 正面

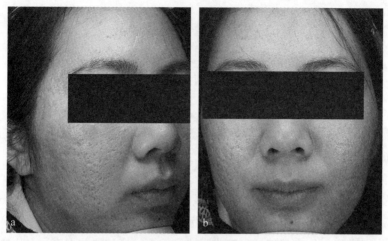

图 5-1-9　ResurFX 光纤激光治疗后 10 天

a. 右侧面；b. 正面

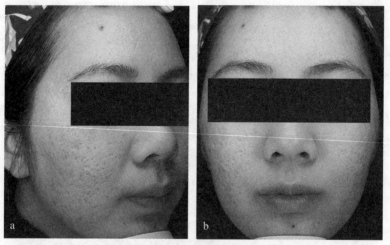

图 5-1-10　ResurFX 光纤激光治疗后 1 个半月

a. 右侧面；b. 正面

（二）讨论

　　萎缩性痤疮瘢痕是寻常痤疮炎症皮肤愈合过程中胶原破坏导致的皮肤萎缩。治疗方法包括化学剥脱、手术切除、打孔移植、磨削及填充剂注射等，临床疗效有限，治疗后还可能会出现瘢痕加重、组织纤维化、永久性色素改变等并发症。近 10 年来，剥脱性激光（如 CO_2 激光）治疗已成为换肤治疗的标准，但其存在创面愈合时间长、持久性红斑、色素沉着、色素减退等问题。ResurFX 光纤激光的波长为 1565 nm，主要靶色基是水，可避免其他靶色基的竞争性吸收，穿透深度深。ResurFX 通过点阵的方式扫描出直径为 110 μm 的非剥脱矩阵。这些热凝固孔的深度可达 1000 μm，且被正常组织包绕。能量能够传导至真皮中部网状层，并作为一种使炎症介质释放的刺激物，活化成纤维细胞，使胶原蛋白再生和重组。此外，这些热凝固孔作为通道可帮助色素排出。ResurFX 光纤激光的尖端扫描技术实现了可控的非顺序发射微光束，与传统的顺序扫描方式相比，延长了微光束之间的间隔时间，减少了能量累积，从而可减轻患者的不适感并减少治疗后的红斑和水肿，使每次扫描时可选择较高的能量密度，实现"一次治疗"即可完成真正的点阵扫描，治疗区域内能量均匀传导，大大降低总治疗时间。每次治疗的间隔时间为 1 个半月到 2 个月，可以给皮肤以充分的胶原重塑时间。

PRP 是自体全血经离心后获得的含有高浓度血小板的血浆。血小板中的 α 颗粒经诱导剂激活后释放出丰富的生长因子，如血小板衍生生长因子、转化生长因子、血管内皮生长因子、胰岛素样生长因子、成纤维细胞生长因子等。这些生长因子通过刺激成纤维细胞的增殖和活化，促进胶原合成，增加真皮层厚度，提高其储水能力，从而使皮肤变得相对更加光滑、紧致、水润、有弹性。PRP 中大量的组胺、纤维蛋白原、纤维连接蛋白、5-羟色胺、补体 C5a 等细胞因子和化学介质能够激发炎症反应，进而加速皮肤愈合，缩短激光治疗的恢复期，有效减少色素沉着。

（刘　东）

参考文献

［1］苑凯华，余文林，李勤. 激光美容外科治疗学. 北京：人民军医出版社，2011.

［2］何黎. 美容皮肤科学. 北京：人民卫生出版社，2011.

［3］谭军. 激光皮肤再生美容. 长沙：湖南科学技术出版社，2014.

任务二　强脉冲光治疗技术

❀ **学习目标**

　1. 知识目标

（1）掌握影响强脉冲光治疗的因素。

（2）了解强脉冲光治疗的基本原理。

　2. 技能目标

（1）能正确掌握强脉冲光治疗的操作常规。

（2）熟悉强脉冲光治疗的适应证。

　3. 素质目标　遵守职业道德，态度严谨，尽职尽责。

一、任务导入

案例： 患者因面部雀斑、潮红、光老化来到一家美容机构，经工作人员介绍后其得知，其面部的这些问题可以通过强脉冲光来治疗。患者同意并接受治疗，经过 1 个疗程共 5 次治疗，其面部问题明显减轻。

二、任务分析

强脉冲光（IPL）技术多用于治疗皮肤光老化，临床上被称为光子嫩肤。强脉冲光是一种复合光，具有较大的脉宽。经过 IPL 治疗后，面部常见的 3 种皮损（色斑、毛细血管扩张、皮肤质地改变）都可获得一定程度的缓解。这种疗效的获得并非像激光治疗那样一次见效，而是需要一系列的多次治疗，这就是 IPL 疗程。要想取得较理想的疗效，每月进行 1 次治疗，连续 3~5 次是必要的。与传统的换肤术如化学剥脱、点阵激光治疗等相比，光子技术具有很多优势：非创伤性的嫩肤效果；在单一疗程中可同时解决多种皮肤问题；全面部治疗，突破过去仅做病灶治疗的局限性，使美容效果达到全面部的每一处；无须休假，治疗后仅有轻微的水肿、红斑，无其他不适感觉，治疗结束后即可投入正常的工作和生活。

【强脉冲光治疗的基本原理】

特定光谱（如波长为 560～1200 nm 的光）的低能量密度强脉冲光子照射皮肤后，光子携带足够的能量迅速透过表皮，少部分能量被表皮吸收，大部分能量被皮下的色素团和血红蛋白等靶色基选择性地吸收并转化为热能而产生光热效应，靶组织凝固、炭化、气化，靶色基被分解、吸收，病灶逐渐变淡至消失，表皮得以被最大限度地保护。

当脉宽相对固定，脉冲延迟时间大于表皮降温时间，且光子的能量密度恰当时，能量正好被靶组织吸收，周围组织的热损伤最小；当能量密度过大时，靶组织和表皮吸收过多的光子能量，表皮迅速升温，升温的速度大于散热的速度，必然造成周围组织的热损伤。

Ⅳ型、Ⅴ型皮肤容易发生灼伤是由于Ⅳ型、Ⅴ型皮肤表皮中黑色素较多，表皮色素越多，吸收的光越多。在治疗的过程中，光子的能量密度大，光子能量多，吸收的光多，便容易出现灼伤。可将脉宽适当延长，使脉冲延迟时间大于表皮的冷却时间，当热传导至周围组织时表皮损伤较少。

【影响治疗的因素】

1. 滤光片的选择　不同的滤光片滤过的光线不同（图 5-2-1），因此，治疗时光对皮肤的穿透性质是不同的，对皮肤组织的作用也存在一定的差异。如 560 nm 的治疗头就是将波长为 500～560 nm 的光滤掉，保留的是波长为 560～1200 nm 的光，因此对色素的治疗作用比较强，但是对皮肤的影响也可能较大。因此，引起色素沉着和皮肤灼伤的可能性也会比较大。而 755 nm 的治疗头保留的是波长为 755～1200 nm 的光，短波长的光线基本都被滤过了，所以对皮肤的影响较小，引起色素沉着的可能性要小，对皮肤的穿透度也会深一些，对色素的治疗作用也随之减小。而 640 nm 的治疗头在各种特点上介于 560 nm 治疗头和 755 nm 治疗头之间。因此，560 nm 治疗头比较适合色素性疾病的治疗，也比较适合皮肤白皙人群的治疗。而 640 nm 治疗头或波长更长的治疗头，因为对表皮的影响小、穿透度深，多用于皮肤质地的改善。当然，长波长的治疗头也比较适用于脱毛。

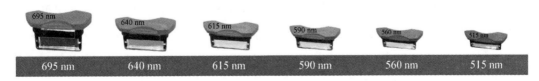

图 5-2-1　不同的滤光片滤过的光线不同

2. 冷却装置的应用　当光线进入皮肤时，由于表皮吸收了大量能量，表皮温度会明显上升。如果表皮温度超过 45 ℃，皮肤则有可能受到损伤。光线中短波长的成分越多，这种损伤就会越明显。比较有效的方法就是对皮肤进行适时、有效的冷却，使表皮的温度在治疗的同时保持在一个安全的范围内。冷却方式有 2 种。一种是治疗时在皮肤与治疗头之间涂抹冷凝胶，从而增加导光性，有利于热传导，使皮肤均匀、有效地冷却，有利于治疗头在皮肤上的滑动，也对治疗头有清洁和保护作用。另一种是将循环冷却水装置固定在棱镜上，同时冷却皮肤和棱镜，从而保护皮肤。

3. 能量的设置　能量的大小与治疗效果和不良反应直接相关。能量越大，疗效越好，但皮肤出现不良反应的可能性也会增大。理论上治疗剂量的能量是能引起皮肤亚损伤的最小剂量。临床上的治疗终点就是皮肤潮红反应，也就是以脉冲光引起皮肤最小红斑的剂量作为治疗时的能量。如果治疗时皮肤没有任何潮红反应，治疗可能会无效；而如果引起过多的红斑甚至水肿，皮肤则会发生灼伤等反应。

4. 脉冲的设置　靶组织的大小决定了子脉冲参数的设置，子脉冲宽度越小，对靶目标的加热作用就越强，因此治疗作用就越强，引起皮肤色素异常的可能性也会越大。相反，子脉冲越长，对靶组织的加热作用和治疗作用就越弱，引起色素异常的可能性也会越小。延迟时间与皮肤的厚度有关，一般表皮的热弛豫时间为 3 ~ 10 ms，面部皮肤较厚的部位可能会达到 20 ms。因此，要保证 2 个子脉冲之间皮肤能够有效地冷却，一般延迟时间最好在 20 ms 以上。一般延迟时间越长，安全性越高，但过长的延迟时间可能无法使 2 个子脉冲的疗效相加。单脉冲能量主要集中在表皮，多用于治疗表皮色素性疾病；而双脉冲和多脉冲能量可透至真皮，因此可以用于治疗真皮的疾病，如嫩肤及脱毛等。

以美国科医人公司的 M22™ 为例，其脉冲特点为均一的方形波均匀分布（图 5-2-2），每个子脉冲保持一致，从而可以保证治疗的重复性和可控性强。垛口样均匀分布的方形波没有高峰能量，也没有能量衰减。脉冲发射时输出能量，脉冲延迟时组织冷却，使更多的能量可以被安全地传递到靶组织，同时可以使靶组织（即表皮黑素细胞）周围组织冷却。可插拔滤光片使其可以提供多种波段的强脉冲光（表 5-2-1），可满足多种适应证的治疗需求，节约时间和存储空间，更换成本低。

5. 皮肤的颜色　与激光治疗一样，深色皮肤者的治疗风险要明显比皮肤白皙的人大一些，对 V 型和 VI 型皮肤的人不推荐使用强光治疗，因为他们的治疗风险远比取得疗效的可能性要大。因此，治疗时应根据不同肤色设置合理的能量、脉冲宽度和延迟时间。

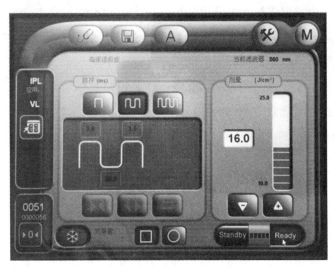

图 5-2-2　M22™ 的操作界面

表 5-2-1　美国科医人公司的 M22™ IPL 的技术特征

参数	特征
经典滤光片的波长	515～1200 nm
截止式滤光片的波长	515 nm，560 nm，590 nm，615 nm，640 nm，695 nm
双波滤光片	用于痤疮的治疗时，波长为 400～600 nm 及 800～1200 nm 用于血管性疾病的治疗时，波长为 530～650 nm 及 900～1200 nm
光斑尺寸	长方形：15 mm×35 mm，8 mm×15 mm 圆形：直径为 6 mm
能量密度	长方形光斑为 10～35 J/cm²，圆形光斑为 16～56 J/cm²
脉冲	单脉冲、双脉冲或三脉冲
脉宽	4～20 ms
脉冲间歇时间	5～150 ms

三、任务实施

【强脉冲光治疗的操作常规】

（1）治疗前询问患者，确定其没有禁忌证，尤其注意嘱患者在治疗前、后要防晒。签署治疗知情同意书。清洁皮肤并照相。

（2）治疗过程中根据皮肤类型及治疗目的设定个性化的治疗参数。

（3）先在下颌区涂抹厚度为 1～2 mm 的冷凝胶，照射 3 个光斑；约 1 分钟后观察皮肤反应，再适当调整治疗能量，行全面部治疗。

（4）将手具紧贴皮肤，使光斑平行移动或重叠率控制在 10% 以内。

（5）治疗完成后局部冰敷 20 分钟以使表皮降温。

（6）每次治疗间隔 3～4 周，初设治疗次数为 5 次，每次治疗前或复诊时均拍照存档。

【适应证】

在临床应用上，强脉冲光主要用于治疗皮肤光老化。光老化包括 A 类和 B 类皮肤损伤。

A 类皮肤损伤包括色斑、雀斑、皮肤血管性疾病，如毛细血管扩张和可观察到的红斑等。红斑的产生原因包括初期到中期的光损伤或机体内在疾病的表现（如酒渣鼻）。

B 类皮肤损伤包括真皮和表皮组织结构的改变，如皱纹、毛孔粗大和明显的弹性纤维改变。

单个患者或许存在 A 类和 B 类中任一病变或同时具有这两类病变。比如某患者同时具有皮肤色斑增多、毛细血管扩张和皮肤质地改变等，只有同时解决这 3 种皮肤问题，才能获得真正的"嫩肤"效果。经过 IPL 治疗后，通常这 3 种皮损均能获得一定程度的减轻，包括色斑减淡或消除、毛细血管扩张缓解或消除、皮肤变得光滑洁净、细小皱纹消除、皮肤变得更紧致等（图 5-2-3）。其综合疗效非常显著，这也是激光治疗无法取得的效果。

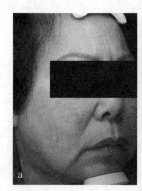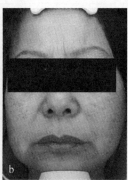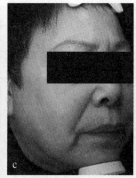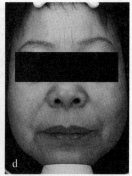

图 5-2-3　IPL 治疗前、后的效果对比

a. 治疗前右侧面；b. 治疗前正面；c. 治疗后半年时的右侧面；d. 治疗后半年时的正面

复习思考题

1. 请简述滤光片的特点及临床上强脉冲光可以治疗哪些疾病。

2. 简述强脉冲光治疗的操作常规。

3. 多项选择题。

常用的滤光片的波长有（　　　）

A. 515 nm   B. 560 nm

C. 590 nm   D. 615 nm

E. 640 nm

功能插页

一、美国科医人公司的"王者之冠"（M22 ResurFX）的滤光片参数（表5-2-2）

表5-2-2 美国科医人公司的"王者之冠"（M22 ResurFX）的滤光片参数

适应证	皮肤类型	滤光片/nm	能量密度/ $J \cdot cm^{-2}$	脉冲数	脉宽/ms	脉冲延迟时间/ms
雀斑样痣	Ⅲ/Ⅳ	560、590	12~18	2	3.0~3.5	20~35
雀斑	Ⅲ/Ⅳ	560、590	12~18	2	3.0~3.5	20~35
老年斑	Ⅲ/Ⅳ	560、590	14~18	2	3.0~3.5	20~35
黄褐斑	Ⅲ/Ⅳ	590、615、640	12~15	2~3	3.5~5.0	35~45
咖啡斑	Ⅲ/Ⅳ	560、590	14~18	2	3.0~3.5	20~30
炎症后色素沉着	Ⅲ/Ⅳ	590、615	14~18	2~3	3.5~4.0	30~40
面部潮红	Ⅲ/Ⅳ	560、590	14~18	2~3	3.5~4.5	25~40
毛细血管扩张	Ⅲ/Ⅳ	560、590	16~20	2~3	3.5~4.5	25~40
鲜红斑痣	Ⅲ/Ⅳ	560、590	16~20	2~3	3.5~4.5	25~40
瘢痕去红	Ⅲ/Ⅳ	560、590	16~20	2~3	3.5~4.5	25~40
酒渣鼻	Ⅲ/Ⅳ	590	18~22	2~3	3.5~4.5	25~40
痤疮	Ⅲ/Ⅳ	590	14~18	2~3	3.5~4.5	25~40
脱毛（面部）	Ⅲ/Ⅳ	640	16~18	2~3	4.0~6.0	40~50
脱毛（腋下）	Ⅲ/Ⅳ	695	18~20	3	4.0~6.0	40~50
光老化（色素和血管）	Ⅲ/Ⅳ	560、590	14~18	2~3	3.5~4.5	30~40
光老化（萎黄、粗糙）	Ⅲ/Ⅳ	615、640	16~18	2~3	3.5~4.5	30~40
皮肤敏感	Ⅲ/Ⅳ	590、615、640	12~15	3	3.5~4.5	35~45

二、新型光子染料脉冲光简介

以色列飞顿治疗激光公司于2020年研发的染料脉冲光（dye pulsed light，DPL）嫩肤技术采用DPL晶体，将传统光子谱线转化集中到黄绿光谱，再应用超窄带滤光片滤去杂散光谱，输出能量高度集中的100 nm精准光。

其工作物质为氙，脉冲数为3，运动模式（"in-motion"专利速滑治疗模式）配合3 Hz超高频率可提升治疗时的舒适度。通过白宝石冷却技术，可分4档进行精细调节：

"100%"可达到 –8 ℃，"75%"可达到 –3 ℃，"50%"可达到 4 ℃，"OFF"时为室温。

1. 黑金 DPL 超光子 500　用于毛细血管扩张、痤疮红印、敏感性皮肤、激素依赖性皮炎、玫瑰痤疮等表浅血管问题的治疗，即刻反应更好，疗效更好；用于浅肤色人群的嫩肤治疗，可缓解肤色晦暗、毛孔粗大、肤质粗糙、细小皱纹等老化问题，治疗过程舒适，几乎无痛感；有定点治疗和滑动治疗 2 种模式。

2. 黑金 DPL 超光子 550　用于雀斑、晒斑、老年斑等表浅色斑的治疗，对淡斑有明显的优势；用于深肤色人群的嫩肤，可缓解肤色晦暗、毛孔粗大、肤质粗糙、细小皱纹等老化问题，治疗过程舒适，几乎无痛感；有定点治疗和滑动治疗 2 种模式。

3. 黑金 DPL 超光子 500 和黑金 DPL 超光子 550 的技术参数比较　见表 5-2-3。

表 5-2-3　DPL 嫩肤的技术参数

	黑金 DPL 超光子 500	黑金 DPL 超光子 550
波长	500 ~ 600 nm	550 ~ 650 nm
能量	5 ~ 15 J/cm^2	1 ~ 14 J/cm^2
脉宽	10 ms、12 ms、15 ms	10 ms、12 ms、15 ms、30 ms
光斑直径	3 cm^2	3 cm^2
重复频率	0.5 Hz	0.5 Hz、3 Hz
电源	230 VAC，11 A，50 Hz	
仪器重量	40 kg	
外形尺寸（长 × 宽 × 高）	120 cm × 100 cm × 115 cm	

4. 无痛感——加热模式的变革　阿伦尼乌斯公式是由瑞典的阿伦尼乌斯创立的化学反应速率公式，可知胶原收缩数量与温度及时间呈正相关，高温短时或低温长时均可达到使胶原新生的作用。黑金 DPL 超光子嫩肤技术基于阿伦尼乌斯公式的原理，对光子加热模式进行了改变。不同于传统光子通过高能量在极短时间内实现瞬间脉冲式高温加热，DPL 利用更低的能量、更高的重复频率，在治疗区域内长时间保持一定的温度来达到同样的嫩肤效果，使疼痛降低到最低限度。同时 DPL 在一定区域的热弥散更慢，实现更聚温的效果，对嫩肤效果有加强作用。

（刘　东）

参考文献

[1] 苑凯华，余文林，李勤. 激光美容外科治疗学. 北京：人民军医出版社，2011.

任务三　射频治疗技术

❀ **学习目标**

1. 知识目标

（1）掌握射频的分类。

（2）了解射频治疗的基本原理。

2. 技能目标

（1）掌握射频治疗的适应证。

（2）了解射频治疗的禁忌证。

3. 素质目标　树立以人为本、温暖体贴的服务意识。

一、任务导入

案例：患者为使面部年轻化来到一家美容机构，因其肤色较深，工作人员向他推荐采用射频技术来减轻皮肤松弛的问题。经过 1 个疗程共 3 次治疗，其面部问题明显减轻。

二、任务分析

射频（RF）技术是继激光和光子技术后出现的一种非剥脱性面部年轻化治疗手段。2002 年经美国食品和药品监督管理局（Food and Drug Administration，FDA）批准后，射频技术开始应用于皮肤美容领域。

【**射频的概念**】

射频是位于微波和无线电波段的电磁波。当电磁波的频率低于 100 kHz 时，电磁波会被地表吸收，不能有效地传输；当频率高于 100 kHz 时，电磁波可以在空气中传播，这种可以辐射到空间的高频电磁波即为射频。其频率范围很宽，为 100 kHz ~ 300 GHz。医用射频的频率是可用于人体的额定安全频段。

【**射频治疗的原理**】

射频对生物组织的作用是热效应，射频电流的频率高，通过人体组织时可使处于电场内充电的生物组织以相同的频率转换极性，组织的天然阻抗使组织内改变极性的双极水分子瞬间以每秒几百万次的速度震动、旋转从而产生热量，可使皮肤深层温度达到45～60 ℃，此加热效应可引起胶原纤维的即时收缩。

热效应的深度取决于治疗头电极的表面积及冷却的持续时间。治疗头电极的表面积越大，穿透深度越深。强效的表皮冷却可保护表皮及部分真皮免受热损伤，加大射频能量可使热效应作用得更深。射频的能量参数包括功率密度（单位为 mW/cm^2）和能量密度（单位为 J/cm^2）。

射频的热效应可以产生双重作用。首先是即时的胶原收缩效应，能改变胶原分子的三螺旋结构，从而导致胶原纤维收缩，表现为皮肤收紧、皱纹平复及皮肤弹性增强。随后是射频能量引起胶原改变的远期效应，热效应使胶原发生变性后，机体的创伤愈合机制启动，引起新的胶原合成增多，并导致胶原重塑。

【射频的作用特点】

第一，射频热效应的产生与激光的选择性光热作用原理不同，前者主要取决于组织的阻抗，而不受皮肤色素的影响。因此，射频用于黄种人和黑种人的治疗具有很大的优势。第二，射频穿透深，其作用深度取决于局部组织的阻抗和电流强度，作用深度可达到真皮深部和皮下组织。

【射频的分类】

按能量的作用方式不同，可将射频分为单极射频、双极射频、三极射频和多极射频。

1. 单极射频　单极射频（图 5-3-1）又分为波相单极、共振式单极和电容式单极。

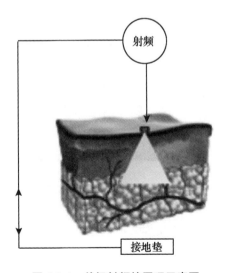

图 5-3-1　单极射频的原理示意图

（1）波相单极将人体组织整体视为阻抗，通过与其具有一致阻抗的振荡器发出高频波，该高频波以电波的形式通过治疗头前端发出。其作用焦点均被设计在稍稍离开治疗头前端位置的真皮和皮下，所以这一部位的加热程度最大，而皮肤表面的加热程度较轻。

（2）共振单极在单极射频的基础上配备有脂肪共振辅助装置的 U 轮，U 轮的机械转动使脂肪产生共振，促使脂肪分解。

（3）电容式单极在治疗头上有一个独特的电容耦合电极，能量通过非常薄的绝缘材料后均匀地释放出来，形成电磁场。这种治疗头的设计在皮肤内可产生柱状的加热区，可保护表皮，防止烫伤，其加热深度与电极的表面积相关，表面积越大，加热深度越深。

2. 双极射频 双极射频（图 5-3-2）与单极射频的作用原理相同，差别在于能量的传导方式。双极射频的正负极呈条状平行排列或同心圆排列，电流只作用于 2 个电极之间很短的距离内，使能量的有效穿透局限于电极间距离的 1/2，无法作用于更深的组织。因此，其临床效果不够理想，这一点也限制了其广泛应用。研究者纷纷想办法以增加双极射频的作用效果，如将双极射频系统和不同的光学系统整合，形成光电整合系统，该技术称为光电协同技术（ELOS）。其将光能和射频能量的作用互补叠加，可降低两者的治疗剂量，提高疗效，减少不良反应的发生。如 E 光是双极射频和强脉冲光的结合，Polaris 北极星 E 光是双极射频系统和半导体 900 nm 激光的结合，冰电形体雕塑系统是双极射频和红光技术的结合。

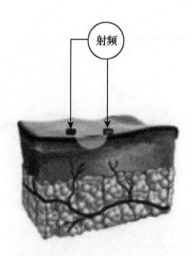

射频

图 5-3-2　双极射频的原理示意图

3. 三级射频和多极射频 三极射频（图 5-3-3）采用 3 个电极，互为发射极和接收极。多极射频（图 5-3-4）有多个阳极和多个阴极，正负电极不能转换。多极射频的特点是集合了单极和双极射频的效应，能同时加热深部和浅部组织，从而达到更好的紧肤和脂肪消融效果。

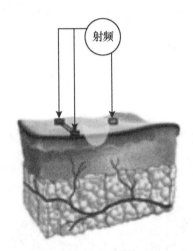

图 5-3-3　三极射频的原理示意图

最近由以色列美迪迈医疗激光公司生产的 3DEEP™ 射频治疗平台采用多源相位控制射频，可将能量传递到深层皮肤，并控制深层能量的流动，使之到达特定区域，表皮仅有少量能量流动，不需要强效的冷却，安全性及无痛性得到了改善，利用多种皮肤特定的感应反馈机制得出个性化的参数。

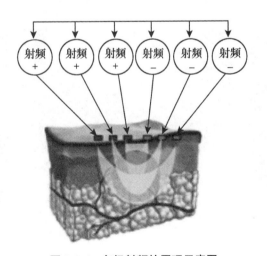

图 5-3-4　多极射频的原理示意图

三、任务实施

以以色列美迪迈医疗激光公司生产的 3DEEP™ 射频治疗平台为例，用无创治疗头治疗面颈部、眶周、腹部和四肢光老化的操作方法和步骤如下。

（一）治疗前划分治疗区域

1. 面颈部（图 5-3-5、5-3-6）

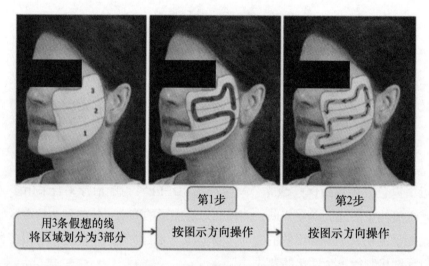

用3条假想的线 将区域划分为3部分 → 第1步 按图示方向操作 → 第2步 按图示方向操作

图 5-3-5　面部治疗区域的划分

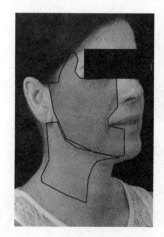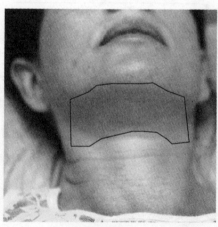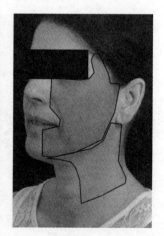

图 5-3-6　面颈部治疗区域

按照图示范围操作，颈部避开甲状腺对应的部位。

2. 眶周（图 5-3-7） 禁止在眼球处操作。

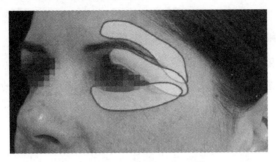

图 5-3-7　眶周治疗区域

3. 腹部和四肢　治疗时将治疗区域划分为面积为 10 cm × 10 cm 的正方形，在皮肤上做标记。注意应该在患者站立时做标记，这样会使有问题的区域更为明显。治疗过程中根据皮肤类型及治疗目的设定个性化的治疗参数。

（二）操作注意事项

（1）涂抹凝胶。

（2）开始连续画圈，然后按触发开关。一个脉冲将持续 30 秒，以下情况除外：治疗头没有与皮肤充分接触（会有错误提示），停止移动治疗头。

（3）每治疗一遍之后用红外测温仪测量皮肤温度。

（4）增加功率，直到皮肤温度为 40～42 ℃。

（5）告知患者在治疗过程中可能出现的感觉，并嘱患者如果有突发的疼痛或烧灼感，一定要告知操作员。

（6）用 75% 酒精擦拭治疗头，晾干之后再用干纱布擦拭，确保治疗头干燥。

（7）眶周治疗时远离眼周的皮肤，确保电极沿骨性结构移动，远离眼球周围敏感的皮肤；一定要使用大量的凝胶，并及时添加凝胶。

（8）在同一治疗区域以同样的参数至少治疗 6 遍（当皮肤温度达到 40 ℃ 或以上之后）；当表皮温度 > 42 ℃ 时，要使功率降低 2～5 W 并且使整个治疗次数达到 6 遍。

（9）治疗周期。每周 1 次，治疗 4 次；之后每 2 周 1 次，治疗 2 次。治疗完成后局部冰敷 20 分钟以使表皮降温。

（三）射频治疗的适应证

1. 皱纹和皮肤松弛　除了使面部年轻化，还可以减轻四肢及躯干部的皮肤松弛和皱纹。

2. 嫩肤治疗　强脉冲光的波长范围为 500～1000 nm，以光老化引起的色素性、血管性病变为主要靶组织。而 RF 主要可以加热深部组织，刺激产生新的胶原。光电协同（ELOS）技术将 RF 和 IPL 相结合，治疗效果更显著。

3. 皮肤橘皮样改变　橘皮样改变是由于脂肪沉积在皮下脂肪间隔中，随着脂肪细胞增大，结缔组织附着点的牵拉使皮肤产生橘皮样外观。橘皮样改变常出现在中老年女性的股部、髋部和臀部。各种有创及无创治疗对橘皮样改变的皮肤的治疗效果均不理想，而射频是理想且舒适的治疗方法。

4. 脱毛　射频联合激光或强脉冲光解决了激光和强脉冲光难以解决的难题，如深色皮肤激光脱毛时的表皮烧伤或浅色毛发因含黑色素少而不易去除的问题。射频可以通过非色素依赖性热效应破坏毛囊的生发层而达到治疗效果。

5. 毛细血管扩张及小腿静脉曲张

6. 痤疮　包括活动期痤疮及痤疮瘢痕，机制是作用于真皮层的热量对皮脂腺有抗菌作用，可减轻毛囊炎症，并促进皮脂腺萎缩，从而减少痤疮的发生。

（四）射频治疗的禁忌证

（1）患有任何已知的心脏疾病，植入心脏起搏器或除颤器。

（2）在过去 1 个月内在治疗区域使用过任何会影响皮肤组织的药物，如维 A 酸。

（3）治疗区域内有任何可疑病灶。

（4）怀孕或处于哺乳期。

（5）治疗区域有皮肤炎症或任何皮肤疾病。

（6）治疗区域有文身等。

（7）禁止在耳、鼻、眼、喉头、外生殖器部位使用。

（8）瘢痕体质者、过敏体质者及对射频凝胶或冷、热刺激有过敏反应者。

（9）患有伴有皮肤干燥等影响皮肤导电性表现的疾病。

（五）等离子皮肤再生技术

这项技术的外来激发能量由超高频的射频电磁波产生，占空气体积 78% 的氮气受射频能量激发后分解为单态氮，最终转化为等离子体氮气，它发射出一定波长范围的辐射脉冲波，波长在靛色光和紫色光范围内，在近红外段也有能量分布，脉冲宽度为毫秒级。当等离子体氮气撞击皮肤后，其能量迅速传递到真皮，引起瞬间可控的均匀热效应，使真皮胶原的温度升高至 68 ℃，胶原发生即刻的收缩反应，达到收紧皮肤、去除皱纹、恢复皮肤弹性和光泽的效果。等离子能量迅速加热皮肤后，坏死的表皮可形成天然生物敷料并完整附着在皮肤上，这有利于表皮的快速再生和胶原形成。

1．等离子技术的作用特点　①在治疗过程中没有表皮组织的热损伤，热效应过程是等离子气体自身能量的传递而非能量的吸收。因此，该技术与普通的射频热效应由表皮传递至真皮的情况明显不同，不需要冷却系统来保护表皮。②该技术利用的是非色素依赖性热作用，对皮肤的色素细胞不起作用。气体深度局限在表皮和真皮连接处以上的表浅部位。

2．适应证　主要用于面部皮肤光老化的治疗，同样适用于减轻颈部、胸部和手部皮肤的老化。此外，等离子皮肤再生技术对炎性痤疮、痤疮后凹陷性瘢痕、各类创伤性及萎缩性瘢痕、膨胀纹也有明显的减轻作用。

3．治疗方法　治疗前外用表面麻醉药膏，采用多次单回合低能量密度的治疗，或采用单次单回合高能量密度的治疗。使用 6 mm 光斑手具治疗时，手具与皮肤保持 5 mm 的距离，或采用滚轮手具来进行全面部治疗，再用邮戳手具细化治疗小的凹凸不平的区域。治疗后皮肤会出现即刻的红斑反应，这种反应约持续 1 周，随后出现表皮的结痂、脱落。每 4 周重复治疗 1 次，4~6 次为一个疗程。

复习思考题

1．请简述射频治疗操作时的注意事项。

2．简述射频治疗的适应证。

3．多项选择题。

射频的种类包括（　　　）

A．单极射频

B．双极射频

C．三极射频

D．五极射频

E．多极射频

功能插页

点阵微针治疗技术

相控 3DEEP™ 射频治疗平台中的点阵微针换肤（Intensif）技术可促进皮肤产生新的胶原纤维，恢复皮肤原有的弹性，使皮肤重新变得饱满、光滑。其还可以降低肌肉和纤维结缔组织的张力，软化瘢痕组织，抑制和杀灭某些病原微生物，对痤疮瘢痕和活跃期痤疮有治疗作用。3DEEP™ 射频治疗平台有 6 个 RF 源，可以控制 RF 的极性，操纵 RF 电流，能量能深入皮肤深层。更低的能量密度使得治疗更舒适、更安全。

【微针的特点】

若不包括皮下组织，皮肤厚度为 0.5～4 mm，成人皮肤的总面积为 1.5～2.0 m^2。Intensif 治疗头（图 5-3-8）的针刺深度为 3.5 mm。

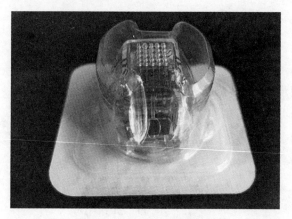

图 5-3-8　Intensif 治疗头

1. 点阵脉冲模式　能量统一分配，凝聚的范围更宽；可刺激真皮层，从而收紧真皮层；非剥脱性治疗；不影响收紧区域周围的组织；停工时间短；对所有皮肤类型都有效。

2. 电控自动插入　微针通过电控技术被缓慢推进皮肤（图 5-3-9），可穿透表皮和真皮，对皮肤的创作小，发生色素沉着的风险低。

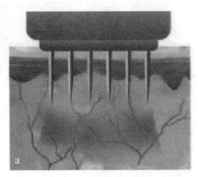 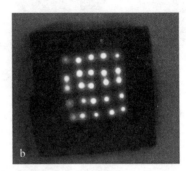

图 5-3-9　电控自动插入示意图

a. 针刺皮肤；b. 微针热成像

3．电极的特点　微针电极采用定制的高质量镀金锥形针，加上独特的步进电机作用，有效降低了插入皮肤时的不适感；穿透深度达 3.5 mm，数字误差在 0.1 mm 以内；只有当针到达预定的穿透深度时才会发射射频。

【治疗步骤】

治疗前、后用相机拍照存档。治疗前外敷利多卡因乳膏，待麻醉药生效后，常规清洁、消毒待治疗部位。选取隐蔽部位进行一个脉冲试验，观察肤色情况。如果反应轻微，可将能量调高 1~2 J；如果红肿突出皮面较高，可将能量降低 1~2 J。根据面部的不同位置设置参数，治疗骨突区域和敏感区域时要注意降低治疗参数。治疗后 2~3 小时治疗区域会轻微肿胀，24 小时内会出现红斑，无或仅有少量的结痂。

【总结】

人体是一个导体，具有一定大小的电阻。当射频电流作用于人体时，人体便成为电路的一部分。在高频电流、中性电极和特制的治疗头的共同作用下，皮下形成深层、均衡的电磁场，后者作用于胶原内的水性分子，使双极水分子以每秒几百万次的频率震动、旋转并产生热能，所产生的热能选择性地作用于真皮深层和深部的纤维隔，刺激胶原纤维即刻收缩，组织受热后产生一系列的理化效应，新陈代谢增强，使纤维细胞产生新的胶原纤维，使皮肤恢复原有的弹性而重新变得饱满、光滑。另外，根据射频的生物热效应原理，射频作用于生物体后可导致血管扩张，血液和淋巴液循环加速，毛细血管和细胞膜通透性增高，细胞内酶的活性提高，新陈代谢加快。射频还能降低感觉神经的兴奋性，降低肌肉和纤维结缔组织的张力，软化瘢痕组织，具有解痉、镇痛的效果。皱纹、皮肤松弛和脂肪团主要是由于胶原结构的流失。研究证实，将真皮层加热到 52~55 ℃可以触发成纤维细胞增殖和新的胶原纤维的合成（胶原重组），表皮温度达到 40~42 ℃即表明真皮层温度已经达到 52～55 ℃的理想温度。点阵微针治疗前、后的对比见图 5-3-10～5-3-13。

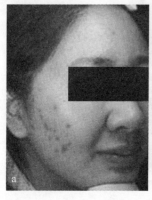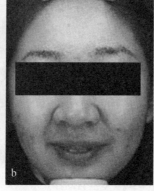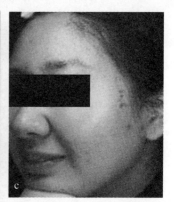

图 5-3-10　点阵微针治疗前

a. 右侧面；b. 正面；c. 左侧面

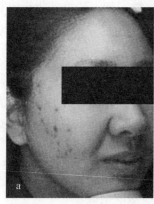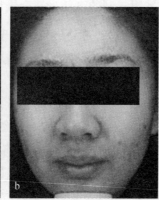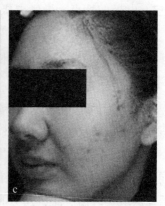

图 5-3-11　点阵微针治疗后 1 个月

a. 右侧面；b. 正面；c. 左侧面

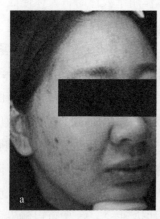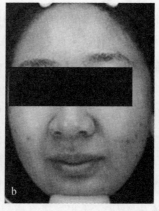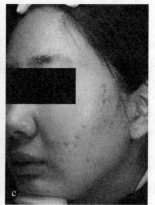

图 5-3-12　点阵微针治疗后 3 个月

a. 右侧面；b. 正面；c. 左侧面

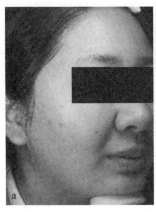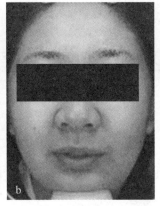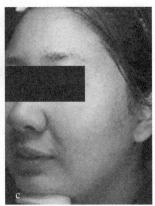

图 5-3-13　点阵微针治疗后半年

a. 右侧面；b. 正面；c. 左侧面

（刘　东）

参考文献

［1］苑凯华，余文林，李勤. 激光美容外科治疗学. 北京：人民军医出版社，2011.

任务四　光动力治疗技术

❀ 学习目标

1. 知识目标

（1）掌握光动力治疗在皮肤科的应用。

（2）了解光动力疗法的基本原理。

2. 技能目标

（1）掌握光动力治疗的操作常规。

（2）熟悉光动力治疗的适应证。

3. 素质目标　树立以人为本、温暖体贴的服务意识。

一、任务导入

案例：患者出现面部鲜红斑痣 10 余年，被诊断为粉红型。经 PDL 治疗 3 次后效果不佳，给予光动力治疗。经过 2 次治疗，其面部问题明显缓解。

二、任务分析

光动力作用的概念由德国慕尼黑大学的 Van Tappeiner 教授于 1904 年提出，并首先被用于皮肤肿瘤的治疗。以纯化和合成卟啉类光敏药物、筛选亲肿瘤光敏药物和研发抗肿瘤光动力疗法（photodynamic therapy，PDT）为标志的现代光动力医学形成于 20 世纪 70 年代初期。20 世纪 80 年代中后期，由于激光器、光导纤维、内镜等相关技术的发展，光动力疗法的临床应用迅速扩大到膀胱癌、支气管肺癌、食管癌和子宫颈癌等管腔脏器的无创治疗。从 20 世纪 90 年代起，随着对光动力疗法的深入了解和相关技术的进步，与治疗恶性肿瘤的光动力疗法相并行发展的还有非肿瘤性疾病或良性疾病的光动力疗法。

【光动力疗法的基本原理】

1. 光动力疗法的治疗过程　可简单地分为 2 个步骤。①局部或系统性给予光敏药物或光敏药物前体。②用特定波长的光照射病变部位。当细胞和组织中的光敏药物受到相应波长的光线照射时，光敏药物分子吸收光子的能量，由基态变成激发态，处于激发态的光敏药物返回基态时，与邻近组织中的氧分子反应，通过能量交换或电子交换等过程，产生单态氧及其他活性氧分子。这些活性氧物质与毗邻的生物大分子及亚细胞器相互作用，诱发氧化损伤，继而产生直接和间接的生物学效应，从而达到特定的治疗目的。上述原理和过程决定了光敏药物、光和氧分子这3个要素在光动力疗法中的重要性，然而成功的光动力疗法还依赖很多其他因素，如光敏药物的分布、光的传输、光与生物组织的互动反应、光剂量的估算和治疗计划等。

2. 以内生卟啉为光敏剂的光动力疗法　在痤疮的皮损中，痤疮丙酸杆菌合成和储存大量卟啉，这为利用内源性光敏剂，通过单纯红光、蓝光照射来治疗痤疮提供了生物学基础，其原理如下。

（1）痤疮丙酸杆菌可产生以粪卟啉–Ⅲ为主的内源性卟啉，后者主要吸收波长为415 nm的可见光，从而在蓝光照射后产生光动力学反应，被激活为高能量的不稳定卟啉，该物质与三态氧结合形成不稳定的单态氧，后者与细胞膜上的化合物结合后损伤细胞膜，从而导致细菌死亡。此外UVA和蓝光还可以通过影响痤疮丙酸杆菌的跨膜离子流入和改变细胞内的pH值来杀灭细菌。

（2）与蓝光相比，红光（波长为660 nm）对卟啉的光动力效应弱，但能更深地穿透组织。若暴露于低强度660 nm的红光下，巨噬细胞会释放一系列细胞因子，刺激成纤维细胞的增殖和生长因子的合成，同时线粒体的过氧化氢酶活性增加，细胞的新陈代谢加强；糖原含量增加，蛋白合成增加，三磷酸腺苷的分解增加，从而促进细胞的新生。同时白细胞的吞噬作用增强，机体的免疫功能提高，因而影响炎症、愈合和损伤修复过程。红光的穿透性和抗炎作用也可以对痤疮的治疗起到一定作用。

（3）联合光照射疗法（红蓝光联合治疗）。基于不同可见光对痤疮的治疗作用，联合疗法可获得比单一光照射更显著的治疗效果，痤疮瘢痕更早、更明显地减轻，而且在治疗过程中患者无烧灼感和其他不良反应。此外，对于重度痤疮患者，联合光照射疗法同样有效。

3. 常用光敏剂

（1）卟啉类。以卟啉为基础的光敏剂是光动力治疗中应用最广泛的光敏性物质。血卟啉衍生物（hematoporphyrin derivative，HPD）是最早被系统研究并应用于临床PDT的光敏剂。随后出现的一种被称为photofrin的提纯化合物显示出更高的光敏性，并成为当时唯一被批准应用于临床PDT的光敏剂。加拿大于1993年最先批准将photofrin用于膀胱癌的治疗，随后几年间，欧洲的一些国家和日本批准将其用于早期的肺癌、食管癌、胃癌和子宫颈癌的治疗。1995年，美国FDA批准将其用于分化良好的食管肿瘤的治疗。应用 photofrin 类光敏剂治疗后需避光 4~6 周。

（2）5-氨基酮戊酸（aminolevulinic acid，ALA）。在应用亲水性卟啉前体 ALA 后人体会生成内源性原卟啉IX（protoporphyrin IX，Pp IX）。Pp IX 是一种高效光敏剂。1987年人们发现 ALA 在体内可以产生光敏性后不久，ALA-PDT 就在皮肤科得到了应用，并成功地治疗了多种恶性皮肤病。ALA-PDT 的系统应用主要包括胃肠道、呼吸道及脑部肿瘤的治疗，目前外用 ALA 的 PDT 已经成为皮肤科应用最广泛的 PDT。外用 ALA 是于皮损局部外用合适浓度的 ALA 溶液或软膏，具体的用药浓度及用药时间尚无确切定论，与不同靶部位的细胞特性有关，用药后通常配合封包技术以促进药物在靶部位的渗透并减少可见光造成的额外光敏反应。外用 ALA 后 3~6 小时以波长为 630~635 nm 的光照射皮损。在 ALA-PDT 治疗中还可以联合应用一些促渗剂及添加剂，通过增加药物的渗透及促进或抑制血红蛋白合成途径中某些酶的作用来增加 Pp IX 的产量，从而提高治疗效果。

三、任务实施

在皮肤美容方面，光动力疗法在治疗鲜红斑痣、光线性角化病、重度痤疮方面取得了较好的疗效。

（一）光动力疗法治疗鲜红斑痣

1. 询问病史　治疗前详细询问病史，包括治疗史、药物过敏史及既往病史，并完善必要的体格检查和实验室检查。详细交代治疗后的注意事项及护理措施，并留存治疗前的照片及相关资料。清洁治疗区，刮除毛发，对红斑边缘的正常皮肤用氧化锌胶布贴盖，并用双层红、黑棉布盖于其上。

2. 光敏剂　以目前进行临床试验的光敏药物血卟啉单甲醚（hematoporphyrin monomethyl ether，HMME）（海姆泊芬，新型光敏剂）为例，对皮试阴性者按 5.0 mg/kg 的剂量，将 HMME 冻干粉稀释于 50 ml 的生理盐水中，避光条件下用合适的注射泵经静脉 20 分钟输注完毕。

3. 532 nm 光源照射（连续激光设备或 LED 设备，图 5-4-1）　静脉注射开始后 10 分钟开始光源照射，调整激光的功率密度为 80~95 mW/cm^2，以此剂量在同一光斑处于 20~30 分钟内照射完毕。不定时使用红外测温仪，检测治疗部位皮肤表面的温度，并根据温度与患者的疼痛程度调整设备自带风扇的强度，以保护正常皮肤免受损伤。

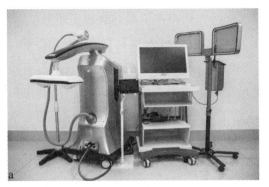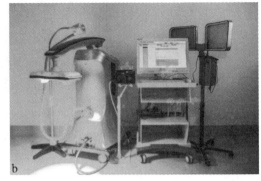

图 5-4-1　532 nm LED 设备

a. 非工作状态；b. 工作状态

4. 治疗区反应　不同类型的鲜红斑痣对光动力治疗的反应不同：成人紫型鲜红斑痣通常为暗紫型，红型鲜红斑痣通常为褪色型或淤点型，儿童红型鲜红斑痣常为充血型或褪色型。熟悉并正确判断各种反应类型对掌握最佳照光时间、保证治疗的安全性很有意义。

5. 治疗后反应　治疗后即刻给予冷喷或冷敷，时间为 20 分钟。治疗后反应如下。①组织水肿。照光后治疗区域的局部皮肤开始出现水肿反应，第 2 天达高峰，一般持续 3~5 天，无须处理，可自行消退。如肿胀严重，可给予泼尼松片，每次 5 mg，每日 3 次（儿童酌减），连服 3 天。②烧灼感和瘙痒。③结痂。水肿后期常出现不等量的渗液，2 周后逐渐结痂，厚薄不等。④水疱和紫癜少见。

6. 治疗后注意事项　避光期为 2 周；注意裸露的皮肤和眼部的防护，避免强烈日光和强烈的室内光线照射。

7. 并发症和处理　①光敏反应。通常为在避光期内受到强光照射所致，个别敏感的患者对日光灯及电脑光线也有反应。应根据反应及时用药，给予抗过敏药口服，反应严重者可给予泼尼松口服。静脉注射光敏药物时应避免渗漏，以免出现局部光敏反应，处理不当还会出现瘢痕。光动力治疗后应多食用富含维生素 C、维生素 E、胡萝卜素及膳食纤维的食物，以减轻光敏反应，促进光敏药物从体内排出。②湿疹样皮炎。光动力治疗后 1~2 个月可出现，应用糖皮质激素霜剂可以缓解症状，辅以口服 B 族维生素、维生素 C 片。

（二）光动力疗法治疗光线性角化病

1. 光敏剂　ALA 是内源性光敏剂原卟啉Ⅸ（Pp Ⅸ）的前体。皮肤外用 ALA 后，ALA 可透过表皮角质层进入快速分裂的细胞，参与还原型血红蛋白或亚铁血红蛋白的生物合成过程，并造成内源性 Pp IX 的聚集，Pp IX 经过光照可产生单态氧和光动力反应。脂类 ALA 衍生物甲基酯（MAL）具有亲脂性，比亲水性的 ALA 更易穿透皮肤角质层。

2. 光源照射　Pp IX 在 410 nm、505 nm、540 nm、580 nm、630 nm 波长附近有较强的吸收峰。①窄波长段（405～420 nm）蓝光光源。指南推荐轻轻清洗、刮削皮损后，在患处及其边缘均匀涂抹新鲜配制的 ALA 溶液，用保鲜膜封包治疗部位，避光敷浴 14～18 小时，用 10 mW/cm^2 的光源照射 16～20 分钟，最大光剂量为 10 J/cm^2。治疗后注意避光 1～2 天。②LED 发光器件组成的窄带红光光源［波长为（630±5）nm］。指南推荐，清洗、刮削皮损后，在患处及其边缘均匀涂抹 1 mm 厚的新鲜配制的甲基酯（MAL）霜剂并避光封包 3 小时，然后清洗涂药部位。在距皮损 5～8 cm 处用小于 200 mW/cm^2 的光源照射 7～9 分钟，皮损处的最大光剂量不超过 37 J/cm^2。

（三）光动力疗法治疗重度（Ⅲ级和Ⅳ级）痤疮

2019 年的《中国痤疮治疗指南》指出：光动力疗法可作为中重度或重度（图 5-4-2）痤疮在系统治疗失败或患者不耐受情况下的替代方法，且在重度痤疮的治疗方法中，光动力疗法是唯一推荐的物理治疗方法。

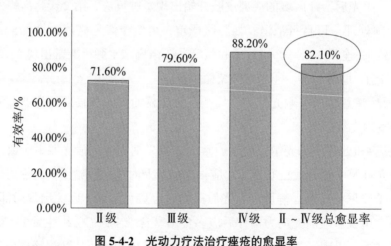

图 5-4-2　光动力疗法治疗痤疮的愈显率

多中心临床研究结果显示，光动力疗法治疗 Ⅱ～Ⅳ级痤疮的总愈显率达 82.10%［引自文献 Liu Y, Ma Y, Lei HX. Successful treatment of recalcitrant dissecting cellulitis of the scalp with ALA-PDT: Case report and literature review. Photodiagnosis Photodyn Ther, 2013,10(4):410-413.］

1. 询问病史和准备工作　治疗前应详细询问患者的既往病史与用药情况，如是否对卟啉类物质过敏，是否服用过光敏药物等；充分沟通，签订知情同意书。治疗当日患者不宜外用药物，女性患者不宜化妆；正式开始治疗前，患者须用清水清洁面部，然后平卧于治疗床上。

2. 治疗原理　光敏药物为 ALA，可被皮脂腺吸收并转化为 Pp Ⅸ，经照光后可杀灭细菌、破坏皮脂腺并抑制皮脂分泌，从而减少皮损数量、促进组织修复。

3. 光源照射　将 5%～20%ALA 凝胶封包 1 小时后用窄带蓝色或窄带红色 LED 光源照射，照射时间为 20 分钟，每周治疗 1～2 次，治疗 4～8 次为一个疗程。为了减少反应性痤疮，首次照光剂量应减少，建议初次治疗时的照光功率为 60 mW/cm²，鼻尖与发光面罩之间的距离为 10～15 cm，后续治疗的照光剂量可逐渐增加。

4. 调整治疗方案　在实际治疗过程中，应根据患者的治疗反应来判断当前的治疗参数是否合适。推荐初始照光功率为 60 mW/cm²，并在治疗开始后 5 分钟观察治疗反应。若患者在治疗过程中感到轻微瘙痒和刺痛，则说明功率合适，患者应继续治疗直至结束；若患者在治疗过程中无轻微瘙痒、刺痛感，则提示功率过低，将照光功率上调 10 mW/cm² 后继续照光；若患者在治疗过程中有强烈的灼热、刺痛感，则提示功率过高，将照光功率降低 10 mW/cm² 后继续照光。

5. 观察反应　照光结束后应观察患者的情况。若照光结束后有轻微的红斑、水肿，提示治疗有效，下次治疗时维持当前的参数；若治疗后无轻微红斑、水肿，则提示治疗不足，下次治疗时在当前参数的基础上增加半小时的敷药时间；若治疗后出现严重的红斑、水肿，则提示治疗过度，下次治疗时，在当前参数的基础上减少半小时的敷药时间。

6. 注意事项　照光结束后，常规给予冷喷或冷敷治疗 20 分钟，并嘱患者回家后继续冷敷、保湿；嘱患者避强光 48 小时，常规局部使用防晒霜，以减少光敏反应；保持面部清洁，尽量避免使用化妆品，用温开水洗脸，但忌清洁过度。

（四）光动力疗法的其他适应证

①非恶性肿瘤性皮肤病：银屑病、尖锐湿疣及其他病毒性皮肤病、硬化萎缩性苔藓、口唇扁平苔藓、皮脂腺增生、光老化。②皮肤癌前病变和皮肤恶性肿瘤：鲍恩病（Bowen 病）、基底细胞癌、增殖性红斑、鳞癌、卡波西肉瘤（Kaposi 肉瘤）、蕈样肉芽肿、乳房湿疹样癌及乳房外湿疹样癌。

1. 基底细胞癌　①皮肤科应用 PDT 治疗最多的疾病就是基底细胞癌（basal cell carcinoma，BCC），较多情况下系统性应用卟啉类光敏剂，报道的治愈率从 30% 到 100% 不等。大部分复发的肿瘤为角化型 BCC，说明角化型 BCC 对 PDT 的治疗反应较差。系统性 PDT 治疗 BCC 时比较倾向使用较小的光敏剂剂量而配合以相对较高的照光能量，这样既能提高疗效，同时也能降低皮肤产生光敏反应的危险。②BCC 治疗中也会应用局部用药的 PDT，最常以 ALA 为光敏剂。对于较大的 BBC 皮损，还可以采用皮损内注射 10%ALA 溶液的 PDT 来治疗。③PDT 还特别适合治疗一种发生于痣样基底细胞癌综合征患者的多发性复发性的 BCC，以外用 ALA 的 PDT 反复治疗多次可有效清除皮损，还能控制皮损的复发和再生。由于本病的皮损多发生在面中部，因此 PDT 治疗的良好美容效果更是显而易见。④目前 BCC 的标准治疗方案仍是外科手术去除，PDT 作为一种有效的治疗手段可以在患者难以耐受手术时选用。对于多发性皮损或发生在特殊解剖部位（如皮肤外露处或关节附近的皮损）尤其适合用 PDT 治疗，因为这种情况下外科方法会影响美观或造成功能损伤。

2. 人乳头瘤病毒感染　PDT 对人乳头瘤病毒（human papillomavirus，HPV）感染的作用最早是在几个动物模型研究中得以证实的。随后有学者尝试将 PDT 应用于人乳头瘤病毒感染引起的疾病（主要是喉部多发性乳头瘤病、寻常疣及尖锐湿疣）的临床治疗。Abramson 等人报道应用以卟非姆钠（porfimer sodium）为光敏剂的 PDT 成功治疗了喉部 HPV 感染的皮损。另有报道，以 HPD 为光敏剂的 PDT 治疗复发性喉部乳头瘤病取得了 95% 的痊愈率，随访 4 年未见明显复发。Stender 等人外用 20%ALA 软膏后 12 小时以 50 J/cm^2 非相干光源照射，成功治愈了 4 例应用冷冻、腐蚀性药物及浅层 X 线治疗无效的顽固性寻常疣，说明 PDT 是一种非常有效的治疗寻常疣的方法。

（五）光动力疗法的不良反应

1. 皮肤光敏性　是系统性应用光敏剂的 PDT 的最主要的不良反应，其程度及持续时间因不同光敏剂的特性及使用剂量而不同。皮肤光敏反应的临床表现包括烧灼感、刺痛、红斑、水肿、水疱或大疱，以及畏光和眼部不适感。整个可见光光谱范围内的光线均可引起这种光毒性反应。治疗后应严格避免日晒及较强的室内光源，如聚光灯、影印机、闪光灯、医用检查灯及手术灯的照射。外用光敏剂的 PDT 治疗后，局部皮肤的光敏性同样不可忽视，但无须为了避光而影响患者的日常生活，只要对治疗局部给予有效的遮盖即可。

2. 其他不良反应　系统性应用光敏剂有时会造成发热、肌痛等不良反应。系统性应用 HPD 后患者可能会出现恶心、呕吐、口中金属味及肝损害。系统性应用 ALA 的不良反应轻微，患者可能会出现一过性的肝功能异常，不会发生严重的肝损害。口服 ALA 也会引起部分患者出现恶心和呕吐。

3. 常见的美容问题　包括色素沉着和色素脱失，但大多在治疗后数月内可以恢复正常。

复习思考题

1. 请简述 PDT 治疗重度痤疮的治疗常规。

2. 请简述光敏剂在治疗鲜红斑痣和重度痤疮时的药理作用。

3. 多项选择题。

常用的光敏剂包括（　　　）

A. 卟啉类　　　　　　　　　　　B. 维 A 酸类

C. 糖皮质激素类　　　　　　　　D. 维生素类

E. 5-氨基酮戊酸

功能插页

一、药物简介：复美达

复美达的通用名为注射用海姆泊芬，化学名为血卟啉单甲醚（HMME），分子式为 $C_{35}H_{40}N_4O_6$，分子量为 612.72，血浆消除半衰期为 5 小时，半衰期超短，应用后患者须避光 2 周。经静脉注入人体后，HMME 分子通过血液循环到达皮损部位的毛细血管，HMME 分子不断向血管内皮细胞内聚集，而表层分布很少。经 532 nm 波长的光源照射后，HMME 分子受激产生大量单线态氧等活性物质，导致血管内皮细胞坏死，扩张血管的血管壁被破坏，进而达到清除皮损中扩张、增生的毛细血管的作用。

药代动力学：血浆消除半衰期为 5 小时左右；除肝脏外，其余组织中的浓度均低于血浆浓度，肝脏中药物浓度最高，胃、肠和脾中的浓度次之。药物以原型通过粪便排泄（经胆汁排泄），排泄率达 40% 以上；给药后 96 小时内，原型药物经尿液的累积排泄率（肾脏排泄率）为 1.32‰。HMME 主要通过胆汁和粪便排泄。

二、PDL 和 PDT 治疗鲜红斑痣的比较

比较 PDL 和光动力治疗鲜红斑痣的疗效，光动力疗法的治愈率明显高于 PDL，且治疗周期短，患者痛苦小（表 5-4-1）。

表 5-4-1　PDL 和 PDT 治疗鲜红斑痣的对比

要点	PDL	PDT
治愈率	治愈率＜20%	基本治愈率大约为40%
疗效	治疗后皮肤质地差异大	皮损消退均匀
是否复发及不良反应	存在复发和肤色加深问题	不易复发
疗程	大面积皮损需分次治疗	治疗周期短
技术特点	"金标准"	"新技术"

对于红型患者，PDT 与 PDL 有相等的疗效。

对于紫型患者，PDT 的治疗效果优于 PDL，褪色均匀自然，美容效果好。

（刘　东）

参考文献

［1］苑凯华，余文林，李勤. 激光美容外科治疗学. 北京：人民军医出版社，2011.

［2］朱学骏，顾有守，王京. 实用皮肤病性病治疗学. 4版. 北京：北京大学医学出版社，2017.

［3］何黎. 美容皮肤科学. 北京：人民卫生出版社，2011.

任务五　化学剥脱（换肤）技术

❀ 学习目标

1. 知识目标
（1）掌握常用的化学剥脱剂配方。
（2）了解化学剥脱的种类。

2. 技能目标
（1）掌握化学剥脱的适应证。
（2）熟练掌握化学剥脱后的注意事项。

3. 素质目标　能够树立正确的化学剥脱治疗理念。

一、任务导入

案例：患者因面部痤疮（白头粉刺）来到医疗机构就诊，医生给予4次果酸换肤以及5次 IPL 治疗后，患者的面部问题得到了非常明显的缓解。

二、任务分析

化学剥脱也叫化学换肤，是通过化学制剂可控地破坏浅层皮肤，从而促进皮肤新生，形成新的表皮和真皮上层，以此达到去除老化的皮肤及色斑、加速皮肤的更新、刺激真皮中的胶原纤维增生的目的，是一种常用的重现健康、年轻皮肤的抗衰方法。

【化学剥脱的分类】

依据化学剥脱的深度可将其分成3种。①浅层换肤。主要破坏表皮层，最深达到真皮乳头层。②中层换肤。换肤深度可达到真皮网状层上部。③深层换肤。换肤深度达到真皮网状层中部。

浅层换肤的安全性高，恢复时间短，但是临床上能达到的改善效果也较为有限；越深层的换肤，不良反应越大，恢复时间越长，效果也越明显。但中层和深层换肤对皮肤的伤害较大，有形成色素沉着和瘢痕的风险。东方人容易出现色素沉着，所以很少采用中层和深层换肤。目前临床上最常用的是浅层换肤，其对于表浅型的色斑及轻度的细纹有效，但对于深的皱纹、瘢痕及较严重的皮肤老化，则需要配合其他方法来解决。

【常用的化学剥脱剂配方】

常用的化学剥脱剂的优缺点见表 5-5-1。

1. 浅层换肤 临床上常用的配方是果酸类。果酸是从植物中提炼的一组化学结构相似的化合物，可分为 3 类：α-羟酸（alpha hydroxy acid，AHA）、β-羟酸（beta hydroxy acid，BHA）和多羟酸（poly hydroxy acid，PHA）。

（1）AHA 是一组有机酸，在 α 位置上有羟基，常用的有乳酸、甘醇酸。其分子量小，水溶性和渗透力强。AHA 有两方面的作用。一方面它有吸水的能力，可以增加角质层细胞的含水量，提高角质层的延展性；还可渗入真皮层，能促进胶原蛋白增生，增加皮肤天然保湿成分的生成，因此其是很好的保湿剂。另一方面是与皮肤角质层产生离子键结合，破坏角质层细胞间的相互连接，去除多余的角质层、抗角化。低浓度的 AHA 产品往往作为皮肤保湿剂，高浓度（超过 20%）的 AHA 可用于化学剥脱。

（2）BHA 又称植物酸、柳酸、杨桃酸、水杨酸，从柳树皮、冬青叶中提取得到。BHA 在 β 位置上有羟基。由于其脂溶性的特点，它能渗入毛孔深处和含脂质多的角质层中，发挥抗角化作用，并能清除毛孔中堆积的皮脂和黑头粉刺，减少痤疮的发生。在减少黑头和预防痤疮方面，BHA 的效果胜于 AHA。BHA 用于换肤的浓度为 20% ~ 30%。

（3）PHA 是在同一个分子中含有 2 个或更多羟基的有机酸，其中一个羟基在 α 位置。它的特点是抗氧化，外用对敏感性皮肤和异位性皮肤无刺激性，可以提高皮肤含水量和屏障功能。常用的葡萄糖内酯有 4 个羟基，而乳糖酸有 8 个羟基。由于它们的分子量比 AHA 大，可逐渐、温和地穿透皮肤，因此不会对敏感性皮肤造成损伤。相比 AHA，PHA 具有独特的抗氧化作用，因此更适合用于光老化皮肤的治疗。多个羟基基团增加了它们的吸水力，因此保湿效果更好。

2. 中层换肤 主要采用干冰、果酸 /Jessner 溶液（水杨酸、乳酸混合液）加低浓度（20%）的三氯醋酸（trichloroacetic acid，TCA）的复合换肤配方、中浓度 TCA 或高浓度苯酚等，其中 TCA 最常用。复合换肤的效果更好，常用的配方是 70% 甘露醇加 35%TCA，相较于传统的中层换肤，该方式出现不良反应的概率低。

3. 深层换肤 深层换肤常用 Baker 苯酚配合封包或不封包或 50% ~ 60% TCA。在选择换肤试剂盒配方时，除了要考虑化学剥脱剂的类型、试剂的浓度，还要充分考虑患者的皮肤类型、换肤部位、换肤前皮肤准备过程、换肤试剂使用的方法、接触时间、患者的病史和生活方式等。

表 5-5-1　常用化学剥脱剂的优缺点

化学剥脱剂	优点	缺点
三氯醋酸	花费少	治疗中有强烈的刺痛和灼热感
	治疗和穿透均匀	对Ⅲ型、Ⅳ型皮肤使用时浓度不能太高
	改变浓度可控制穿透力	会产生色素减退或色素沉着
间苯二酚	操作简单	剥脱效果在审美上不被接受
	治疗和穿透均匀	对Ⅴ型以上的皮肤不安全
	对痤疮、炎症后色素沉着、黑斑病有效	夏季不能使用
	无痛（治疗中灼热感轻微）	间苯二酚有光毒性
Jessner 溶液	安全性好	要考虑间苯二酚的毒性
	可用于所有类型的皮肤	在光照下和空气中不稳定
	有效且停工期极短	有的患者脱皮严重
	可增加 TCA 的穿透力	
丙酮酸	极少出现轻微红斑	治疗中有强烈的刺痛及灼热感
	中等深度的剥脱	必须中和酸性反应
	术后恢复快	有刺激性的气味，刺激上呼吸道黏膜
乙醇酸	使用后极少出现轻微红斑	治疗中有灼热感
	中等深度的剥脱	治疗不均匀
	术后恢复快	必须中和酸性反应
	对光老化有效	治疗时间过长会导致皮肤 pH 值下降
水杨酸	对Ⅰ～Ⅵ型皮肤均有稳定的安全性	穿透深度有限
	对痤疮的治疗效果很好	对严重光老化的治疗效果甚微
	容易取得均匀的外观	
	几分钟后即可获得明显的美容效果，可增加患者的忍耐度	
果酸	不同浓度可发挥不同的作用	必须中和酸性反应
	术后恢复快	治疗中有灼热感和刺激感
	有效且停工期短	

化学剥脱剂	优点	缺点
苯酚	可治疗光老化、可治疗口周皱纹、萎缩性痤疮瘢痕	心脏毒性
	可用于嫩肤	色素沉着

三、任务实施

【换肤方法】

前2周开始使用含低浓度果酸的护肤品，可以让整个换肤区域的皮肤状态保持一致，有利于果酸的穿透，降低可能出现的不良反应，增强患者对果酸的耐受性，从而达到更好的效果；此外还有助于排除对果酸过敏的人群。如果患者既往有面部病毒感染史，如单纯疱疹等，最好术前预防性地口服抗病毒药3~5天。

1. 换肤前准备 先用手术帽、毛巾包裹面部周围和头发，用洁面乳和（或）丙酮类清洁剂彻底清洁面部，并在眼角、鼻唇沟、口角和既往伤口处涂上凡士林来保护。

2. 换肤过程 以甘醇酸换肤为例，将配制好的换肤液涂上，开始计时。涂抹的顺序一般是额部、面颊、下颌、鼻部和上唇。涂抹过程中患者会有刺痛感或瘙痒感。操作者要密切观察患者的皮肤情况，随时根据患者的反应来决定果酸持续作用的时间。换肤正常的终点反应是皮肤出现均匀的潮红，如果局部出现明显发红甚至白霜现象要立即中和，以免造成局部过度损伤；此外，还应随时询问患者的感受，请患者按0~10分的疼痛评分（0分为完全不痛，10分为难以忍受的疼痛）来描述疼痛的严重程度。如果患者自评疼痛评分超过7分，需要立即中和。初次换肤时，果酸停留的时间不要超过5分钟，即使患者可以耐受，到5分钟也必须中和。中和须彻底，以中和液喷上后没有泡沫出现为终点。之后冷喷或采用面膜冷敷，以减轻换肤引起的烧灼感和刺痛等感觉。

3. 果酸浓度的选择 以甘醇酸换肤为例，根据换肤的部位及局部皮肤的情况决定换肤配方的浓度。一般从最低浓度20%开始，每次详细记录患者术中和术后的反应及恢复情况。如果此次可以耐受，下次换肤时则加大浓度。但如果换肤间隔时间超过2个月，换肤时需要再次从最低浓度开始，以避免高浓度造成皮肤的不良反应。此外，治疗四肢的毛周角化症时，可以直接从50%的浓度开始，一般此浓度可以耐受，效果也比较好。

【适应证】

1. 浅层换肤　适用于位于表皮或真皮浅层的皮肤疾病，例如痤疮、脂溢性角化病、光线性角化病、雀斑、毛孔粗大、轻度皮肤瘢痕、皮肤细纹、毛周角化症、鱼鳞病等。

（1）果酸类产品多用于痤疮（尤其是粉刺）的治疗。

（2）PHA 温和且有抗氧化作用，适用于光老化皮肤或伴有酒渣鼻、异位性皮肤，或者敏感性皮肤的患者。

（3）含有曲酸和对苯二酚成分的配方对色斑及色素性皮肤病有效，对表皮型黄褐斑的换肤效果较好。

（4）Jessner 溶液（乳酸和水杨酸的混合溶液）对于轻度日光性皮肤老化有治疗效果，还可以与其他换肤配方合并使用以达到深层换肤效果。

2. 中层换肤　可以治疗较深在的色斑、中度的皱纹及皮肤老化。对于严重的光线性角化病等癌前病变，中层换肤能降低恶变的概率。

3. 深层换肤　东方人很少使用；对于泛发性白癜风患者可以采用深层换肤，使面部仅存的正常皮岛变白。

【不良反应】

可能的不良反应为色素沉着或色素减退、遗留瘢痕。换肤液的浓度越高，换肤的深度越深，出现上述不良反应的概率就越大。浅层换肤产生瘢痕的概率很小，而出现色素沉着的概率与个体的皮肤差异有一定关系，东方人比较常见，白种人罕见。其他不良反应包括出现粟丘疹、毛细血管扩张、毛孔变大、持续红斑及皮肤对风、紫外线和温度变化的敏感性增加。

【换肤后的注意事项】

（1）浅层换肤后，皮肤的不良反应轻微，1 周内可完全恢复。术后 1~2 天，局部会有轻度的发红、疼痛；如果局部肿胀明显，可以冷敷。换肤后 3~7 天可出现轻微结痂或脱屑。

（2）换肤后可以温柔地洗脸，不要用海绵或毛巾用力擦拭，以免刺激换肤部位。

（3）外用保湿产品，避免日晒，外出时应使用 SPF≥30、PA（++）以上的防晒产品。

（4）应避免搔抓换肤部位。

（5）浅层换肤需要连续多次才能达到明显的改善效果，每次换肤之间应该间隔 2~4 周。

（6）中层换肤往往需要 2~3 个月才能恢复正常，术后出现的疼痛、红肿可能会持续较长时间，可给予非甾体抗炎药。

复习思考题

1. 请简述常用的化学剥脱剂的配方。

2. 进行化学剥脱术后应注意哪些事项？

3. 多项选择题。

浅层换肤常用的换肤剂包括（　　　）

A. α-羟酸   B. β-羟酸

C. 羧酸   D. 多羟酸

E. 戊酸

（刘　东）

参考文献

［1］朱学骏，顾有守，王京. 实用皮肤病性病治疗学. 4版. 北京：北京大学医学出版社，2017.

［2］何黎. 美容皮肤科学. 北京：人民卫生出版社，2011.

［3］苑凯华，余文林，李勤. 激光美容外科治疗学. 北京：人民军医出版社，2011.

任务六　冷冻治疗技术

❀ **学习目标**

1. 知识目标
（1）了解冷冻治疗过程中和治疗后组织细胞的病理生理过程。
（2）了解影响冷冻治疗效果的因素。
2. 技能目标
（1）掌握冷冻治疗的适应证。
（2）熟悉冷冻治疗的适应证、并发症和注意事项。
3. 素质目标　树立以人为本、温暖体贴的服务意识。

一、任务导入

案例： 患者女性，56 岁，因"腋下、躯干部出现数 10 个黄豆大小的皮损半年，反复发作"而就诊。患者经常用手抠皮损。外院诊断为"寻常疣"，经外用抗病毒药及口服增强免疫力的药物治疗后效果不佳。

寻常疣是一种常见的感染性皮肤病，应该用哪种方法治疗？效果怎么样？如果不治疗的话会怎么样？

二、任务分析

冷冻治疗利用低温作用于病变组织，以达到治疗的目的。目前应用于冷冻治疗的制冷物质有多种（表 5-6-1）。其中，液氮的制冷温度低（–195.8 ℃），无毒性，应用方便，价格低廉，已广泛应用于冷冻治疗。

表 5-6-1　常用制冷物质的制冷温度

制冷物质	制冷温度
氟利昂 12	–29.8℃

制冷物质	制冷温度
氟利昂 22	$-40.8℃$
固态 CO_2	$-79.0℃$
液氮	$-195.8℃$

【治疗作用】

1. 使病变组织坏死

（1）机械性损伤。在液氮的迅速冷冻作用下，细胞内、外的水分结冰，形成的冰晶致使细胞受损；在冷冻后缓慢的融冻过程中，细胞间冰晶先融化而大量吸收周围的热能，致使细胞内的冰晶再次晶化，形成更大的冰晶，引起细胞发生更严重的损伤。

（2）细胞中毒死亡。在低温作用下，细胞内、外的水分结冰，致使组织液中的电解质浓度增高，引起细胞中毒死亡。

（3）破坏细胞膜。低温使细胞膜的主要成分脂蛋白复合物变性，而使细胞破裂、死亡。

（4）微循环障碍。低温使血管收缩、血流减慢、血栓形成，血管内皮细胞肿胀、坏死，引起组织缺血性死亡。

2. 引起免疫反应 经临床及实验证实，应用冷冻治疗技术治疗疣、恶性肿瘤时，冷冻可导致抗原的释放和多种细胞因子的形成，从而使远处的皮损消退。

3. 影响冷冻对组织的破坏程度的因素

（1）制冷物质的温度。在冷冻形成的组织冰球内，各点的温度是不一致的。在接触制冷物质处的温度最低，与制冷物质的温度相近。由此向外，温度逐渐增高，形成同心圆状的不同温度的等温带。冰球边缘的温度为 0 ℃。目前一般认为致死细胞的低温上限为 -20 ℃。因此，在冷冻治疗时，必须使冰球大小适当超过病变组织的范围和深度，才能达到良好的治疗效果。各种细胞对低温的敏感性不同，色素细胞较为敏感，而骨、软骨组织对低温的耐受性较好。同一种细胞由于所在位置、血流供应的不同，对低温的耐受性也有差异。

（2）冷冻时间。制冷物质作用于组织时，组织结成冰球。随着冷冻时间的延长，低温向周围传播，冰球在水平和纵深方向上不断扩大。但当冰球扩大到一定大小时，延长治疗时间是无意义的。

（3）冻融次数。冷冻使组织结冰后，使其自然融化，此过程为一次冻融；多次冻融对组织破坏的深度及范围较一次为甚。

（4）压力。在冷冻治疗时，施加一定的压力可减少局部血流，增加冷冻的强度。

三、任务实施

【治疗方法】

1. 棉签法　最简便。用竹签卷上适当大小的棉球，浸蘸液氮后，迅速放置于皮损处。由于棉球吸取的液氮量不多，在短时间内即完全挥发，需再次蘸取。因此，此种疗法仅适用范围不大的表浅性皮损，如寻常疣、光线性角化病、老年性黑子等。

2. 接触法

（1）封闭性接触治疗。应用特制的治疗机，液氮经由导管封闭性地喷于金属的冷冻治疗头上，在温度达到最低时，将冷冻头放置于皮损处冷冻。由于液氮不断地喷于冷冻头，使之保持恒定的低温。故可根据治疗需要延长治疗时间。治疗机有不同大小的治疗头以供治疗选择。

（2）浸冷式冷刀。是用一种金属圆柱，两端分别装有不同大小的治疗头和隔温手柄。应用时，将其置于盛有液氮的保温杯中并浸泡 2~3 分钟，待液氮停止沸腾，表明冷刀已具有与液氮同样的低温，即可取出，装上保护套，将治疗头与皮损紧密接触。治疗中，冷刀温度逐渐升高，故应重新浸泡。此法应用方便，适合多种范围不大的表浅性皮损和较为深在的皮损的治疗。

3. 喷法　是利用液氮在储存罐内蒸发产生的压力，迫使液氮从喷嘴直接喷于皮损处，以进行治疗。因其是将液氮直接喷于皮损，故其冷冻作用最强。喷法适用于面积较大、表面凹凸不平或较为深在的皮损的治疗。治疗时应注意保护周围皮肤。

4. 针刺法　是另一种冷冻较深病灶的冷冻治疗方法。治疗时将一根注射针刺入肿瘤的深部组织，冷冻剂通过针由表面进入深部的另一端，从而在被治疗的肿瘤深部形成一个包绕冷针的冰球损伤灶。该方法一次冷冻可消除 85% 的表皮病灶；较深的真皮和其余 15% 的表皮病灶需要再做一次冷冻。

【适应证】

1. 良性皮肤病

（1）各种疣。冷冻治疗对寻常疣的治疗率可达 95% 以上。其对掌跖疣的治疗率则较低（50%~60%），在治疗前尽可能削去皮损表面的角质层可提高疗效。对于甲根疣，冷冻治疗应作为首选，一般用棉签法治疗简便，疗效高，且不会损伤甲床。另外，对其他疣类如尖锐湿疣、扁平疣、传染性软疣，冷冻治疗均有良好的效果。

（2）皮肤良性赘生性损害。对于疣状痣、毛发上皮瘤、结节性硬化症的面部皮脂腺瘤、汗孔角化症、皮脂角化病等损害，冷冻治疗均有良好的疗效。

（3）炎症性增生性疾病。对于结节性痒疹、疥疮结节、肥厚性扁平苔藓、增殖性盘状红斑狼疮等，冷冻治疗均有良好的疗效。对于着色芽生菌病，冷冻治疗也有较好的疗效。

（4）色素性疾病。应用冷冻治疗技术治疗雀斑有良好的效果，应用浸冷式冷刀治疗更为方便。冷冻 1~2 秒，以局部发生水肿性红斑而无水疱发生为度。也可用于老年性黑子、色素痣的治疗。但对于面部色素痣的治疗应持谨慎态度，因其可致色素脱失斑而影响美观。

（5）其他。应用冷冻治疗技术治疗斑秃、萎缩硬化性苔藓、囊肿性痤疮、黏液性囊肿、结节病等皮肤病均有较好的疗效。

2. 恶性皮肤肿瘤及癌前损害 应用冷冻治疗技术治疗非色素性皮肤癌（基底细胞癌、鳞状上皮癌）的有效率可达 98%。对于光线性角化病、鲍恩病、红斑增生症等癌前损害，由于病变表浅，冷冻治疗的疗效也更好。

【并发症和注意事项】

治疗后患者可能会出现疼痛、水肿、水疱、出血、色素沉着、色素脱失、慢性溃疡、瘢痕等并发症，术前应注意告知患者。对于年老体弱、精神紧张的患者，最好采用卧位治疗，以防止治疗过程中患者发生虚脱。液氮是病菌和病毒的良好保存剂。在治疗后，对治疗用具、盛液氮的保温杯均应严格消毒，以防止交叉感染。

复习思考题

1. 通过学习，请为案例中的患者选择恰当的治疗方法，并说明理由。

2. 针对案例中的患者，术后注意事项有哪些？

3. 多项选择题。

冷冻的治疗方法包括（　　　）

A. 棉签法　　　　　　　　　　B. 接触法

C. 喷法　　　　　　　　　　　D. 针刺法

E. 负压法

（刘　东）

参考文献

[1] 朱学骏，顾有守，王京. 实用皮肤病性病治疗学. 4 版. 北京：北京大学医学

出版社，2017.

[2] 何黎. 美容皮肤科学. 北京：人民卫生出版社，2011.

任务七　高频电美容治疗技术

❀ 学习目标

1. 知识目标

（1）掌握高频电美容治疗的原理。

（2）了解高频电美容治疗的治疗方法。

2. 技能目标

（1）掌握高频电美容治疗的适应证。

（2）了解高频电联合治疗的方法。

3. 素质目标　树立以人为本、温暖体贴的服务意识。

一、任务导入

案例：患者女性，31岁，因"面部和颈部大面积米粒大小的皮疹2年余，逐年增多"而就诊，被诊断为"扁平疣"，给予高频电治疗，术后效果好。

二、任务分析

高频电美容治疗是利用高频电流产生的电火花，或电场快速改变引起组织内分子快速振荡产生的高热，以破坏、去除病变组织的一种治疗方法。电流的振荡频率一般为1~3 MHz，可为等幅或减幅振荡。减幅振荡有更强的组织破坏作用和更好的止血作用，在皮肤科更为适用。

（一）治疗方法

1. 电火花治疗和电干燥治疗　一般用单极治疗，治疗所用的电压较高（2000~3000 V）。电火花治疗是利用电极与皮肤间保持小的间隙时产生的电火花来烧毁病变组织的一种治疗方法；电干燥治疗是将电极接触或插入皮损，利用高频电流产生的高热，使病变组织脱水、炭化的一种治疗方法。在治疗过程中，两种治疗方式同时存在。电火花和电干燥治疗的作用深度较浅。对深在的皮损进行治疗时，可将焦痂刮除后再治疗，直到完全去除皮损为止。

2. 电凝固治疗　利用高频电在组织内产生的热能，仅使组织蛋白凝固，而无炭化发生。治疗所用的电压较低。治疗时，将电极插入病变组织。单极治疗时，仅电极周围组织发生凝固，适用于较小皮损的治疗。双极治疗时，可使两电极间的组织发生凝固，适用于范围较大的皮损的治疗。

3. 高频电脱毛　利用高频电产生的热能使毛囊发生凝固性破坏，而致永久性脱毛。治疗所用的电压较低，电流亦较小。治疗前数日剃去毛发。治疗时，将细的针状电极按毛干方向，由毛囊口插入 2～3 mm，然后开通电流。通电时间视电流大小而定，应避免损伤毛囊周围组织。治疗完毕后，用镊子轻拔毛发，如能轻易拔脱，则表明治疗成功。高频电脱毛远较电解脱毛快。

4. 高频电灼治疗腋臭　高频电灼仪（半岛医疗公司，型号为 BodyTite）的治疗间距固定，治疗深度和能量维持时间可调节，高频能量能精准地作用于大汗腺所在组织，且很好地避免表皮热灼伤。操作流程如下。①患者平卧，双臂屈肘并置于头下，标记术区（腋毛区外 2 cm），消毒、铺巾，用 0.25% 利多卡因局部浸润麻醉。②高频电灼治疗，参数设定如下。切断温度 95 ℃，深度 3.5～4.5 mm，持续时间 1800～2200 ms。治疗头垂直紧贴皮肤，适当用力按压进针，听到提示音后再提起手柄，每次治疗部位重叠10%。③观察治疗后的皮肤反应，局部柔软且无变性、缺失提示正常。④术后冰敷 30 分钟，外涂烧伤膏、莫匹罗星等预防烧伤和感染，用纱布包扎。

（二）注意事项

应严格按照无菌操作技术规范进行治疗和术后护理。对紧邻骨、软骨和关节的皮损进行治疗时，应避免对周围组织造成损伤。对有瘢痕疙瘩体质的患者不宜应用。

（三）适应证

高频电美容治疗技术广泛适用于去除各种皮肤良性赘生物，也可用于小的皮肤恶性肿瘤的治疗，但治疗范围必须至少超过肿瘤边缘 0.5 cm，以免复发。

三、任务实施

高频电美容治疗作为皮肤科常用技术经常与其他治疗相结合以达到更好的治疗效果。

（一）高频电针联合 595 nm 脉冲染料激光治疗皮肤囊肿

利用高频电针排出囊内容物，取出囊壁以预防复发；随后利用脉冲染料激光选择性地破坏囊肿内的微血管，使血管闭塞，减少出血，减轻高频电针对皮肤的损伤。

1. 高频电针治疗　患者取坐位或平卧位，常规消毒、铺巾，用 1% 利多卡因局部麻醉。持电针在囊肿中央隆起处快速灼烧一个直径为 0.1 ~ 0.2 cm 的孔，挤压 2 次囊壁，让囊内容物排出；再用无菌有齿镊把残余内容物取出，用生理盐水冲洗；用手指挤压囊壁四周皮肤，使囊壁与周围组织松解、分离；再用有齿镊将松解、分离的囊壁从孔中拉出，并检查囊壁是否完整。

2. 脉冲染料激光治疗　高频电针治疗结束后，随即使用脉冲染料激光（Vbeam Ⅱ型，波长为 595 nm）治疗。治疗参数：脉宽 0.45 ms，光斑直径 7 mm，能量密度 6.0 ~ 8.0 J/cm^2，治疗光斑重叠率 < 20%。对囊肿部位进行照射，局部呈淡紫色为治疗终点。然后用无菌敷料包扎。若囊肿在术前已发炎，可在术后适量口服头孢地尼 3 ~ 5 天。

本治疗方法具有创伤小、出血少或不出血、痛苦小、操作简单、恢复快、不用缝合等优点，特别适用于囊肿较小、多发性囊肿和不愿进行手术而对美容效果要求较高的患者。

（二）高频电联合 ALA 光动力疗法治疗外阴尖锐湿疣

高频电联合 ALA-PDT 治疗外阴尖锐湿疣安全、有效，有利于缩短患者的治疗周期，男性和女性患者的治疗次数和治疗周期相当。

1. 高频电治疗　常规清洁患处，剃除局部毛发。常规消毒，局部麻醉下使用高频电治疗（绵阳索尼克电子，型号为 SNK/CZ181）对各个皮损逐一气化，去除肉眼可见的疣体。术后彻底止血和消毒。

2. ALA-PDT　按照 ALA 的使用说明，将其用生理盐水避光配制成质量浓度为 25% 的溶液，封包 3 小时。封包结束后使用半导体激光治疗机（武汉亚格，型号为 LD600-C）给予 635 nm 红光局部照射 20 分钟，保证每个光斑的能量密度为 100 J/cm^2。对累及尿道口的皮损采用配套光纤照射，对累及子宫颈部位者采用配套光源棒照射。

术后给予 5% 聚维酮碘溶液常规消毒术后创面，每日 2 次。复诊时用醋酸白试验确定有无新发的肉眼可见的疣体。若有，则重复上述治疗。患者开始治疗后，每周复诊 1 次。若连续 4 周未见复发，则改为每 2 ~ 4 周复诊 1 次，直至连续 12 个月随访而无皮损复发。

（三）高频电联合局部外用药治疗扁平疣

单纯局部外用药治疗耗时长、见效慢。高频电治疗定位准确、操作简单，可以对HPV产生直接的杀伤作用，并且局部免疫系统被激活，增加了抗病毒能力，与药物联合治疗可降低复发率。

首先用聚维酮碘溶液对皮损部位消毒，然后在每处皮损表面涂抹复方利多卡因软膏，1小时后开始治疗。使用高频电子手术治疗仪（北京西化仪科技有限公司）对每处皮损进行点触式灼烧，去除扁平疣疣体组织。皮损结痂，痂皮脱落后采用局部外用药进行治疗，每日交替使用利巴韦林喷雾剂和重组人干扰素 α-2b 软膏，7 天为 1 个疗程，连续治疗 1 个月。

（四）高频电刀联合中药熏洗治疗肛门部尖锐湿疣

高频电刀联合中药熏洗治疗能有效促进肛门部手术创面的愈合，减轻治疗所导致的痛苦，减少肛门部尖锐湿疣的复发。

1. 术前准备　术前 1~2 天进流食。手术当日清晨清洁病变部位并给予灌肠清洗，肛门部位备皮，同时用醋酸白试验对疣体及周围轻微的或潜在的 HPV 感染皮肤进行显示。患者取截石位，采用局部麻醉，使用高频电刀对病灶进行灼烧。在切除病灶的过程中，高频电刀须紧贴疣体根部，清除组织的深度不超过真皮浅层，疣体消除后有效止血。术后对所有患者均给予重组人干扰素 α-2β 软膏和抗炎治疗，嘱患者 24 小时后再排便，排便后用温水清洗肛门处。

2. 坐浴　取五倍子 60 g、朴硝 20 g、桑寄生 20 g、苦参 60 g、黄柏 20 g、白及 20 g、明矾 20 g，加水 2500 ml，浸泡 20 分钟左右，然后将其煎至 1500 ml，倒入治疗专用盆中。嘱患者立即熏蒸 10 分钟左右，待药液温度降至皮肤可耐受的温度后坐浴 15 分钟左右即可。于清晨及睡前各治疗 1 次，连续治疗 4 周。术后治疗 1 个疗程后随访 8 个月，用醋酸白试验检测疣体是否复发。

五倍子含有一定量的没食子酸，其能够较好地抑制肛门部大部分的病毒和细菌，并具有较好的凝血与镇痛功能；苦参与黄柏同样有较好的抑制病原菌的作用，且其在抗菌谱上还能与五倍子互补；白及能够促进凝血功能；明矾能够止血、凝血、杀灭病毒。

复习思考题

1. 简述高频电美容治疗的治疗方法。
2. 除了上述的联合治疗，还可以扩展出哪些联合治疗方案？

3. 多项选择题。

以下治疗方法中可以用于面部寻常疣的治疗的是（　　　）

A. 高频电   B. CO_2 激光

C. 化学剥脱法   D. 点阵激光

E. 调 Q 激光

（刘　东）

参考文献

［1］朱学骏，顾有守，王京. 实用皮肤病性病治疗学. 4 版. 北京：北京大学医学出版社，2017.

［2］陈阳美. 高频电针联合 595 nm 脉冲染料激光治疗皮肤囊肿的疗效观察. 中国美容医学杂志，2018，27（9）：15-17.

［3］钱熙亮. 高频电灼与 CO_2 激光治疗腋臭的疗效比较分析. 医药前沿，2020，10（14）：78-79.

［4］杨戈. 5-ALA 光动力联合高频电治疗外阴尖锐湿疣男女患者治疗次数和治疗周期差异分析. 四川医学，2019，40（3）：249-251.

［5］云小君. 高频电灼联合局部外用药治疗扁平疣疗效观察. 中国美容医学，2019，28（4）：48-51.

［6］王亚波. 高频电刀联合中药熏洗治疗肛门尖锐湿疣疗效观察. 中国性科学，2016，25（4）：86-89.

我的笔记

模块六　色素性皮肤病的诊断与治疗

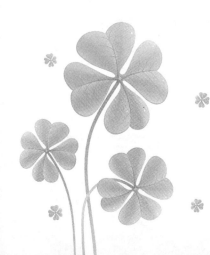

正常皮肤的颜色主要由两个因素决定：其一为皮肤内色素的含量，即皮肤黑色素、胡萝卜素及皮肤血管中氧合血红蛋白与还原血红蛋白的含量；其二为皮肤的解剖学差异，主要是皮肤的厚度，特别是角质层和颗粒层的厚度。黑色素是决定皮肤颜色的主要色素，本模块主要介绍黑素细胞、黑色素生成异常所造成的色素性皮肤病的诊断和治疗。

任务一　雀斑的诊治

✿ 学习目标

1．知识目标

（1）掌握雀斑的治疗方法。

（2）熟悉雀斑的诊断要点和鉴别诊断。

（3）了解雀斑的病因和发病机制。

2．技能目标

（1）能正确诊断雀斑。

（2）能制订雀斑的治疗方案。

（3）能对雀斑患者进行健康指导。

3．素质目标

（1）尊重、理解美容就医者，保护其隐私。

（2）遵守职业道德，科学指导，实事求是。

（3）严谨认真，团结协作，精益求精。

一、任务导入

案例：患者女性，未婚，26岁。患者在19岁时面部就长满了雀斑，一直深受其困扰。为了祛斑，她尝试了各种所谓的祛斑偏方，如白醋加食盐、柿子叶、牛奶加珍珠粉等等。她也使用过各种祛斑产品，可是效果并不明显，有些产品在使用之后雀斑反而增多，皮肤也变得越来越敏感。

根据患者的情况，她可能患有什么皮肤病？目前有哪些方法可以有效治疗该病？

二、任务分析

雀斑是一种常见于面部的褐色点状色斑，家族聚集发病的患者其雀斑可能与常染色体显性遗传有关，致病基因定位于4q32–q34。

【病因和发病机制】

雀斑的发病因素包括遗传因素和环境因素。雀斑的发病有家族聚集现象，目前倾向于认为其可能为常染色体显性遗传病。遗传因素是雀斑发病的主要因素，光照影响雀斑的外在表现，日光暴晒或X线、紫外线过多照射均可诱发或加重雀斑。

【诊断要点】

（1）雀斑多见于浅肤色和干性皮肤的个体，一般始发于5～10岁的儿童，且女性患者多于男性患者。

（2）雀斑好发于曝光部位，一般左右对称出现，如面部（尤以双侧面颊部和鼻部为甚）、颈部和手背等处。

（3）典型皮损为淡褐色至褐色、针尖至米粒大小的斑点，呈圆形、卵圆形或略呈不规则形，散在分布，互不融合，数目不一（图6-1-1）。

（4）受紫外线照射影响，雀斑常于春夏季加重，于秋冬季减轻。非曝光部位和黏膜不受累。患者无自觉症状。

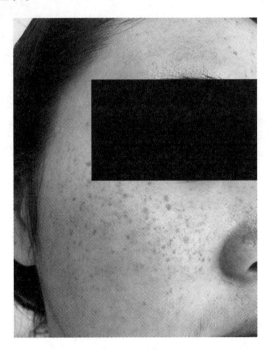

图6-1-1　雀斑

【鉴别诊断】

雀斑应主要与雀斑样痣相鉴别。雀斑样痣为皮肤或黏膜上的褐色、黑褐色或黑色斑点。该病常见，可发生在皮肤的任何部位及皮肤黏膜交界处或结膜；皮损一般为米粒至豌豆大（直径常不超过 5 mm），边界清楚，表面光滑或轻微脱屑；可散发、单发或多发，但不融合；可局限于某一部位，亦可泛发于全身（图 6-1-2）。日晒后的雀斑样痣颜色不加深，冬季亦不消失。本病自婴幼儿期至成年各时期均可发生，皮损持续存在，不会自行消退。患者无任何不适。该病的病理学变化为表皮黑色素增多、基底层黑素细胞增多、真皮乳头及表皮突延长，真皮上部有噬黑素细胞。

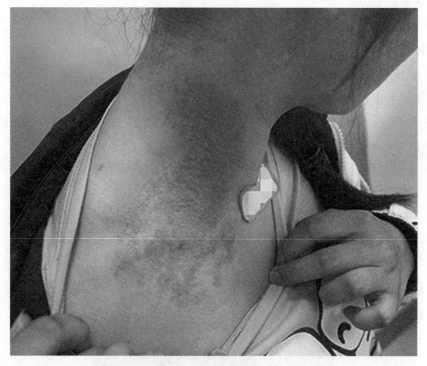

图 6-1-2　雀斑样痣

【组织病理学】

表皮基底层黑素细胞体积较大，树枝状突起明显，但黑素细胞的数目未见增多，基底细胞内黑色素颗粒的数量增多。

【对容貌的影响】

面部雀斑可影响患者的容貌，给患者带来较大的心理压力，严重影响患者在社交时的自信心，因此患者的治疗需求通常较为迫切。

三、任务实施

【健康指导】

日常生活中应避免过度的日光照射，外出时应采取物理防晒措施或使用合适的防晒霜。由于日晒是雀斑发生的一个重要因素，所以患者应尽量避免长时间日晒，尤其是在夏季。

在饮食方面要注意多食用富含维生素 C 和维生素 E 的新鲜水果和蔬菜；少摄入光敏性药物和食物，如补骨脂素、甲氧沙林等；保持充足的睡眠，避免熬夜；保持心情舒畅、愉快，避免焦虑、抑郁的精神状态。切忌随便使用药物点涂，以免留下瘢痕，必要时在医生的指导下合理用药。

【药物治疗】

外用药物是治疗雀斑的基本方法之一。颜色较轻者可使用局部外用药，由此可起到减轻雀斑颜色的作用。常用的外用药有 3% 氢醌霜、0.05% 维 A 酸乳膏和维生素 E 乳膏。

【美容治疗】

在雀斑的诸多治疗方法中，激光治疗有较好的疗效，目前临床上应用较为广泛。激光治疗雀斑是根据选择性光热作用的原理，使用可被选择性吸收的波长、小于或等于热弛豫时间的脉宽、适当能量的激光，使色素颗粒瞬间爆破，而不损伤附近的组织，减少留下瘢痕的可能。常被用来治疗雀斑的激光有倍频 Nd：YAG 激光、Q 开关红宝石激光、Q 开关翠绿宝石激光和强脉冲光。

治疗雀斑时倍频 Nd：YAG 激光的波长选择 532 nm，脉宽为 7～10 ns，大部分患者经过 1～2 次治疗可治愈。不良反应主要有局部红肿、水疱或血疱形成等，术后立即用冰袋冷敷可减轻肿痛。术后注意创面卫生，避免感染，7～10 天结痂，痂皮可自行脱落。术后应严格防晒，以减少雀斑复发。现有研究发现，术后局部外用表皮生长因子乳膏或凝胶虽不能减少经表皮的水分流失量，但是可以显著降低黑色素指数和炎症后色素沉着的发生率。使用 Nd：YAG 激光治疗雀斑时两次治疗间隔 4～6 个月。

治疗雀斑时 Q 开关红宝石激光的波长为 694 nm，脉宽为 25～30 ns，术后不良反应主要是永久性的色素减退，现临床上较少将其用于治疗雀斑。

治疗雀斑时 Q 开关翠绿宝石激光的波长为 755 nm，脉宽为 45～100 ns，其作用类似于 Q 开关红宝石激光。临床应用显示该激光治疗雀斑高效且安全。

治疗雀斑时强脉冲光的波长为 400～1200 nm，其冷却系统可降低周围组织的温度，从而减轻损伤程度，术后患者有轻微的烧灼感和暂时性红斑。该激光一次清除率低，需多次治疗。

复习思考题

1. 简述雀斑的诊断要点和鉴别诊断。

2. 结合所学知识与美容行业的市场调查，阐述雀斑的常见治疗方案。

3. 单项选择题。

（1）以下关于雀斑的描述错误的是（　　　）

A. 随年龄的增长而增多

B. 多见于女性

C. 为常染色体显性遗传病

D. 常发生于面部，呈多发性、对称性

E. 日晒后症状可加重

（2）以下属于常染色体显性遗传病的是（　　　）

A. 白癜风　　　　　　　　　B. 雀斑

C. 黄褐斑　　　　　　　　　D. 黑变病

E. 湿疹

任务二　黄褐斑的诊治

学习目标

1. 知识目标

（1）掌握黄褐斑的治疗方法。

（2）熟悉黄褐斑的诊断要点。

（3）了解黄褐斑的病因和发病机制。

2. 技能目标

（1）能正确诊断黄褐斑。

（2）能制订黄褐斑的治疗方案。

（3）能对黄褐斑患者进行健康指导。

3. 素质目标

（1）尊重、理解美容就医者，保护其隐私。

（2）遵守职业道德，科学指导，实事求是。

（3）严谨认真，团结协作，精益求精。

一、任务导入

案例：患者女性，已婚，35 岁，2019 年 5 月 6 日初诊。主诉颧部、额部、鼻背处可见淡褐色斑片，呈对称性分布，已有 5 年。近半年来色斑有加深趋势，面色晦暗。平时情绪抑郁，失眠多梦，月经量少、色暗、有血块，月经期常有腹痛，伴有乳房胀痛。

根据患者的主诉，患者可能患有哪种皮肤病？该病和哪些因素有关？该病需要与哪些疾病相鉴别？

二、任务分析

黄褐斑是一种常见的获得性色素增多性皮肤病，好发于面部，多呈蝶形分布。

【病因和发病机制】

黄褐斑的病因和发病机制尚未完全明确，与日光照射、激素水平变化、遗传易感性、血管因素、营养状况及精神因素等均有一定关系。黑色素代谢障碍、表皮屏障功能受损、炎症反应、血流淤滞是本病发生的主要机制。长期紫外线照射后表皮屏障受损，Toll 样受体 2、Toll 样受体 4 等表达上调，炎性细胞因子释放增多，使酪氨酸酶活性增加，促进了黑色素的合成及转运。同时，黄褐斑皮损区真皮血管数量增多，局部血管内皮生长因子（VEGF）表达上调，血流淤滞，这些也参与了本病的发生。性激素水平及其受体分布异常、甲状腺功能异常等也与女性黄褐斑的发病有关。

【诊断要点】

（1）女性多发，主要发生在青春期后，男性也可患病。

（2）皮损常对称分布于颧部和颊部，呈蝴蝶形，亦可累及额部、鼻部、口周或颏部。

（3）皮损为大小不一、边缘清楚的黄褐色或褐色斑片，无炎症表现，其上无鳞屑覆盖，日晒后色素加深（图 6-2-1）。

（4）病情可有季节性，常在春夏季加重，在秋冬季减轻。

（5）患者无自觉症状。病程不定，可持续数月或数年。

（6）诊断时应排除其他疾病，如颧部褐青色痣、雀斑、里尔黑变病（Riehl's melanosis）、西瓦特皮肤异色病（Civatte 皮肤异色病）引起的色素沉着。

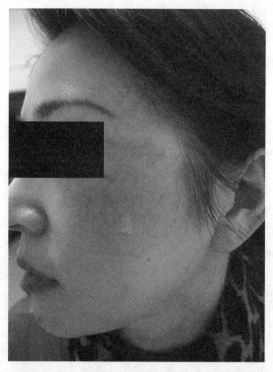

图 6-2-1　黄褐斑

【组织病理学】

表皮基底层、棘层黑色素合成活跃，黑色素增多，但无黑素细胞增殖；真皮上部可见游离黑色素颗粒或黑色素颗粒被嗜黑素细胞所吞噬，无炎症细胞浸润。

【皮肤影像学检查】

反射式共聚焦显微镜（reflectance confocal microscopy，RCM）检查显示，表皮和真皮交界处可见圆形或椭圆形黑色素颗粒，部分真皮浅层可见散在、折光性强的噬黑素细胞。

【对容貌的影响】

由于该病可影响美观，患者的精神压力较大。生活质量研究显示，黄褐斑对情绪状态、正常社交及日常生活均有严重的负面影响。

三、任务实施

【健康指导】

首先应寻找病因，并做出相应处理。避免日光照射，在春夏季节外出时面部应外用遮光剂。应保持情绪稳定，适当调节精神和心理压力，保证充足的睡眠。这些都可以有效减轻黄褐斑。

【药物治疗】

1. 外用药物治疗

（1）防晒产品。长期紫外线照射可使黑素细胞增殖，增加黑素细胞对促黑素细胞激素的反应性，刺激黑素细胞的有丝分裂，尤其在面颊部更为明显。因此，长期外用防晒产品进行保护是预防和治疗黄褐斑的重要措施。

在防晒产品的选择上，应尽量选择低致敏性并同时具有 UVA、UVB 防护作用的产品，一般建议使用 SPF > 30 且具有耐水性的广谱防晒产品。

（2）皮肤屏障修复剂。神经酰胺是存在于皮肤角质层的一种脂类，皮肤屏障功能降低时，给予皮肤神经酰胺可迅速恢复皮肤的保湿和屏障功能。临床中多使用以神经酰胺为主要成分的生理性脂质屏障修复剂或医学护肤产品来进行皮肤屏障的修复。外用胶原蛋白或类人胶原蛋白敷料、透明质酸敷料均可起到促进皮损修复及恢复皮肤屏障功能的作用，因此这两种敷料常被用于辅助治疗黄褐斑。外用含有甘油、尿素、凡士林、牛油、果油等成分的护肤品可以起到补水保湿、加固皮肤屏障的作用，黄褐斑患者可以使用含有这些成分的医学护肤品来进行日常的皮肤护理。

（3）抗氧化剂。局部外用抗氧化剂是临床广泛应用的治疗黄褐斑的措施之一。氢醌（即对苯二酚）是一种强效抗氧化剂，能阻断酪氨酸酶催化酪氨酸转化为二羟基苯丙酸的过程，从而控制黑色素的生物合成，但其并不毁损黑素细胞，也不影响已合成的黑色素，所以一直以来被认为是黄褐斑等色素性疾病的标准用药，其洗剂、霜剂在临床上被广泛应用于黄褐斑的治疗。但因其存在诸如皮肤红斑、脱屑、接触性皮炎等不良反应，常与其他外用药联用，以减少不良事件的发生，并提高患者的依从性和疗效。

超声波面部导入维生素 C 联合局部外用烟酰胺凝胶治疗黄褐斑也有显著的疗效。含维生素 E 的乳霜也是经典的辅助治疗黄褐斑的外用制剂，如果单独使用，可在使用 1~3 个月后起到淡化色斑的疗效；如果联合其他治疗措施，可缩短起效时间，提高患者的满意度。

（4）其他外用药物。如维 A 酸、糖皮质激素等。

2. 系统性药物治疗

（1）氨甲环酸。氨甲环酸外用、口服或静脉给药均可以抑制紫外线诱导的色素沉着，发挥快速、持久的减轻色素的作用，是目前最重要的黄褐斑治疗药物。低剂量长期口服氨甲环酸是一种治疗黄褐斑较为安全有效的方法。近年来，采用纳晶微针面部导入氨甲环酸来治疗黄褐斑也取得了显著的疗效。

（2）还原型谷胱甘肽。还原型谷胱甘肽是人类细胞质中自然合成的一种含巯基的三肽，广泛分布于机体的各个器官内，通过巯基与体内自由基结合，转化成容易代谢的酸类物质。还原型谷胱甘肽可加速自由基的排泄，具有强大的抗氧化功效；同时可抑制酪氨酸酶的活性及黑色素的形成。还原型谷胱甘肽可用于辅助治疗黄褐斑，针剂可静脉注射，片剂可长期口服，效果确切，无明显不良反应。

（3）维生素类。因黄褐斑患者体内可能存在氧化与抗氧化平衡紊乱，故联合应用抗氧化剂治疗黄褐斑有一定的效果。维生素 E 是一种脂溶性维生素，又称生育酚，是人体最主要的抗氧化剂之一。其作用于黄褐斑的机制可能为通过抗氧化自由基抑制酪氨酸的氧化反应，从而减少黑色素的形成，同时减少脂质过氧化物损伤黑素细胞引起的黑色素释放增加。维生素 C 也是人体重要的抗氧化剂，能还原机体代谢产生的 H_2O_2，保护维生素 E 免受氧化。维生素 C 联合还原型谷胱甘肽治疗还可提高疗效。维生素 C 可静脉注射，亦可口服。维生素的功效虽然确切，但单独使用的效果有限，一般建议联合其他药物或物理方法来治疗黄褐斑。

（4）中药。活血化瘀类中药可降低血清雌二醇、卵泡刺激素等性激素水平，起到调节机体内分泌的作用，这些激素与黄褐斑的形成密切相关。现代药理研究证实，许多中药具有很强的抗氧化、抑制酪氨酸酶活性、抗维生素 E 缺乏的作用。

临床上多应用桃红四物汤加减六味地黄丸等联合抗氧化剂行中西医结合治疗黄褐斑，可起到活血化瘀、疏肝解郁、淡化色斑的效果。参苓白术散、六君子汤等方剂可起到修复皮肤屏障的作用，其机制可能为增加皮肤角质层中的神经酰胺含量。

【美容治疗】

1. 激光治疗　激光已被证实是一种治疗黄褐斑的有效方法，其中大光斑、低能量的 Q 开关 1064 nm 激光的应用较为普遍。波长为 1064 nm 的激光穿透深，远离黑色素吸收峰值，正常表皮吸收少，能在最大限度地减轻损伤的前提下分解色素，且对深肤色人群也有效。但治疗后复发较快，复发率较高，因此需要联合治疗，以降低复发率。少部分患者会出现色素减退、色素沉着等不良反应。因此，在使用 Q 开关 1064 nm 激光治疗黄褐斑的同时，应联合至少 1 种外用药或内用药以抑制黑色素形成、减少复发、提高患者的满意度。

2. 强脉冲光治疗　强脉冲光与激光相比，其能量柔和，色素沉着等不良反应的发生率低，尤其是自从应用完美脉冲技术（OPT）的新型强脉冲光治疗仪问世以来，黄褐斑的治疗取得了令人满意的进展。单独使用强脉冲光治疗黄褐斑即可取得较好的疗效，近年来，强脉冲光治疗已逐渐成为治疗黄褐斑的常用方案。

强脉冲光与其他治疗方法（如 Q 开关激光治疗）联合应用的疗效显著，具有较高的安全性。联合口服或外用药物、中药面膜、针刺等也均有确切的疗效。

3．化学剥脱　化学剥脱作为一种经过了时间考验的方法，至今仍广泛应用于临床。由于该方法可以清除黑色素，而不抑制黑素细胞或阻碍黑色素合成，通过引起局限性剥脱，使表皮和真皮重建，因此，可用于治疗难治性表皮型黄褐斑，并可增强外用药的治疗效果。目前，最常用于治疗黄褐斑的剥脱剂包括羟基乙酸、水杨酸、三氯醋酸、乳酸及维 A 酸等。

化学剥脱在浅肤色人群中的接受度较高，深肤色人群应用后容易发生炎症反应和色素沉着，甚至黄褐斑加重。可将该方法与激光治疗、外用药物联合应用，以减轻不良反应，提高疗效和患者的满意度。

复习思考题

1．简述黄褐斑的诊断要点和鉴别诊断。

2．结合所学知识与美容行业的市场调查，阐述黄褐斑的常见治疗方案。

3．单项选择题。

（1）以下关于黄褐斑的说法错误的是（　　　）

A．为黄褐色或深褐色斑片，边缘清楚，其上无鳞屑覆盖

B．与体内雌激素水平有关

C．可见于肝胆疾病患者或肾病患者

D．多累及颜面部，呈对称性分布

E．常有瘙痒、灼痛

（2）下列因素中与黄褐斑的发病有关的是（　　　）

A．日光照射　　　　　　　　　B．妊娠

C．口服避孕药　　　　　　　　D．免疫功能异常

E．以上都是

4．案例分析题。

患者女性，45 岁，主诉面部出现黑斑 1 年，加重 2 个月；其面部皮疹于冬季减轻，夏季加重。视诊见颧部约 1 cm×2 cm 大小的黄褐色斑片，境界尚清，上无鳞屑附着。

（1）该患者的疾病可诊断为（　　　）

A．雀斑　　　　　　　　　　　B．太田痣

C．黄褐斑　　　　　　　　　　D．黑变病

E．以上都不是

（2）以下关于上述疾病的描述不正确的是（　　　）

A. 多伴有月经紊乱 　　　　　B. 发病与化妆品无关

C. 可伴有肝脏疾病 　　　　　D. 遗传因素与该病有较密切的关系

E. 日光照射常可加重皮损

（3）该患者不应采取的治疗方法为（　　　）

A. 积极去除病因 　　　　　　B. 治疗原发疾病

C. 加强日晒 　　　　　　　　D. 抑制黑色素形成

E. 服用理气活血的中药

（4）关于上述疾病不宜选用的内用药物是（　　　）

A. 维生素C 　　　　　　　　B. 维生素E

C. 氨甲环酸 　　　　　　　　D. 具有活血化瘀功效的中药

E. 糖皮质激素

（5）以下关于该病的外用药物治疗的描述中错误的是（　　　）

A. 5% 二氧化钛霜 　　　　　B. 0.1%SOD（超氧化物歧化酶）霜

C. 1% 维A酸霜 　　　　　　D. 15% 壬二酸霜

E. 1% 曲酸霜

（6）以下关于该患者的预防保健措施，错误的是（　　　）

A. 饮食起居规律 　　　　　　B. 避免日晒

C. 保持乐观的心态 　　　　　D. 外出不需要采取特殊的防晒措施

E. 补充营养物质

功能插页

黄褐斑的皮肤镜检查

黄褐斑的临床表现为形状不规则的浅褐色至深褐色斑片。临床上若病变形态、分布典型，通常比较容易诊断；若病变形态和分布不典型，如皮损面积较小、发病部位不典型，则难以准确诊断。由于患者常以美容的目的来医院就诊，所以很难接受活检。皮肤镜是诊断色素性皮肤病的一种无创性检查手段，且黄褐斑的皮肤镜特征与病理学改变存在一定的关系。黄褐斑的皮肤病理学表现为表皮层黑色素含量增加。皮肤镜检查可见淡黄褐色、均匀一致的斑片。黄褐斑皮损部位可出现毛细血管扩张、炎症细胞浸润的病理学改变，在皮肤镜下表现为毛细血管网及淡红色斑片（图 6-2-2 ~ 6-2-4）。

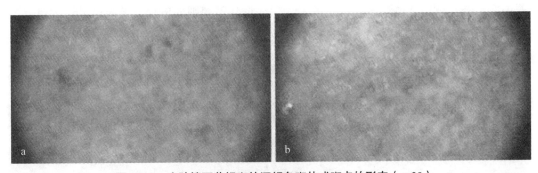

图 6-2-2 皮肤镜下黄褐斑的深褐色斑片或斑点的形态（×20）

a.毛囊周围可见深褐色斑片；b.深褐色颗粒状斑片或聚集性沙砾状斑点

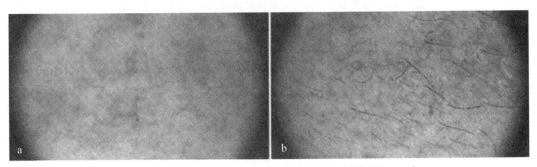

图 6-2-3 皮肤镜下黄褐斑处的毛细血管分布模式（×20）

a.边界不清的淡红色斑片及树枝状分布的毛细血管网；b.网状分布的毛细血管网

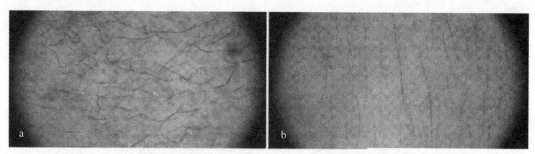

图 6-2-4　同一患者皮肤镜下皮损部位（a）与正常皮肤（b）的毳毛形态（×20）

a. 黄褐斑皮损部位的毳毛增粗、变黑；b. 正常皮肤的毳毛形态

　　皮肤镜还可用于黄褐斑的鉴别诊断，如与氢醌引起的褐黄病、雀斑、炎症后色素沉着相鉴别。褐黄病的皮肤镜表现为灰蓝色大颗粒状的不均匀斑片；雀斑的皮肤镜表现为圆形或椭圆形淡黄褐色斑片，可见边界清晰的褐色沙砾状斑点；激光治疗术后的色素沉着表现为淡红色斑片或淡黄色、质地不均匀、形状不规则的斑片，毛周可见淡黄色、圆形至椭圆形斑片（图 6-2-5）。

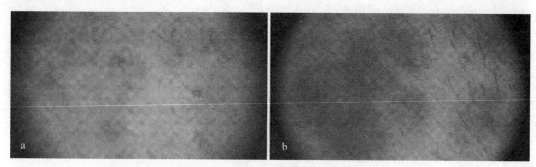

图 6-2-5　雀斑和激光治疗术后色素沉着的皮肤镜表现（×20）

a. 雀斑；b. 激光治疗术后的色素沉着

任务三　太田痣的诊治

❀ **学习目标**

1. 知识目标

（1）掌握太田痣的治疗方法。

（2）熟悉太田痣的诊断要点。

（3）了解太田痣的病因和发病机制。

2. 技能目标

（1）能正确诊断太田痣。

（2）能制订太田痣的治疗方案。

（3）能对太田痣患者进行健康指导。

3. 素质目标

（1）尊重、理解美容就医者，保护其隐私。

（2）遵守职业道德，科学指导，实事求是。

（3）严谨认真，团结协作，精益求精。

一、任务导入

案例： 患者男性，18 岁，因右侧眼部周围青褐色斑片而就诊。专科检查：右侧眼周可见灰褐色斑片，边界不清，弥漫性分布。同侧巩膜颜色正常。无水肿、出血现象。

二、任务分析

太田痣又称眼上腭部褐青色痣，是一种临床较常见的色素性皮肤病，表现为眼、上颌三叉神经分布区域的蓝灰色或灰褐色斑片，好发于东方人及黑种人。日本人的患病率较高，我国部分地区的人群患病率为 0.16%。

【病因和发病机制】

太田痣的发生可能与遗传有关，该病属于常染色体显性遗传病。在胚胎发育期间，黑素细胞由神经嵴向表皮移行时发生障碍而滞留在真皮内。也有观点认为，该病是一种与蓝痣类似的错构瘤或痣样损害，并非黑素细胞残留所致。部分患者的真皮黑素细胞中存在雌激素、孕激素、雄激素受体，这与青春期太田痣的发生和加重有关。

【临床表现】

约 50% 的太田痣在出生时即发病，另一发病高峰是在青春期。多数太田痣为单侧发病，皮损发生于一侧面部，特别是三叉神经第 1、第 2 支分布区域，表现为眼周、颞部、颧部、前额及鼻部的蓝灰色、灰褐色斑点或斑片，边界不清，呈网状或弥漫性分布（图 6-3-1）。皮损随年龄的增长而颜色加深、面积扩大。同侧巩膜色素斑常见，偶见鼻部、口腔和颅内色素斑。少数呈双侧发病，也可与鲜红斑痣及伊藤痣伴发。本病持久存在，无自愈倾向，极少发生恶变。

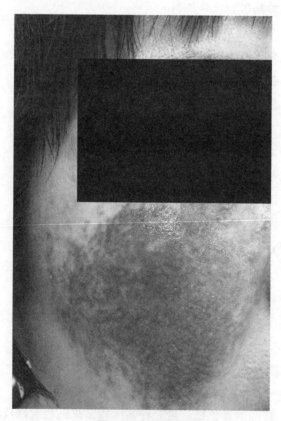

图 6-3-1　太田痣

【组织病理学】

真皮乳头层和网状层上部可见梭形或树突状黑素细胞聚集，黑素细胞含大量色素颗粒。依据黑素细胞的分布可将太田痣分为浅在型（色素细胞位于真皮浅层）、深在型（色素细胞位于真皮深层）和弥漫型（色素细胞位于真皮全层）。

模块六　色素性皮肤病的诊断与治疗

【皮肤影像学检查】

RCM 检查显示，表皮、真皮交界处无色素颗粒增加，部分患者的真皮浅层和中层有散在条索状或团块状色素颗粒沉积。

【诊断和鉴别诊断】

根据皮损的发生部位和典型的色素改变即可诊断，须与颧部褐青色痣、蓝痣及咖啡斑等相鉴别。

三、任务实施

太田痣严重影响患者的容貌和心理健康，应积极治疗。液氮冷冻、磨削等传统治疗方法因治疗效果差、副作用多而被淘汰。目前，该病常用的治疗方法包括波长为 694 nm 的 Q 开关红宝石激光、波长为 755 nm 的 Q 开关翠绿宝石激光及波长为 1064 nm 的 Nd∶YAG 激光治疗，美容治疗效果较好，副作用少见。

复习思考题

1. 简述太田痣的诊断要点和鉴别诊断。

2. 结合所学知识与美容行业的市场调查，阐述太田痣的常见治疗方案。

3. 单项选择题。

以下关于太田痣的描述正确的是（　　　）

A. 与日晒有直接关系　　　　B. 急性发病

C. 属于遗传病　　　　D. 可行局部脱色治疗

E. 疾病的恶性程度高

4. 案例分析题。

患儿 5 岁，右耳前青色斑 3 年。3 年前无明显诱因右耳前出现褐色点状皮损，皮损逐渐增大。视诊见上述部位 1.5 cm×1 cm 大小的青褐色斑片，稍隆起，上无毛发，境界清楚。

（1）根据上述情况，患儿可被诊断为（　　　）

A. 黄褐斑　　　　B. 太田痣

C. 着色性干皮病　　　　D. 黑变病

E. 雀斑

（2）上述患儿的疾病最常见的病因是（　　　）

A. 遗传因素　　　　B. 日晒

C. 内分泌失调

D. 外伤后遗症

E. 免疫因素

（3）针对上述患儿的疾病，最佳的治疗方法是（　　　）

A. 脱色

B. 激光治疗

C. 腐蚀

D. 口服 B 族维生素

E. 以上都不是

任务四　颧部褐青色痣的诊治

🍀 学习目标

1. 知识目标

（1）掌握颧部褐青色痣的治疗方法。

（2）熟悉颧部褐青色痣的诊断要点。

（3）了解颧部褐青色痣的病因和发病机制。

2. 技能目标

（1）能正确诊断颧部褐青色痣。

（2）能制订颧部褐青色痣的治疗方案。

（3）能对颧部褐青色痣患者进行健康指导。

3. 素质目标

（1）尊重、理解美容就医者，保护其隐私。

（2）遵守职业道德，科学指导，实事求是。

（3）严谨认真，团结协作，精益求精。

一、任务导入

案例：患者女性，23 岁，因近期左侧颧部出现黑灰色斑点状色斑而就诊。专科检查：患者双侧颧部可见不规则的黑灰色斑点，边界清楚，互相不融合，斑点间肤色正常。

二、任务分析

褐青色痣为颧部对称分布的黑灰色斑点状色素沉着，曾被认为是太田痣的一个变种。1987 年孙启璟等人首先描述了该病。在他们调查的 2677 人中，男性患病率为 0.2%，女性为 1.21%，其发病机制可能与太田痣相同。

【临床表现】

该病的发病年龄较晚，多在 25～45 岁发病，女性多于男性，男女发病比例为 1∶（12.8～17.7），20.9%～25% 的患者有家族史。该病好发于颧部、颞部，少数可见于眼睑、鼻翼部，皮损呈圆形、椭圆形或不规则形，边界较清楚，为粟粒至黄豆大小、孤立不融合的灰褐色、黑灰色或黑褐色斑点，数目不等（数个到数十个），一般为 10～20 个（图 6-4-1），绝大多数呈双侧对称分布。眼和口腔黏膜不受累。患者无自觉症状。

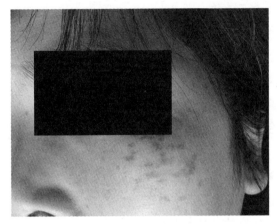

图 6-4-1　颧部褐青色痣

【组织病理学】

表皮正常。主要变化在真皮上部，胶原纤维间散在细小、梭形的黑素细胞，其长轴与胶原纤维平行。电子显微镜显示真皮黑素细胞内含有许多大小不一的各期黑素小体。

【诊断和鉴别诊断】

该病较易诊断，主要应与双侧太田痣、雀斑相鉴别。太田痣在临床上少见，发病年龄早，大多在出生时或 2 岁前发生，皮损沿三叉神经眼支、上颌支走行，大多为单侧性、融合性的色素沉着，常合并眼、口腔黏膜的皮损。太田痣皮损处的真皮层有较多的黑素细胞，但其长轴与胶原纤维不一定平行。雀斑的发病年龄早，多在 5 岁以内发生，皮损为黄褐色斑点，相对较小，有明显的季节性，夏重冬轻，组织病理学检查仅可见表皮基底层黑色素增多。

三、任务实施

该病的治疗方法同太田痣。

任务五　炎症后色素沉着的诊治

❀ 学习目标

1. 知识目标

（1）掌握炎症后色素沉着的治疗方法。

（2）熟悉炎症后色素沉着的诊断要点。

（3）了解炎症后色素沉着的病因和发病机制。

2. 技能目标

（1）能正确诊断炎症后色素沉着。

（2）能制订炎症后色素沉着的治疗方案。

（3）能对炎症后色素沉着患者进行健康指导。

3. 素质目标

（1）尊重、理解美容就医者，保护其隐私。

（2）遵守职业道德，科学指导，实事求是。

（3）严谨认真，团结协作，精益求精。

一、任务导入

案例：患者男性，16 岁，前额部因外伤后出现褐色斑片而就诊。专科检查：额头中线外侧有一褐色斑片，呈椭圆形，最大直径约 2 cm，日晒后加重。自述 3 个月前额部不小心受伤，痂皮脱落后出现褐色斑片。

二、任务分析

本病是指皮肤急性或慢性炎症后继发色素沉着，又称为炎症后黑变病。

【病因和发病机制】

在正常皮肤中巯基与酪氨酸酶的活性相对平衡，使皮肤维持正常颜色，而发生炎症反应时皮肤中的巯基减少，从而解除或部分解除对酪氨酸酶的抑制作用，使其活性增加而引起局部皮肤颜色加深。皮肤色素沉着的严重程度与炎症的严重程度关系不大，而主要取决于皮肤病的性质。一些皮肤病如固定性药疹、脓皮病、带状疱疹、虫咬皮炎、湿疹等在愈后常继发不同程度的色素沉着，其深浅程度和持续时间常因人而异，在深肤色的人和易晒黑的人中持续时间较长。一些皮肤病（如神经性皮炎、扁平苔藓、银屑病等）在愈后色素沉着较轻或发生色素减退。对炎症后色素沉着严重程度差异的研究将有助于进一步阐明黑素细胞与角质形成细胞间的相互关系。当发生某些基底细胞或表皮真皮交界处的炎症性疾病（如盘状红斑狼疮、固定性药疹、扁平苔藓）时，由于黑色素较易进入真皮上部而被噬黑素细胞吞噬或聚集在其周围，会出现较为持久的色素沉着。

【临床表现】

色素沉着一般局限于皮肤炎症部位，色斑可为淡褐色、紫褐色或黑褐色，界限清楚。色素沉着在炎症后显现，历经数周至数月可缓慢消退。日晒或再度发生炎症后则色素进一步加深，甚至出现轻度苔藓化，可持续数年不退（图 6-5-1）。通常色素沉着的形态和分布有助于追溯原有的皮肤病。

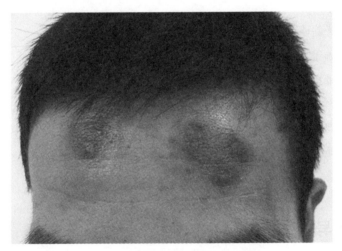

图 6-5-1　炎症后色素沉着伴角化肥厚

【组织病理学】

黑色素沉积于真皮上部和真皮浅层血管周围，主要在噬黑素细胞内。

【诊断和鉴别诊断】

根据既往的皮肤炎症史及随后遗留的色素沉着常易做出诊断。

三、任务实施

确定既往皮肤炎症的可能致病原因，针对性地进行预防和治疗，阻断炎症的进程。

相关预防和治疗措施包括嘱患者避免日晒及其他刺激，局部外用氢醌霜或维 A 酸，以及口服或注射维生素 C 和维生素 E。

任务六　咖啡斑的诊治

学习目标

1. 知识目标

（1）掌握咖啡斑的治疗方法。

（2）熟悉咖啡斑的诊断要点。

（3）了解咖啡斑的病因和发病机制。

2. 技能目标

（1）能正确诊断咖啡斑。

（2）能制订咖啡斑的治疗方案。

（3）能对咖啡斑患者进行健康指导。

3. 素质目标

（1）尊重、理解美容就医者，保护其隐私。

（2）遵守职业道德，科学指导，实事求是。

（3）严谨认真，团结协作，精益求精。

一、任务导入

案例：患儿男性，3 岁，臀部有一直径约 5 cm 的淡褐色斑片，界限清晰。家长表示该斑片自患儿出生时即有，随年龄的增长逐渐增大。其他部位未见同类斑片。

二、任务分析

咖啡斑为界限清楚的色素沉着斑，有时和多发性神经纤维瘤病合并发生。

咖啡斑在出生时或出生后不久即已存在，随着年龄的增长，皮损可增大，数目可增多。皮损散在分布，界限清楚，形状、数目不一，为直径数毫米至 20 cm 或更大的淡褐色斑（图 6-6-1）。除掌跖外，身体的任何部位均可受累，但多发生于面部和躯干。据调查，正常人中有 10%～20% 的人可发生咖啡斑，在患有咖啡斑的正常年轻人中，98.8% 的人的皮损不超过 3 个。有学者指出，如果咖啡斑的最大直径在 1.5 cm 以上并且超过 6 个，即提示有神经纤维瘤存在。本病还可与结节性硬化症和 McCune-Albright 综合征合并发生。

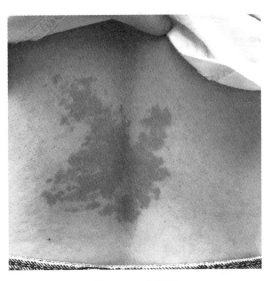

图 6-6-1　咖啡斑

皮损处的表皮内黑素细胞增多，角质形成细胞和黑素细胞内可见散在异常大的黑色素颗粒（巨大黑素小体），直径达数微米。

临床上咖啡斑应与雀斑相鉴别，后者基底层的黑素细胞不会增多。

三、任务实施

咖啡斑通常不需要治疗，若为了美容可选用激光治疗。

任务七　外源性色素沉着的诊治

🍀 **学习目标**

1. 知识目标

（1）掌握外源性色素沉着的治疗方法。

（2）熟悉外源性色素沉着的诊断要点。

（3）了解外源性色素沉着的病因和发病机制。

2. 技能目标

（1）能正确诊断外源性色素沉着。

（2）能制订外源性色素沉着的治疗方案。

（3）能对外源性色素沉着患者进行健康指导。

3. 素质目标

（1）尊重、理解美容就医者，保护其隐私。

（2）遵守职业道德，科学指导，实事求是。

（3）严谨认真，团结协作，精益求精。

一、任务导入

你有参军入伍的梦想吗？如果有文身的话，是不符合参军要求的。文身技术并不复杂，而去除文身的技术则相对复杂。

二、任务分析

外源性色素沉着可由金属颗粒或非金属颗粒引起。前者多由职业性接触或药物所致，称为金属性色素沉着症；后者多由意外事件或蓄意造成，如文身。

（一）金属性色素沉着症

【病因和发病机制】

金属性色素沉着症是指由于职业关系而长期接触的某些金属物质或因疾病而长期应用的某些金属制剂引起的色素沉着。这些金属颗粒通过血液循环沉积于内脏器官、皮肤或黏膜，也可由外部直接渗入皮肤，而使皮肤及黏膜着色。一般金属性色素沉着症多由金、银、汞、铋所致。

【临床表现】

色素沉着泛发于全身，但以暴露部位如面部、手部等处为著，口腔黏膜和巩膜亦可受累。但汞剂不侵犯巩膜。金剂所致的皮损多呈蓝灰色、青紫色或淡紫色，银剂所致者多呈蓝灰色至铅灰色，汞剂所致者呈黄绿色或铅灰色，铋剂所致者呈蓝灰色至黑色。

【组织病理学】

真皮内可见相应的金属颗粒沉积。

（二）人工色素斑

人工色素斑又称文身。

【病因和发病机制】

将各种色素刺入皮肤，即可引起人工色素斑。色素主要为胭脂、氧化铁、硫化汞、甲基蓝、龙胆紫、墨汁、炭末、姜黄等。

【临床表现】

文身以前臂最多见，亦见于躯干，有的遍布全身。图案各异。

【治疗】

激光疗法去除。

（三）爆物沉着症

因职业及各种意外事故，泥沙、煤渣、碎石末等物质的微小颗粒进入皮肤后引起的色素异常性疾病。

【病因和发病机制】

从事某些特殊职业的人群，如煤矿工人、基建工人及某些爆破作业人员等因意外事故，泥沙、煤渣、碎石末、火药等物质的微小颗粒进入皮肤，如不能及时清除，则可形成色素沉着。

【临床表现】

根据粉末的性质及进入皮肤的深浅不同，所引起的临床表现有所不同。煤渣引起的皮损主要呈青灰色至黑色，泥沙引起者呈蓝灰色或黑色，火药引起者呈灰黑色。此外可有淤斑、丘疹或斑疹。皮损主要发生在暴露部位，如面部、手足部等。

【诊断】

依据病史和临床表现不难做出诊断。

三、任务实施

该病主要在于预防，在发生爆炸和外伤事故后，应对受伤部位进行彻底的清创、清洗，将进入皮肤的粉尘全部清除干净。对已形成色素沉着者应根据情况进行处理，可选用激光、电解、手术切除及植皮整形等治疗方法。

任务八　黑变病的诊治

学习目标

1. 知识目标

（1）掌握黑变病的治疗方法。

（2）熟悉黑变病的诊断要点。

（3）了解黑变病的病因和发病机制。

2. 技能目标

（1）能正确诊断黑变病。

（2）能制订黑变病的治疗方案。

（3）能对黑变病患者进行健康指导。

3. 素质目标

（1）尊重、理解美容就医者，保护其隐私。

（2）遵守职业道德，科学指导，实事求是。

（3）严谨认真，团结协作，精益求精。

一、任务导入

案例： 患者女性，35 岁，因自觉面部肤色暗淡、"洗不干净"而就诊。专科检查：患者面部肤色不均，呈粉尘样外观，有大小不等、数量众多的灰紫色色斑，面部可见毛细血管扩张，色斑覆盖粉状鳞屑。自述月经不规律，在皮鞋厂工作。

二、任务分析

黑变病是由于多种因素导致皮肤黑色素代谢紊乱，面部、颈部等部位出现灰紫色至紫褐色色素沉着，其上弥漫性地覆盖着细微的粉状鳞屑，呈特征性的粉尘样外观。

【病因和发病机制】

本病与多种致病因素有关，这些因素大致可归纳为以下几种。

（1）营养不良，维生素 A、维生素 C、维生素 D 和烟酸缺乏。

（2）内分泌功能改变（与性腺、垂体、肾上腺皮质、甲状腺等的功能有关）。

（3）与使用含有致敏原的化妆品有关。

（4）接触焦油、石油及其加工产品。

【临床表现】

（1）皮损好发于面部，尤以额部、颊部、颞部明显，也可扩展到颈部、胸部、腋窝、脐部及前臂。

（2）基本皮损为边缘模糊的灰紫色至紫褐色色斑，在色斑的外围常有小的、围绕毛囊口的色素性斑疹。其间有局限性毛细血管扩张和暂时性充血。患处常有弥漫分布的、细微的粉状鳞屑覆盖，使皮损呈粉尘样外观。

（3）典型病例中皮损的发展大致分为 3 期，即炎症期、色素沉着期和萎缩期。

（4）皮损初起时患者有瘙痒感，发展到一定程度后即稳定不变，无自觉症状。

（5）有使用劣质化妆品史及光感性皮炎表现。

【组织病理学】

黑变病发生早期，表皮基底层液化、变性，真皮血管周围炎症细胞浸润；后期表皮趋于正常，真皮乳头层及乳头下层黑色素大量增多，处于游离状态或被噬黑素细胞吞噬。

【诊断要点】

（1）有外用化妆品、日光照射、接触光敏性物质的病史。

（2）好发于面部、颈部、前臂等暴露部位。

（3）皮损边界不清，伴有毛孔性点状色素沉着，呈粉尘样外观。

（4）皮损初期有瘙痒感，后无自觉症状。

【鉴别诊断】

黑变病主要与以下 6 种皮肤病相鉴别。

1. 黄褐斑　色素沉着部位与黑变病相似，但因黑素小体仅沉着在表皮内，故呈纯褐色。皮损的境界清楚，皮肤无炎症表现，无粉尘样表现。

2. 艾迪生病　色素沉着在黏膜及皮肤皱襞处明显，无炎症表现，有肾上腺皮质功能减退的其他症状，常伴有消化系统、循环系统、内分泌系统功能紊乱等。

3. 焦油黑变病（中毒性黑皮炎）　与长期接触焦油类物质有关，表现为面颈部等暴露部位的弥漫性色素沉着，可伴有痤疮样炎症反应。

4. 炎症后黑变病　先有皮肤的急性或慢性炎症过程，色素沉着在皮肤炎症后较快发生，炎症消退后色素也较快消退。色素沉着斑深浅不等，且与皮肤炎症区相一致。

5. 砷剂黑变病　有长期服用含砷药物的病史，色斑大小不一，除面部外也常发生于身体其他各处，可合并砷剂角化病。

6. Civatte 皮肤异色病　色素沉着对称性地发生于面颈部，为红褐色至青铜色网状皮损，夹杂着萎缩的浅白斑点，并有显著的毛细血管扩张现象。

三、任务实施

（1）寻找病因，加强预防。

（2）尽可能减少或避免日光直接暴晒。

（3）避免使用某些致敏性化妆品。

（4）外用糖皮质激素软膏、氢醌霜及维 A 酸霜剂，亦可选用曲酸霜或熊果苷霜等。

（5）可口服或静脉滴注大剂量维生素 C，口服 B 族维生素及维生素 E，口服或注射泛酸钙等。

（6）可口服中药六味地黄丸。

复习思考题

1. 简述黑变病的诊断要点和鉴别诊断。

2. 结合所学知识与美容的行业市场调查，阐述黑变病的常见治疗方案。

3. 单项选择题。

以下关于黑变病的描述错误的是（　　　）

A. 多累及成人　　　　　　　　B. 可见网状排列的色素沉着斑

C. 皮损境界清楚　　　　　　　D. 自觉症状不明显

E. 女性较男性多见

4. 案例分析题。

患者女性，46 岁，职业为环卫工人。主诉面部色斑 2 年，加重半年。额部可见弥漫性网状灰褐色斑，局部可见轻度毛细血管扩张，表面覆盖少许粉状鳞屑。

（1）根据患者的情况可诊断为（　　　）

A. 黄褐斑　　　　　　　　　　B. 雀斑

C. 皮肤黑变病　　　　　　　　D. 单纯雀斑样痣

E. 单纯糠疹

（2）以下关于上述疾病的病因描述错误的是（　　　）

A. 化妆品　　　　　　　　　　B. 接触光敏物质

C. 有焦油接触史　　　　　　　D. 日光照射

E. 遗传因素

任务九　白癜风的诊治

❀ **学习目标**

1. 知识目标

（1）掌握白癜风的治疗方法。

（2）熟悉白癜风的诊断要点。

（3）了解白癜风的病因和发病机制。

2. 技能目标

（1）能正确诊断白癜风。

（2）能制订白癜风的治疗方案。

（3）能对白癜风患者进行健康指导。

3. 素质目标

（1）尊重、理解美容就医者，保护其隐私。

（2）遵守职业道德，科学指导，实事求是。

（3）严谨认真，团结协作，精益求精。

一、任务导入

案例： 一名10岁的小女孩自出生时其额部、腹部和双下肢就有斑驳的白斑，一直被当作白癜风来治疗。近日，这名小女孩来到医院皮肤科就诊，医生发现其皮肤上的白斑并不是白癜风，而是斑驳病。

白癜风的典型临床特征是什么？它和斑驳病有什么区别？还有哪些皮肤病也有"白斑"的临床表现？

二、任务分析

白癜风是一种常见的后天性色素脱失性皮肤黏膜疾病，可累及毛囊，临床表现为白斑和（或）白发。各个种族的人均可患病，男女患病率大致相当，深肤色人群的发病率比浅肤色人群高。

【病因和发病机制】

目前尚不完全清楚，主要涉及以下学说。

1. 自身免疫　主要证据如下。① 40%～80% 的患者血清中存在抗黑素细胞抗原的自身抗体，活动期及有家族史的患者的抗体阳性率更高。②白癜风患者或其亲属常伴发其他自身免疫性疾病，如甲状腺疾病、贫血、艾迪生病及自身免疫性多腺体综合征等，患者的血清中可检测到相应的抗甲状腺球蛋白抗体、抗肾上腺组织的器官特异性抗体。③活动期白斑边缘有以淋巴细胞为主的单个核细胞聚集，特别是黑素细胞特异性的毒性 $CD8^+T$ 淋巴细胞浸润；此外，辅助性 T 细胞 17（Th17 细胞）、调节性 T 细胞（Treg 细胞）、γ 干扰素（IFN-γ）、CXC 亚家族趋化因子配体 10（CXCL10）、诱导型热激蛋白70（HSP70）及机体先天性免疫也与发病有关。④部分患者内服和外用糖皮质激素有效。

2. 氧化应激　白癜风皮损区存在氧化还原失衡，皮损区 H_2O_2 含量的升高和过氧化氢酶（CAT）、谷胱甘肽-S-转移酶（GST）等抗氧化酶水平的降低会影响黑素细胞的代谢、增殖和分化，引起线粒体功能异常和细胞凋亡。

3. 黑素细胞自毁学说　有观点认为本病的发生是由表皮黑素细胞功能亢进，促使其耗损而发生早期衰退引起的。这可解释白癜风多见于曝光和肤色较深的部位。此外，黑素细胞合成黑色素的中间产物（如多巴、5，6-二羟吲哚等）过量或积聚可损伤易感人群的黑素细胞。由于职业及工业化等因素，接触或吸收上述化学物质亦可诱发白癜风。

4. 神经化学因子学说　有观点认为发病与精神紧张、过度劳累、焦虑有关，部分白斑皮损对称性或沿神经节段分布，可能与黑素细胞周围的儿茶酚胺类神经化学递质（去甲肾上腺素、多巴胺等）增加而使黑色素合成受阻有关。

5. 遗传学说　部分患者有家族聚集发病现象，其白癜风属于多基因遗传病范畴，在遗传和环境因素的共同作用下发病。

综上所述，本病是在遗传背景下由多种内、外因素促发，出现自身免疫、氧化应激、黑素细胞自毁等多方面功能障碍，导致酪氨酸酶系统受到抑制和黑素细胞被破坏，最终使患处色素脱失。

【诊断要点】

白癜风为后天发生的疾病，无性别差异，任何年龄均可发病，以儿童和青壮年多见，约 50% 的患者在 30 岁以前发病。任何部位均可受累，皮损常见于暴露的、常易摩擦的及有褶皱的部位，如面部、颈部、手部、腕部、前臂伸侧、腹部及腰骶部等处，口唇、阴部及肛门黏膜亦可发病，头面部毛发部位白发常见。白斑单发、散发或泛发，孤立或对称分布，也可完全或部分沿某一皮肤节段单侧发病。皮损大小不等，呈圆形、椭圆形、不规则形或线状。典型皮损为乳白色或瓷白色色素脱失斑（图 6-9-1），边界清楚，无萎缩、硬化及肥厚等改变。患者常无自觉症状，可有短时瘙痒。病程慢性迁延，长短不定。大部分患者的白癜风在春末夏初、暴晒后、疲劳及精神压力下加重。少数患者的病情稳定或自行好转。

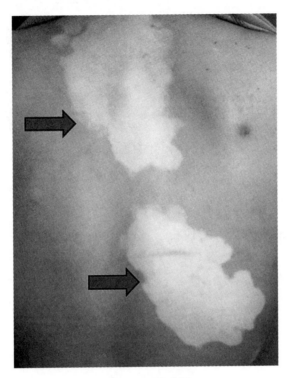

图 6-9-1　白癜风

【分型、分类和分期】

1. 分型

（1）寻常型。可分为以下 4 种。①局限型：白斑单发或群集于某一部位。②散发型：白斑散在、大小不一，多为对称性分布（图 6-9-2）。③泛发型：多由散发型发展而来，白斑大多相互融合成不规则的大片，遍及体表的大部分，有时仅残留小片岛屿状正常肤色的皮肤（图 6-9-2）。④肢端型：白斑初发于人体的肢端，如手指、足趾等暴露部位，而且主要分布在这些部位，少数可伴发躯体的泛发型白斑。

（2）节段型。白斑沿神经节段或皮节分布，一般为单侧分布。

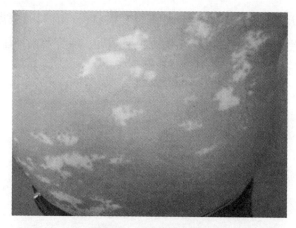

图 6-9-2　泛发型白癜风

2．分类

（1）完全性白斑。白斑中没有色素再生现象。

（2）不完全性白斑。白斑脱色不完全，白斑中可见色素点。

3．分期

（1）进展期。脱色斑向正常皮肤移行，可有同形反应（图 6-9-3）。

（2）稳定期。白斑停止发展，界限清楚，边缘有色素沉着环（图 6-9-4）。

同形反应是指正常皮肤在受到非特异性损伤（如切割伤、晒伤、划伤、烫伤、接种或治疗白癜风的外用刺激性药物等）后，可诱发与已存在的某一皮肤病相同的皮肤变化的一种现象。

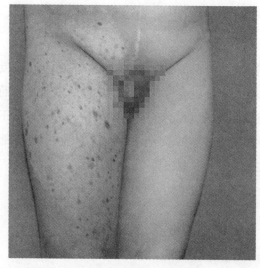

图 6-9-3　进展期白癜风

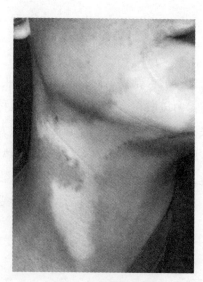

图 6-9-4　稳定期白癜风

【鉴别诊断】

1. 单纯糠疹　又称白色糠疹或面部干性糠疹（图 6-9-5），是一种以干燥鳞屑性淡色斑为特征的轻度炎症性皮肤病。病因不明。有人认为其可能与糠秕孢子菌感染有关。目前多认为其是一种非特异性皮炎，皮肤干燥、风吹、日晒、肥皂等均可能为诱发因素。该病好发于儿童和青少年，任何季节均可发病，但冬春季节较明显。皮损为圆形、椭圆形或不规则形斑片，直径可达数厘米，呈淡白色或淡红色，边界清楚，表面干燥，覆有细小的灰白色糠状鳞屑。皮损好发于面部，有时也可见于颈部、躯干，少数患者的皮损可泛发于全身。患者一般无自觉症状，部分患者可有轻度瘙痒。本病有自限性，经过数月或更长时间可自愈。治疗的目的主要是缩短病程。局部可外用硅霜、维生素 E 霜、维生素 B_6 霜、1% 氢化可的松霜、2.5% 氯化氨基汞软膏、2.5% ~ 5% 硫黄软膏、1% ~ 2% 咪康唑霜。

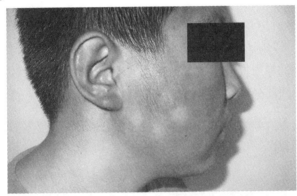

图 6-9-5　单纯糠疹

2. 无色素痣　出生时或出生后不久即存在的局限性浅色斑，局灶性或沿神经节段分布，境界模糊，边缘多为锯齿状，周围无色素沉着带，持续终生（图 6-9-6）。

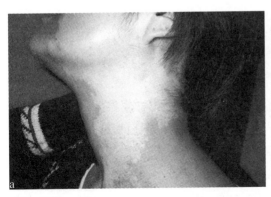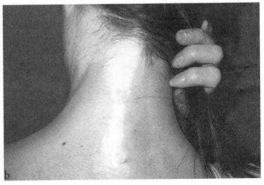

图 6-9-6　无色素痣

3. 花斑癣　夏季发病，皮损常见于颈部、躯干等处，婴儿多见于额部，为圆形或卵圆形浅色斑，表面多有鳞屑，真菌镜检阳性（图 6-9-7）。

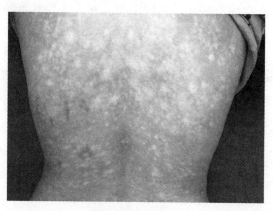

图 6-9-7　花斑癣

4. 斑驳病　典型的临床表现为发生在额部中央或稍偏侧方部位的三角形或菱形白斑，并伴有横跨发际的局限性白发（图 6-9-8），称为额部白发。偶尔仅见网眼状的毛发改变，眉毛、睫毛的中间部分可为白色。有时额部白发是本病的唯一表现。

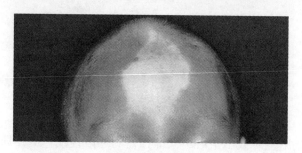

图 6-9-8　斑驳病

【伍氏灯检查】

进展期皮损处呈灰白色荧光，边界不清；稳定期皮损处呈高亮的蓝白色荧光，边界清楚，可见色素岛或边缘色素沉着。

【皮肤影像学检查】

RCM 检查可示，进展期皮损的表皮 – 真皮交界处色素环失去完整性，与周边正常皮肤边界不清，周围可见高折光性细胞；稳定期表皮 – 真皮交界处色素环完全缺失，边界清楚，无炎症细胞浸润。

【组织病理学】

对临床表现不典型的白癜风可借助皮损组织病理学检查明确诊断。典型白斑处表皮黑素细胞与色素颗粒完全缺失，DOPA 或 Melan-A 染色均呈阴性。进展期皮损边缘的真皮可见淋巴细胞浸润。

【实验室检查】

对临床诊断为白癜风的患者可进一步检测抗甲状腺球蛋白抗体（TGAb）等相关抗体，对提示有自身免疫性疾病的患者，应进行相应的自身抗体检测。

【对容貌的影响】

白癜风是一种常见的色素脱失性皮肤病，该病病程持久，易诊难治，反复发作，可严重影响患者的容貌，进而对患者的身心健康甚至是社交活动造成严重影响，如自我评价下降、社交恐惧、焦虑和抑郁等，严重影响患者的生活质量。

三、任务实施

【健康指导】

保持情绪稳定，适当调节压力，避免焦虑。

【药物治疗】

本病为慢性疾病，治疗周期长，疗效不一。治疗的目的包括控制疾病的进展、促进黑素细胞再生和黑色素形成及修复内环境。治疗前应首先明确白癜风的型别和分期，进而选择最合适的治疗方法和药物。

1. 外用药物治疗

（1）糖皮质激素类制剂。将外用糖皮质激素类制剂涂抹于白斑处，范围宜小于体表面积的 10%，进展期的疗效较好。除面部及黏膜外，幼儿宜选用弱效至中效的糖皮质激素，年龄相对较大的儿童及成人宜选用中效至强效的糖皮质激素。需注意长期局部应用可引起皮肤萎缩、毛细血管扩张等不良反应。

（2）钙调磷酸酶抑制剂。适用于成人及儿童，尤其适合用于面部、黏膜及薄嫩部位，可选择 0.03%、0.1% 他克莫司软膏或 1% 吡美莫司乳膏。

（3）维生素 D_3 衍生物。可外用卡泊三醇或他卡西醇软膏，与窄谱中波紫外线（narrow band ultraviolet，NB-UVB）光疗联用可增强疗效。

（4）氮芥乙醇。将盐酸氮芥、异丙嗪及甘油溶于 95% 乙醇中外用。需新鲜配制，冰箱内保存。

2. 内用药物治疗

（1）糖皮质激素。系统应用仅适用于进展期患者，口服或肌内注射，可使病情尽快控制。

（2）中药。适用于各型白癜风，如口服白癜风丸、白灵片。

（3）辅助治疗。如应用抗氧化剂，同时治疗伴发疾病，以修复内环境等。

【美容治疗】

1. 光疗 NB-UVB 和 308 nm 准分子激光适用于各型（黏膜型除外）、各期白癜风的治疗。大面积照射时需注意眼、面部及外生殖器的防护。

2. 移植疗法 适用于稳定期节段型和未分类白癜风患者，可将自体表皮或黑素细胞移植到脱色区，以达复色目的。与光疗联合可提高疗效。

3. 脱色治疗 白斑面积大于体表面积 95% 的患者对各种复色治疗抵抗，在患者的要求下可行脱色治疗。脱色后需严格防晒，以避免日光损伤及复色。

复习思考题

1. 简述白癜风的诊断要点和鉴别诊断。

2. 结合所学知识与美容行业的市场调查，阐述白癜风的常见治疗方案。

3. 单项选择题。

（1）下列哪种疾病可以出现同形反应（　　　）

A. 雀斑　　　　　　　　　　　B. 白癜风

C. 黄褐斑　　　　　　　　　　D. 带状疱疹

E. 毛囊炎

（2）下列哪项不是白癜风进展期的表现（　　　）

A. 白斑增多

B. 白斑向正常皮肤移行

C. 白斑停止扩展，境界清楚，边缘色素加深

D. 白斑逐渐扩大

E. 白斑境界欠清

（3）白癜风的局部治疗可选用（　　　）

A. 自体表皮移植　　　　　　　B. 5% 二氧化钛

C. 3% 氢醌霜　　　　　　　　D. 3% 过氧化氢

E. SOD（超氧化物歧化酶）霜

4. 案例分析题。

患者女性，25 岁，发现腰部白斑 2 个月。2 个月前患者发觉腰部有黄豆大小的白斑，白斑逐渐扩大，无瘙痒和疼痛。专科检查见上述部位一元硬币大小的色素脱失斑，境界清楚，边缘可见色素沉着带。

（1）根据上述情况，该患者可被诊断为（　　　）

A. 花斑癣　　　　　　　　　　B. 体癣

C. 寻常疣　　　　　　　　　　D. 白癜风

E. 带状疱疹

（2）以下对该患者症状的局部治疗方法中描述错误的是（　　　）

A. 光化学综合疗法　　　　　　B. 局部紫外线照射

C. 局部外用 0.2% 倍他米松霜　　D. 自体表皮移植

E. 人工色素掩饰术

（3）该患者的预防保健措施不正确的是（　　　）

A. 保持作息规律　　　　　　　B. 尽可能多地晒太阳

C. 避免皮肤外伤　　　　　　　D. 锻炼身体，提高机体免疫力

E. 避免长期处于紧张和焦虑的精神状态

（王宛蓉）

参考文献

［1］张学军，郑捷. 皮肤性病学. 北京：人民卫生出版社，2018.

［2］赵辨. 中国临床皮肤病学. 南京：江苏科学技术出版社，2009.

［3］成爱华，王东海，韩应盛. 现代皮肤病学. 天津：天津科学技术出版社，2011.

［4］程玉燕，杨森. 雀斑的病因、发病机理、临床表现、治疗及其研究进展. 中国医学文摘（皮肤科学），2015，（5）：471–475.

［5］林敏，路永红，伍瑶. 黄褐斑病因及发病机制的研究进展. 皮肤性病诊疗学杂志，2019，26（6）：390–392.

［6］殷悦，李潼，樊星. 黄褐斑的治疗现状. 中国美容整形外科杂志，2005，28（7）：352–354.

［7］李芸，刘洁，孙秋宁. 黄褐斑的皮肤镜学特征. 中国医学科学院学报，2015，37（2）：226–229.

我的笔记

模块七　血管性皮肤病的诊断与治疗

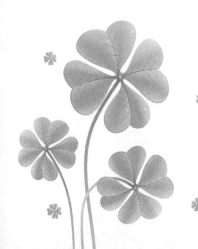

任务一　毛细血管扩张症的诊治

✿ 学习目标

1. 知识目标

（1）掌握毛细血管扩张症的治疗方法。

（2）熟悉毛细血管扩张症的诊断要点。

（3）了解毛细血管扩张症的病因和发病机制。

2. 技能目标

（1）能正确诊断毛细血管扩张症。

（2）能制订毛细血管扩张症的治疗方案。

（3）能对毛细血管扩张症患者进行健康指导。

3. 素质目标

（1）尊重、理解美容就医者，感同身受，保护其隐私。

（2）遵守职业道德，科学指导，实事求是。

（3）严谨认真，团结协作，精益求精。

一、任务导入

患者女性，28岁，面部出现红血丝10余年，逐渐加重，因影响容貌而就诊，无不适感。检查可见双侧面颊部有丝状和网状的红血丝（图7-1-1），压之褪色。

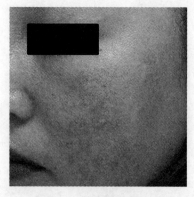

图7-1-1　毛细血管扩张症

这是一种常见的损容性皮肤病，你知道是什么病吗？该病怎样治疗？效果如何？如果不治疗的话会怎么样？为什么会患这种病？

二、任务分析

　　毛细血管扩张症是一种常见于中青年女性的损容性皮肤病，该病的实质是真皮毛细血管持续性地扩张，患者多无明显不适，但是该病对美观的影响较大。

【病因和发病机制】

　　毛细血管扩张症可分为原发性毛细血管扩张症和继发性毛细血管扩张症，其发病机制复杂，病因尚不明确，主要与遗传因素、环境因素、物理因素、妊娠、激素、感染因素等多种因素有关。

　　1. 遗传因素　原发性毛细血管扩张症和部分继发性毛细血管扩张症患者都有家族史，提示该病与遗传有一定的关系。

　　2. 环境因素　如生活在高原地区人群的"高原红"。长期的风吹日晒也会引起毛细血管扩张症。

　　3. 物理因素　长期超出毛细血管正常耐受范围的冷、热等刺激会引起毛细血管扩张甚至破裂。

　　4. 内源性与外源性激素　在女性妊娠期间循环血量增加可能会增加毛细血管的张力，激素水平的变化也是引起毛细血管扩张症的重要因素。长期使用类固醇激素、长期涂抹含激素的化妆品也可能会诱发本病。

　　5. 感染因素　本病可能与 EB 病毒等感染因素相关。

【诊断要点】

　　（1）任何年龄的人群均可发病，以年轻女性多见。

　　（2）主要表现为皮肤红斑，红斑形状多样，并伴有点状、丝状、斑状、网状的红血丝。部分血管肉眼可见，压之褪色，患者多无明显不适，有些患者会伴有皮肤敏感症状。

　　（3）如毛细血管扩张症的病史较长，患者会继发一些其他的皮损并出现不适症状，如疼痛、瘙痒等。

　　（4）借助皮肤镜等检查工具能够比较清楚地看到扩张的毛细血管（图 7-1-2）。

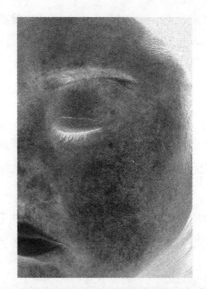

图 7-1-2　面部毛细血管扩张症的皮肤镜检查结果

【分类】

1. 原发性毛细血管扩张症　主要见于婴幼儿和儿童。

2. 继发性毛细血管扩张症　多见于年轻女性。

【对容貌的影响】

面部毛细血管扩张症易引起关注，影响容貌美观。

三、任务实施

【健康指导】

（1）避免长时间暴晒、过冷或过热的环境刺激等。

（2）平时应选择比较温和的洁面产品和护肤品，避免损伤皮肤的屏障功能。

【药物治疗】

目前没有明确有效的治疗药物，如有其他合并症状可进行对症治疗。

【美容治疗】

1. 激光和强脉冲光治疗　毛细血管扩张症不会自愈，而且会缓慢进展。目前最常用的治疗方法是脉冲染料激光（585 nm、595 nm）和强脉冲光治疗，通常能在一定程度上封闭、破坏异常的毛细血管，取得比较满意的疗效，具有安全、有效、方便、快捷的特点。少数患者治疗后会出现皮肤紫癜、红肿，甚至罕见水疱等不良反应。超脉冲 CO_2 激光适用于散发且比较明显的血管扩张性病变，主要作用是破坏和封闭毛细血管。

2. 射频和硬化剂疗法　根据患者的发病部位、病变范围，还可以选择射频、硬化剂疗法。

3. 中医药疗法　一些中医药治疗方法可缓解症状。

复习思考题

1. 通过学习，请针对案例中的患者给出治疗建议并进行健康指导。

2. 简述毛细血管扩张症的激光治疗步骤。

任务二　过敏性紫癜的诊治

🎗 学习目标

1. 知识目标

（1）熟悉过敏性紫癜的分型和诊断要点。

（2）熟悉过敏性紫癜的治疗方法。

（3）了解过敏性紫癜的病因和发病机制。

2. 技能目标

（1）能正确诊断过敏性紫癜。

（2）能制订过敏性紫癜的主要治疗方案。

（3）能对过敏性紫癜患者进行健康指导。

3. 素质目标

（1）尊重、理解美容就医者，保护其隐私。

（2）遵守职业道德，科学指导，实事求是。

（3）严谨认真，团结协作，精益求精。

一、任务导入

案例： 患儿男性，6岁，因"双下肢暗红色皮疹2天，伴腹痛1天"就诊。患儿2天前无明显诱因双下肢出现散在淤点、淤斑，伴发热、头痛。1天前开始出现阵发性下腹痛，以脐周为著，无恶心、呕吐，无腹泻，大小便正常。患儿3天前食用过海鱼和虾。查体：体温37.8 ℃、脉搏82次/分、呼吸18次/分、血压100/70 mmHg，一般情况可，全身皮肤无黄染，可见散在出血点和淤斑，以双下肢为重（图7-2-1），最大者直径约 3 mm，压之不褪色，双侧对称，皮肤无隆起，余正常。血常规和尿常规正常，余未查。

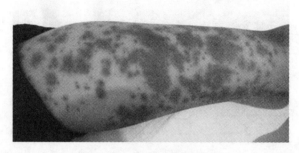

图 7-2-1　下肢过敏性紫癜

二、任务分析

过敏性紫癜又称免疫球蛋白 A（immunoglobulin A，IgA）血管炎或亨 – 舒综合征，是侵犯皮肤或其他器官毛细血管及毛细血管后静脉的一种过敏性小血管炎。本病儿童最常见，男孩多见。

起初皮肤及黏膜出现紫癜，并伴有发热、头痛、不适及食欲减退，也可伴有腹痛、关节痛、或肾脏症状。发病前 1~3 周常有呼吸道感染史，各种症状出现的顺序可能不同。首发症状以皮肤出现紫癜为主。皮疹初期是小而分散的淤点，按压后不褪色，4~6 周后可消退，部分患者间隔数周或数月内可反复发生，好发于四肢伸侧及臀部，两侧对称。

【病因和发病机制】

病因不明，发病多与上呼吸道感染有关，也可能与药物、食物、支原体感染、昆虫叮咬、化学毒物、物理因素（冷热刺激等）、妊娠等有关。因机体对某些致敏物质产生变态反应，导致毛细血管脆性和通透性增加，引起皮肤、关节、肠道和肾脏小血管的炎症和出血。该病不具有传染性，但具有一定的遗传倾向。

IgA 在本病的发病机制中起着重要作用，患者的血清 IgA 水平升高，IgA 循环免疫复合物含量升高。白三烯 E4 也可能起到一定作用。

诱发因素：饮食、花粉、蚊虫、粉尘、冷热刺激、情绪、劳累、感冒等都可能是该病的诱发因素。

【诊断要点】

（1）患者出现可疑皮疹或既往紫癜复发时要及时就医，配合医生完善病史，并进行必要的相关检查，尽早诊断和治疗。过敏性紫癜目前没有特异性的诊断方法。

根据患者主诉的下肢分批或反复出现可触及性紫癜（必要条件）并伴以下任何 1 条即可诊断为过敏性紫癜：弥漫性腹痛、任何部位活检显示 IgA 沉积、关节炎和（或）关节痛、血尿和（或）蛋白尿。

（2）血常规。白细胞计数可帮助医生初步判断是否有感染因素存在。一般情况下，过敏性紫癜患者表现为白细胞计数正常或增高，中性粒细胞计数增高，血小板计数正常，C 反应蛋白水平升高。

（3）尿常规可帮助医生判断病变是否侵犯到肾脏，有助于尽早诊断并治疗紫癜性肾炎。镜下血尿和蛋白尿是肾脏受损最常见的表现。

（4）免疫学检查。血清 IgA 水平升高有助于诊断。

（5）超声检查。腹部超声对过敏性紫癜造成的消化道损伤的早期诊断有重要作用，还可排除肠套叠。

（6）X 线、CT 检查。过敏性紫癜侵犯肠道时，腹部 X 线和 CT 图像都有明显的特征性改变。

【分型】

1．按症状的持续时间分型

（1）普通过敏性紫癜。

（2）慢性过敏性紫癜。

2．按病变部位分型

（1）单纯型过敏性紫癜。临床最多见，病变侵犯真皮层毛细血管和小动脉，表现为皮肤紫癜。

（2）腹型过敏性紫癜。病变侵犯消化系统的毛细血管，从而产生消化道症状。

（3）关节型过敏性紫癜。病变侵犯关节附近的毛细血管，表现为关节肿痛。

（4）肾型过敏性紫癜。病情最为严重的一型，病变侵犯肾小球毛细血管，出现血尿、蛋白尿等肾损害的表现。

（5）混合型过敏性紫癜。单纯型与其他 3 型中的 1 型或多型同时存在。

【对容貌的影响】

过敏性紫癜好发于四肢伸侧，也可累及躯干和面部，对容貌产生一定的影响，但主要还是需要关注其并发症对健康的影响。

三、任务实施

【健康指导】

过敏性紫癜大多能在8周左右痊愈，应尽量远离诱发因素，去除加重病情的因素。养成规律的生活习惯，按时服药，保证充足的休息。发作期应绝对卧床休息，抬高患肢。平时注意清洁和保暖，避免劳累。清淡饮食，禁食辛辣、刺激性食物，适当补充营养。注意监测病情，病情反复时及时就诊。

【药物治疗】

由于过敏性紫癜患者的个体差异较大，患者应在医生指导下用药。常见治疗药物包括非甾体抗炎药、糖皮质激素、抗组胺药、免疫抑制剂、抗凝血药及丙种球蛋白等。

【美容治疗】

对暴露部位的皮损可以考虑使用遮盖剂。

【中医治疗】

中医可以进行辨证论治，可标本同治，症因兼顾。

复习思考题

1. 通过学习，请对案例中的患儿做出正确的诊断。
2. 请对案例中的患儿给出治疗建议并进行健康指导。

任务三　鲜红斑痣的诊治

学习目标

1. 知识目标
（1）掌握鲜红斑痣的治疗方法。
（2）熟悉鲜红斑痣的诊断要点。
（3）了解鲜红斑痣的病因和发病机制。

2. 技能目标
（1）能正确诊断鲜红斑痣。
（2）能制订鲜红斑痣的治疗方案。
（3）能对鲜红斑痣患者进行健康指导。

3. 素质目标

（1）尊重、理解美容就医者，保护其隐私。

（2）遵守职业道德，科学指导，实事求是。

（3）严谨认真，团结协作，精益求精。

一、任务导入

案例：患儿女性，10岁，因"面部红色'胎记'影响美观"而就诊。患儿自出生时面部即有一块红色"胎记"，随着年龄的增长，其颜色逐渐变深。检查可见面部"胎记"位于左侧下颌处，为 3 cm×4 cm 大小的红色斑片（图7-3-1），形状不规则，压之可以完全褪色。

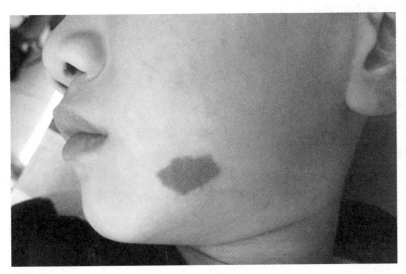

图7-3-1 鲜红斑痣

二、任务分析

鲜红斑痣又称毛细血管扩张痣或葡萄酒样痣，俗称"红胎记"，是一种常见的先天性毛细血管发育畸形，出生时或出生后不久出现，好发于面颈部，也可见于身体其他部位。主要表现为大小不等的淡红色或暗红色斑片，边缘不整齐，不高出皮肤表面，压之易褪色，部分可随年龄的增长而颜色加深或增大，甚至可隆起或形成结节。后天性者多发生于儿童期或青少年期。

【病因和发病机制】

鲜红斑痣的病因和发病机制尚未明确，可能与神经、血管、细胞因子、基因等因素有关。

【诊断要点】

（1）出生时即有的淡红色、暗红色斑片，也可于儿童期或青少年期出现。

（2）皮损多位于面部、颈部和头皮，形状不规则，边界清楚，多为单侧发生。

（3）用手指按压时斑片部分或完全褪色，解除压力后立即复色。

（4）病变部位随着年龄的增长而颜色变深，逐渐隆起于皮肤表面，甚至出现结节。

【分型】

按生长部位可分为以下 2 型。

1. 中位型鲜红斑痣　常见于枕、颈、面部中央，皮损一般不高出皮面，部分可能随年龄的增长而逐渐变淡或消退。

2. 侧位型鲜红斑痣　位于面部一侧，不会自行消退，随年龄的增长而颜色变深，逐渐隆起于皮肤表面，甚至出现结节。

【对容貌的影响】

鲜红斑痣因多发生于面部，对容貌美观会产生一定的影响，特别是对女性患者，可能会使其产生自卑、抑郁、焦虑等心理问题。后期病变部位如果出现增厚和结节，会对患者的容貌产生严重影响，甚至影响皮肤的部分功能。

三、任务实施

【健康指导】

因鲜红斑痣会给患者带来较大的心理负担，患者可能产生多种不良情绪，所以家属需要多关心患者的心理健康。

鲜红斑痣会随着年龄的增长而逐渐增厚、颜色加深，这增大了治疗难度，因此提倡尽早治疗，既可减少治疗次数，又可提高疗效。激光治疗鲜红斑痣术后要护理好创面，保持皮损处清洁、干燥，避免阳光直射，并定期去医院接受治疗。

告知患者及家属药物外敷对于鲜红斑痣无效。

【药物治疗】

目前没有任何一种药物能治疗鲜红斑痣，但是局部使用抗血管生成药会提高激光治疗的效果。

【美容治疗】

鲜红斑痣的主要治疗方法包括激光治疗、光动力疗法，强脉冲光（IPL）在鲜红斑痣的治疗方面也能发挥一定的作用。

1. 激光治疗　激光治疗是目前治疗鲜红斑痣的首选方法，原理是合适波长的激光被血液中的血红蛋白选择性吸收，产生热量而破坏血管壁，从而达到封闭血管的目的。这种方法在达到治疗目的的同时对正常组织的损伤较小。

（1）脉冲染料激光。波长为 585 nm、595 nm 的激光是治疗鲜红斑痣最常用的激光，也是目前治疗鲜红斑痣的金标准。但其穿透深度有限，对紫红色和已增厚的鲜红斑痣的治疗效果不好，所以多用于治疗儿童鲜红斑痣。

（2）掺钕钇铝石榴石激光。波长为 1064 nm 的长脉宽激光的穿透深度较深，通常用于治疗深紫色或增厚型、结节型鲜红斑痣，还可用于脉冲染料激光治疗抵抗型的鲜红斑痣，但是术后瘢痕等并发症的发生率较高。

2. 光动力疗法　原理是通过静脉注射化学光敏剂以增加皮损区域对光照的敏感度，然后给予适当能量的光照，引起血管内的光化学反应，使血管壁遭到破坏。光动力疗法治疗鲜红斑痣具有皮损消退均匀、治疗次数少、治疗面积大等优点，但是治疗后需避光数周。

3. 强脉冲光（IPL）治疗　因为强脉冲光的光谱里也有血红蛋白可吸收的合适的波长，在无法应用脉冲染料激光的情况下可选择强脉冲光对鲜红斑痣进行治疗。又因为强脉冲光的能量不能集中到这些波长上，所以强脉冲光的效果不如脉冲染料激光好。强脉冲光对肤色较深的患者疗效差，并发症发生率高。

4. 联合治疗　因为以上各种方法都有各自的优缺点，故在临床应用中可以联合 2 种或多种治疗方法，取长补短，从而提高临床效果，减少并发症。

5. 手术治疗　对于一些较小的皮损可以手术切除，必要时可以考虑植皮。

复习思考题

1. 通过学习，请对案例中的患儿进行诊断，并说明理由。对于该患儿的这种皮肤病，什么时候治疗比较好？如果不治疗的话，后期会有什么变化？

2. 请为案例中的患儿制订合适的治疗方案并进行健康指导。

3. 请阐述不同类型的鲜红斑痣应如何治疗。

任务四　草莓状血管瘤的诊治

🍀 学习目标

1. 知识目标

（1）掌握草莓状血管瘤的治疗方法。

（2）熟悉草莓状血管瘤的诊断要点。

（3）了解草莓状血管瘤的病因和发病机制。

2. 技能目标

（1）能正确诊断草莓状血管瘤。

（2）能制订草莓状血管瘤的治疗方案。

（3）能对草莓状血管瘤患者进行健康指导。

3. 素质目标

（1）尊重、理解美容就医者，保护其隐私。

（2）遵守职业道德，科学指导，实事求是。

（3）严谨认真，团结协作，精益求精。

一、任务导入

案例：患儿女性，1岁，因"发现左前臂'红色疙瘩'10个月，逐渐增大"而就诊。检查可见患儿的左前臂有1个鲜红色瘤体，高出皮面，质地柔软，边界清楚，呈分叶状，直径为2.5 cm左右（图7-4-1），压之不易褪色。

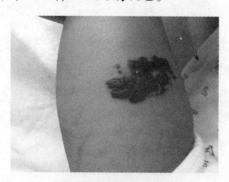

图7-4-1　草莓状血管瘤

二、任务分析

草莓状血管瘤又称毛细血管瘤或单纯性血管瘤，好发于头颈部，通常出生时不发病，在出生后数周内出现，数月内增大。瘤体增长较快，直径可达数厘米。大多数草莓状血管瘤在患儿 1 岁以内长到最大限度，之后开始消退，75%~95% 的草莓状血管瘤在患儿 5~7 岁时可自行消退。

【病因和发病机制】

草莓状血管瘤是一种发生于新生儿的、由血管内皮细胞异常增生和血管畸形所形成的良性肿瘤，与各种因素导致的胚胎期血管发育异常有关。

【诊断要点】

（1）好发于婴幼儿，瘤体增长较快。

（2）婴儿出生时不发病，出生后数周内出现。

（3）表现为 1 个或数个鲜红色或紫色、高出皮面、质地柔软、二分叶状的肿瘤，边界清楚，直径为 2~4 cm，压之不易褪色。

（4）皮肤镜、B 超、CT 等检查可以辅助诊断。

三、任务实施

【健康指导】

草莓状血管瘤的预防在于去除各种诱因，妊娠期做好各项检查，不要服用含有雌激素的药物，控制好血压。

大多数草莓状血管瘤在患儿 1 岁以后开始消退，75%~95% 的草莓状血管瘤在患儿 5~7 岁时可自行消退。该病预后良好，可随访观察，平时注意瘤体部位的皮肤护理。若皮损不消退，影响功能和美观时可选择适合的治疗方法。

【药物治疗】

外用 β 受体阻滞剂可加速瘤体消退；糖皮质激素适用于瘤体发展快、有并发症或影响外观者；口服普萘洛尔适用于快速增殖或严重影响重要器官功能的血管瘤，需要在儿科医生的监测及心电监护下使用。

【美容治疗】

1. 激光治疗 以往氩离子激光、染料激光、铜蒸气激光对草莓状血管瘤有一定的疗效，近年来脉冲染料激光治疗也取得了较好的效果。

2. 冷冻治疗 皮损较小时可以考虑冷冻治疗，但此法易留瘢痕。

3. 硬化剂治疗　适用于较小的瘤体，将硬化剂注射于血管瘤底部，每周或隔周一次，常于数次治疗后见效。

【其他治疗】

1. 放射治疗　一般会有较好的治疗效果。

2. 手术切除　适用于较大的血管瘤或内脏血管瘤。术后应注意预防感染，注意观察局部出血情况。

复习思考题

1. 通过学习，请对案例中的患儿进行诊断，给出治疗建议并进行健康指导。

2. 草莓状血管瘤是一种什么疾病？能自行消退吗？

任务五　海绵状血管瘤的诊治

学习目标

1. 知识目标

（1）掌握海绵状血管瘤的治疗方法。

（2）熟悉海绵状血管瘤的诊断要点。

（3）了解海绵状血管瘤的病因和发病机制。

2. 技能目标

（1）能正确诊断海绵状血管瘤。

（2）能制订海绵状血管瘤的治疗方案。

（3）能对海绵状血管瘤患者进行健康指导。

3. 素质目标

（1）尊重、理解美容就医者，保护其隐私。

（2）遵守职业道德，科学指导，实事求是。

（3）严谨认真，团结协作，精益求精。

一、任务导入

案例： 患儿男性，10个月22天，因"面部'红色胎记'10个月余"就诊。患儿一般情况可。专科情况：左侧面部耳前处可见一形状不规则的淡紫红色斑片，直径为3.5 cm左右（图7-5-1），触诊时可触及皮下肿块，肿块呈圆形，边界欠清楚，质软。

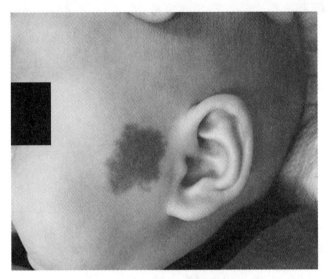

图 7-5-1　海绵状血管瘤

二、任务分析

海绵状血管瘤是一种由众多薄壁血管形成的海绵状的异常血管团，在出生时或出生后不久发生，好发于头面部，可累及口腔，也可发生在其他脏器。皮损表现为皮下不规则的大肿块，可高出皮面，边界不清，质软而有弹性，可呈淡紫色或紫蓝色，常伴发毛细血管瘤。

海绵状血管瘤有持续存在和不断增大的倾向，可能会影响或压迫重要的器官，从而表现出相应的症状，但有些也可自然消退。海绵状血管瘤增大时可能会发生破溃、感染。

【病因和发病机制】
海绵状血管瘤的病因和发病机制尚未完全明确。

【诊断要点】
（1）出生时或出生后不久发生的淡紫色斑片或斑块，伴皮下柔软的肿块。
（2）皮损一般较大，好发于头皮和面部。
（3）影响或侵犯到其他脏器时会出现相应症状。

（4）MRI 检查有助于确定海绵状血管瘤的具体情况，以及有无其他脏器受累的情况。

【对容貌的影响】

海绵状血管瘤主要发生于头皮和面部，对容貌的影响较大。

三、任务实施

【健康指导】

海绵状血管瘤可能会累及其他脏器，应进行 MRI 检查来明确。因其有增大、破溃的倾向，提倡尽早治疗，平时避免外力损伤。

治疗后注意治疗部位的护理，保持创面清洁、干燥，预防感染。避免阳光直射。定期去医院复查。

【药物治疗】

目前没有药物能够治疗海绵状血管瘤，但是局部使用某些抗血管生成药能提高激光治疗的效果。

【美容治疗】

1. 激光治疗　激光治疗是目前治疗海绵状血管瘤的常用方法，原理是合适波长的激光被血液中的血红蛋白选择性吸收，产生热量，破坏血管壁，从而达到封闭血管的目的。该方法在达到治疗目的的同时对正常组织的损伤较小。

（1）脉冲染料激光。波长为 585 nm、595 nm 的激光是治疗海绵状血管瘤常用的激光，但其穿透深度有限，对深层瘤体的治疗效果不好。

（2）掺钕钇铝石榴石激光。波长为 1064 nm 的长脉宽激光穿透深度较深，但是术后瘢痕等并发症的发生率较高。

2. 光动力治疗　原理是通过静脉注射化学光敏剂以增加皮损区域对光照的敏感度，然后给予适当能量的光照，引起血管内的光化学反应，使血管壁遭到破坏。光动力疗法治疗海绵状血管瘤具有皮损消退均匀、治疗次数少等优点，但是治疗后需避光数周。

3. 强脉冲光（IPL）治疗　因为强脉冲光的光谱里也有血红蛋白可吸收的合适的波长，在无法选择脉冲染料激光的情况下可选择强脉冲光对海绵状血管瘤进行治疗。又因为强脉冲光的能量不能集中到这些波长上，所以强脉冲光的效果不如脉冲染料激光。强脉冲光对肤色较深的患者疗效差，并发症发生率高。

4. 联合治疗　因为以上各种方法都有各自的优缺点，故在临床应用中可以联合 2 种或多种治疗方法，取长补短，从而提高临床效果，减少并发症。

5. 手术治疗　对于一些较小的皮损可以手术切除，必要时可以考虑植皮。

复习思考题

1. 通过学习，请对案例中的患儿进行诊断，并说明理由。
2. 请针对案例中的患儿给出治疗建议并进行健康指导。

任务六　樱桃样血管瘤的诊治

❀ 学习目标

1. 知识目标

（1）掌握樱桃样血管瘤的治疗方法。

（2）熟悉樱桃样血管瘤的诊断要点。

（3）了解樱桃样血管瘤的病因和发病机制。

2. 技能目标

（1）能正确诊断樱桃样血管瘤。

（2）能制订樱桃样血管瘤的治疗方案。

（3）能对樱桃样血管瘤患者进行健康指导。

3. 素质目标

（1）尊重、理解美容就医者，保护其隐私。

（2）遵守职业道德，科学指导，实事求是。

（3）严谨认真，团结协作，精益求精。

一、任务导入

案例： 患者女性，55 岁，因"躯干、面部红色点状皮疹 20 余年"就诊。20 余年前患者右上脸和前胸出现数个红色点状皮疹，无自觉症状。此后皮疹逐渐增大、增多，主要分布于躯干，少量分布于四肢和面部，共 20 余个。检查可见皮疹呈樱桃色，高出皮肤表面，呈半球形，直径大多在 2 mm 左右（图 7-6-1），质地较软，压之褪色。

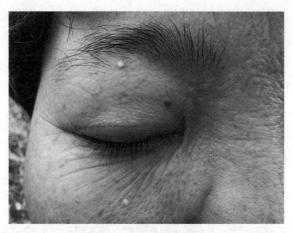

图 7-6-1　樱桃样血管瘤

二、任务分析

　　樱桃样血管瘤又称老年性血管瘤，是一种常见的损容性皮肤病，也是一种最常见的血管瘤，老年人中常见。虽然其被称为老年性血管瘤，但是在成年早期就可以出现，之后随着年龄的增长而逐渐增大、增多，分布以躯干为主，也可见于颜面部、头皮及四肢远端。

　　皮损主要表现为圆形或卵圆形的樱桃色丘疹，直径约为 1 mm，可逐渐增大，大者直径可达 5 mm，高出皮肤表面，质地较柔软，压之褪色，数目多少常不固定。患者无自觉症状，可因外力而破溃出血。

【病因和发病机制】

　　樱桃样血管瘤的病因和发病机制尚未完全明确，一般认为其是皮肤老化的一种表现。面部、头皮和四肢远端一些暴露部位的皮损可能与日晒有一定的关系。

【诊断要点】

　　（1）好发于老年人，中青年人也可见。

　　（2）皮损好发于躯干。

　　（3）皮疹为鲜红色或樱桃色丘疹，大小不等，高出皮肤表面，呈隆起性半球形。

　　（4）皮肤镜下可见团状毛细血管。

【对容貌的影响】

　　樱桃样血管瘤可发生在颜面部、头皮和四肢远端而影响患者的容貌。

三、任务实施

【健康指导】

本病无自觉症状，不会导致恶变，平时应注意防晒，避免外力损伤。

【美容治疗】

因本病无健康损害，无自觉症状，不会恶变，故可以不用治疗，定期观察随诊即可。在影响美观时可选择长脉冲染料激光、CO_2激光、冷冻和电凝等方法进行治疗。治疗后通常不会留下明显的痕迹。

复习思考题

1. 通过学习，请对案例中的患者进行诊断，并说明原因。
2. 请针对案例中的患者给出治疗建议并进行健康指导。

（任丹阳）

参考文献

［1］赵辨. 中国临床皮肤病学. 南京：江苏科学技术出版社，2009.

［2］张学军. 皮肤性病学. 北京：人民卫生出版社，2013.

我的笔记

模块八　敏感性皮肤和超敏反应性皮肤病的诊断与治疗

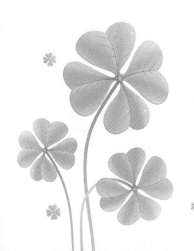

任务一　敏感性皮肤的诊治

✿ 学习目标

1. 知识目标

（1）掌握敏感性皮肤的治疗方法。

（2）熟悉敏感性皮肤的临床表现和诊断要点。

（3）了解敏感性皮肤的成因。

2. 技能目标

（1）能正确识别敏感性皮肤。

（2）能制订敏感性皮肤的治疗方案。

（3）能对敏感性皮肤患者进行健康指导。

3. 素质目标

（1）尊重、理解美容就医者，保护其隐私。

（2）具备良好的职业道德，科学指导，实事求是。

（3）具备良好的人际沟通能力。

一、任务导入

案例： 患者女性，26岁，因"面部反复红斑、丘疹伴瘙痒、灼热、干燥、紧绷感5年"就诊。患者平素皮肤外观基本正常（图8-1-1），但易在季节交替、日晒、温度变化、花粉和柳絮等刺激下出现上述症状，尤以冬春交替时明显。患者无精神紧张等诱发因素，无家族史。专科情况：患者面部散在大小不等的红斑和少许针头大小的丘疹，其间可见毛细血管扩张，未见明显的鳞屑（图8-1-2）。

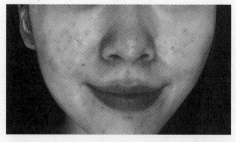

图 8-1-1　平素外观基本正常的敏感性皮肤

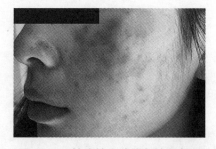

图 8-1-2　敏感性皮肤的急性期表现

患者为什么会出现这些症状？应该怎样治疗？效果如何？如何为患者提供科学的健康指导？

二、任务分析

敏感性皮肤是一种特殊类型的皮肤，是皮肤在生理或病理条件下发生的一种高反应状态。临床特征：皮肤受到物理、化学或精神等因素刺激时易出现灼热、瘙痒、刺痛及紧绷感等主观症状，伴或不伴红斑、丘疹、鳞屑、毛细血管扩张等客观体征。由于主要发生于面部，且这种皮肤高反应状态往往长期存在，因此对患者的容貌和心理影响较大。

【成因】

敏感性皮肤的成因尚未完全明确，目前研究表明其主要和皮肤屏障、神经血管高反应性及免疫炎症反应有关。在内、外因素的共同作用下，皮肤屏障功能受损，感觉神经功能失调。当受到外界刺激时，感觉神经的反应性增高，同时血管反应性增强，从而引发皮肤的炎症反应，导致敏感性皮肤的形成。

1. 内在因素　主要包括遗传、性别、年龄、皮肤病和精神因素等。部分敏感性皮肤患者有一定的家族史，女性较男性多见，年轻人较老年人更易出现皮肤敏感。精神压力可反射性地引起神经降压肽的释放，从而导致敏感性皮肤。此外，某些皮肤病也和敏感性皮肤有关，例如玫瑰痤疮、激素依赖性皮炎、化妆品皮炎、湿疹、特应性皮炎、痤疮等可使皮肤屏障功能受损，皮肤敏感性增高；反之，敏感性皮肤又可加重这些皮肤病。

2. 外在因素

（1）物理因素。如季节交替、紫外线照射、温度变化等均可诱发皮肤敏感。

（2）化学因素。如化妆品、清洁产品、含激素成分的美容护肤产品等。

（3）食物和外界环境因素。某些刺激性食物及蛋白质类食物（如虾、蟹、牛肉、羊肉、牛奶等）可能诱发或加重皮肤敏感。此外，粉尘、屋尘、花粉、柳絮、空气污染等环境因素也可诱发或加重皮肤敏感状态。

（4）医源性因素。某些刺激性药物、局部长期大量外用糖皮质激素、某些激光治疗、化学剥脱术后护理不当等也可导致皮肤敏感。

【临床表现】

敏感性皮肤主要见于面部，女性较男性多见。

1. 主观症状　通常是在受到理化因素、外界环境因素、精神因素或医源性等因素刺激后出现的不同程度的瘙痒、灼热、刺痛及紧绷感等症状。

2. 客观体征　敏感性皮肤平时外观基本正常，但在受到上述刺激时容易出现红斑、丘疹、毛细血管扩张等体征，亦可伴有干燥、细小鳞屑。

【诊断要点】

根据《中国敏感性皮肤诊治专家共识》（2017年），诊断需满足主要条件，次要条件仅供参考。

1. 主要条件

（1）主观症状。表现为皮肤受到理化因素、医源性因素、外界环境因素或精神因素等刺激时容易出现瘙痒、灼热、刺痛及紧绷感等。

（2）排除可能伴有敏感性皮肤表现的原发性疾病，如玫瑰痤疮、激素依赖性皮炎、接触性皮炎、特应性皮炎、脂溢性皮炎及肿胀性红斑狼疮等。

2. 次要条件

（1）客观体征。皮肤出现潮红、红斑、丘疹、毛细血管扩张和鳞屑。

（2）主观评估提示敏感性皮肤。

（3）半主观评估。乳酸刺激试验评分≥3分，或辣椒素试验评分≥3分。

（4）无创性皮肤生理指标测试提示皮肤屏障功能有异常改变。

【对容貌和身心的影响】

敏感性皮肤的皮损主要发生于颜面部，且这种皮肤高反应状态往往长期存在。皮损反复发作，对患者的容貌造成一定的影响。由于症状易在各种理化因素、外界环境因素、食物等因素的刺激下诱发或加重，且反复发作，所以患者容易出现精神紧张、焦虑、烦躁等不良情绪，而交感神经兴奋又容易加重皮损。此外，敏感性皮肤患者通常不能耐受普通的化妆品，因此对治疗使用的医学护肤品也心存顾虑，从而使皮肤屏障功能不易修复，病情反复发作，影响患者的身心健康。

三、任务实施

【健康指导】

敏感性皮肤者的病情极易反复，因此，使患者正确认识本病及进行心理疏导十分重要，有助于树立治疗信心。敏感性皮肤者应尽可能避免各种触发因素，如日晒、花粉、柳絮、进食辛辣刺激性食物、饮酒、密闭的温热环境、随意滥用化妆品及不良精神因素等，多食新鲜蔬菜、水果及其他富含维生素的食物。重视皮肤屏障功能的修复，建议选用安全性高、具有抗敏保湿功效的医学护肤品进行日常皮肤护理。遵医嘱接受正规治疗，定期随访，保持耐心，使皮肤维持在良好的状态。

【药物治疗】

1. 全身用药　对于灼热、瘙痒、刺痛及紧绷感显著者，可选择抗炎、抗组胺类药物治疗，如葡萄糖酸钙、氯雷他定、依巴斯汀等；对于紫外线照射后明显加重者，可给予羟氯喹以抗炎、降低皮肤的光敏性；症状严重者，可酌情短期小剂量使用糖皮质激素。对于伴有焦虑、抑郁状态者可酌情使用抗焦虑和抗抑郁类药物。

2. 局部治疗　对于灼热、瘙痒、刺痛、红斑明显者，可使用3%硼酸溶液湿敷以收敛、减轻症状。必要时短期外用不含氟的糖皮质激素，也可考虑外用他克莫司软膏来替代糖皮质激素。

【美容治疗】

1. 合理护肤　应遵循温和清洁、舒敏保湿、严格防晒的原则。宜用温水洁面，每日洁面次数不宜过多，禁用去角质产品。重视皮肤屏障功能的修复，根据皮肤类型选用安全性高、具有抗敏保湿功效的医学护肤品以修复受损的皮肤屏障；重视防晒，做好物理遮蔽，并根据季节、环境选用合适的物理防晒产品。

2. 物理治疗

（1）冷喷、冷膜。急性期灼热、瘙痒、刺痛、红斑明显者，可选用冷喷、冷膜舒缓镇静、减轻炎症反应。

（2）红光和黄光治疗。该疗法具有抗炎、促进皮肤屏障功能修复、降低末梢神经纤维兴奋性的作用，可辅助缓解和治疗敏感性皮肤的症状、体征。

（3）激光、强脉冲光治疗。强脉冲光可通过对表皮细胞的光调作用促进皮肤屏障功能的修复，有助于敏感性皮肤的治疗。皮肤屏障功能修复后，可选用脉冲染料激光、强脉冲光来治疗毛细血管扩张。

复习思考题

1. 通过学习，请分析案例中患者的症状并做出诊断，同时说明理由。

2. 请针对案例中的患者给出治疗建议并进行健康指导。

3. 填空题。

敏感性皮肤是一种特殊类型的皮肤，其临床特征是皮肤受到物理、化学或精神等因素刺激时易出现＿＿＿＿＿＿、＿＿＿＿＿＿、＿＿＿＿＿＿及紧绷感等主观症状，伴或不伴红斑、丘疹、鳞屑、毛细血管扩张等客观体征。

4. 单项选择题。

以下关于敏感性皮肤的治疗不正确的是（　　　）

A. 应遵循温和清洁、舒敏保湿、严格防晒的原则

B. 可选用红光或黄光治疗

C. 宜选用安全性高、具有抗敏保湿功效的医学护肤品来修复皮肤屏障功能

D. 急性期灼热、瘙痒、刺痛、红斑明显者，可选用冷喷、冷膜治疗

E. 急性期可选用脉冲染料激光来治疗毛细血管扩张

功能插页

乳酸刺激试验

乳酸刺激试验是广泛用于诊断敏感性皮肤的半主观方法之一。测试方法包括涂抹法和桑拿法两种。

（1）涂抹法。在室温下将10%乳酸溶液涂抹在任意一侧面颊与鼻唇沟处，然后在2.5分钟及5分钟时分别对受试者的敏感性进行评分。0分为无刺痛感，1分为有轻度刺痛感，2分为有中度刺痛感，3分为有重度刺痛感。然后将2个得分相加，分数大于3分者的皮肤为敏感性皮肤。

（2）桑拿法。先用桑拿器蒸面部15分钟，然后将5%乳酸溶液涂抹在任意一侧面颊与鼻唇沟处。在2.5分钟及5分钟时分别对受试者的敏感性进行评分。具体评判方法同涂抹法。

任务二 接触性皮炎的诊治

❀ 学习目标

1. 知识目标

（1）掌握接触性皮炎的治疗方法。

（2）熟悉接触性皮炎的临床表现和诊断要点。

（3）了解接触性皮炎的病因和发病机制。

2. 技能目标

（1）能正确识别接触性皮炎。

（2）能制订接触性皮炎的治疗方案。

（3）能对接触性皮炎患者进行健康指导。

3. 素质目标

（1）尊重、理解美容就医者，保护其隐私。

（2）具备良好的职业道德，科学指导，实事求是。

（3）严谨认真，团结协作，精益求精。

一、任务导入

案例：患者女性，54岁，因"双侧膝关节红斑、肿胀、水疱伴有瘙痒、灼热感4天"就诊。患者发病前因关节疼痛，局部外用某中草药（具体不详）。专科情况：双侧膝关节处见边界清楚的肿胀性红斑，其上见少量大小不等的水疱、大疱和少许糜烂，未见明显渗液（图8-2-1）。

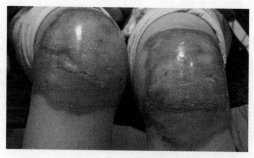

图 8-2-1 接触性皮炎

患者为什么会出现这种情况？应该如何治疗？

二、任务分析

接触性皮炎是指皮肤和黏膜接触外源性物质后，在接触部位甚至接触部位以外发生的炎症反应，是一种常见的过敏性皮肤病。典型特点是在接触部位发生界限清楚的红斑、肿胀、丘疹、丘疱疹、水疱、大疱，甚至表皮松解性坏死，伴瘙痒、灼热或灼痛感。

【病因和发病机制】

接触性皮炎按发病机制可以分为原发刺激性接触性皮炎和变态反应性接触性皮炎（表 8-2-1）。

表 8-2-1　原发刺激性接触性皮炎与变态反应性接触性皮炎的特点比较

	原发刺激性接触性皮炎	变态反应性接触性皮炎
发病人群	任何人	少数特异性过敏体质者
潜伏期	无	有，初次接触多不发病，再次接触后经过一段潜伏期（12～48 小时）后出现皮损
发病部位	多局限于接触部位，皮损境界清楚	可超出接触部位，皮损多对称、广泛地分布
病程	停止接触后，皮损可逐渐消退	多反复发作
斑贴试验	多为阴性，禁用刺激性强的原发刺激物做斑贴试验	阳性

1. 原发刺激性接触性皮炎　接触的外源性物质（如强酸、强碱等化学物质）对皮肤有较强的刺激性，通过非免疫机制引起皮肤炎症反应，任何人、任何部位接触后均可发病。此外，长期接触某些刺激性较弱的物质（例如肥皂、有机溶剂等）也可引起原发刺激性接触性皮炎。

2. 变态反应性接触性皮炎　为典型的Ⅳ型超敏反应。外源性接触物对皮肤无明显刺激性，但可作为变应原，具有致敏性，多数人接触后不发病，只有少数特异性过敏体质者接触该物质后会通过变态反应机制在接触部位甚至接触部位以外发生炎症反应。这类接触物多为半抗原，必须与表皮细胞膜蛋白结合后形成完全抗原复合物才能致敏机体。抗原复合物被朗格汉斯细胞所捕获，经处理后朗格汉斯细胞将抗原提呈给局部淋巴结内的 CD4[+]T 淋巴细胞，并使 T 淋巴细胞活化、致敏，致敏后的 T 淋巴细胞进一步增殖分化为记忆 T 淋巴细胞和效应 T 淋巴细胞，再经血液播散至全身，此过程即为初次反应阶段（诱导期），一般需要 4 天左右完成。当该机体再次接触同类抗原后即进入激发期，通过与上述诱导期相同的过程，形成半抗原 – 载体复合物，再经朗格汉斯细胞处理后与已经特异性致敏的 CD4$^+$T 淋巴细胞发生作用，产生炎症反应。

【临床表现】

由于接触物的性质和浓度、接触时间、接触方式及所接触个体的反应性的差异，皮损的形态、范围和严重程度也有所不同。

根据病程可以将接触性皮炎分为急性、亚急性和慢性接触性皮炎。急性接触性皮炎起病较急，典型临床表现为发生在接触部位的红斑、丘疹、丘疱疹、水疱（图 8-2-2），甚至大疱，可伴有不同程度的肿胀、糜烂、渗液，可继发感染；如为烈性的原发刺激物（如强酸、强碱等），可出现表皮坏死、脱落，甚至发生溃疡。皮损形态与接触物有关，境界清楚；但若接触物为气体、粉尘，则皮损主要发生在暴露部位，多呈弥漫性而无明显的界限。患者的自觉症状大多为不同程度的瘙痒、烧灼感、胀痛感，少数严重者可有全身反应。去除接触物后经积极治疗，皮损多在 1 ~ 2 周痊愈，部分患者可遗留色素沉着。若反复接触变应原或处理不当，可转化为亚急性或慢性接触性皮炎。亚急性者的皮损多呈暗红色斑或丘疹，可有皮肤干燥、脱屑，无渗液，边界不清楚。慢性者可见皮肤苔藓样变、肥厚。

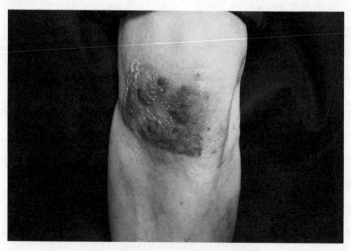

图 8-2-2　急性接触性皮炎

边界清楚的红斑的基础上可见芝麻至绿豆大小的丘疹、丘疱疹、水疱，可见糜烂和少许脓疱

【诊断要点】

（1）发病前有明确的接触史。

（2）典型临床表现。即在接触部位出现境界清楚的红斑、丘疹、丘疱疹、水疱，甚

至大疱等典型皮损，伴有不同程度的瘙痒、烧灼感、胀痛感等自觉症状。

（3）去除病因后皮损好转。

（4）斑贴试验可辅助诊断。

【对容貌和身心的影响】

发生在面部、手部等暴露部位的接触性皮炎由于出现红斑、丘疹、水疱、大疱、糜烂、渗液等皮损而直接影响患者的容貌；部分皮损愈合后遗留的色素沉着等改变也会对患者的容貌造成一定的影响。慢性接触性皮炎由于皮损长期、反复存在，可对社交、工作等造成影响，从而给患者的身心带来较大的负面影响。

三、任务实施

【健康指导】

积极寻找病因，去除可疑的变应原，避免再次接触同类物质，以免再发。避免饮酒及进食辛辣、刺激性食物。加强局部护理，保持皮损清洁，避免摩擦刺激，避免搔抓、烫洗、肥皂洗涤等。遵医嘱给予正确的处理。

【药物治疗】

治疗原则是寻找病因、迅速脱离变应原或可疑变应原，并积极处理。避免再次接触变应原，以免复发。

1. 全身用药　以抗过敏、止痒为主。可口服抗组胺药，如氯苯那敏、酮替芬、氯雷他定、西替利嗪、依巴斯汀等；较重者可加用维生素C及10%葡萄糖酸钙溶液静脉滴注；对于重症泛发者可短期、系统使用糖皮质激素，继发感染者则加用抗生素。

2. 局部治疗　根据皮损的具体情况，按外用药的治疗原则处理。对急性接触性皮炎有糜烂、渗出者，可根据情况选用生理盐水、3%硼酸溶液、1∶（5000~10 000）高锰酸钾溶液冷湿敷；若仅有红肿、丘疹、丘疱疹而无糜烂、渗出者，可选用炉甘石洗剂。对亚急性者可选用糊剂或油剂（如氧化锌糊剂、2%~5%糠馏油）及糖皮质激素霜剂等。慢性者则选用软膏。继发感染者可外用抗生素，如夫西地酸、莫匹罗星等。

【美容治疗】

（1）急性期可采用冷湿敷、冷喷配合药物治疗，也可选用有抗敏、保湿功效的医学护肤贴膜冷敷，以辅助减轻瘙痒、烧灼感、红斑等症状。也可酌情采用红光治疗以抗炎和促进皮肤屏障的修复。

（2）亚急性期可选用具有抗敏、保湿功效的医学护肤品以舒缓、修复皮肤。

（3）慢性期选用具有抗敏、保湿功效的医学护肤品，对皮损肥厚者可进行封包治疗。

复习思考题

1. 通过学习，请分析案例中患者的诊断，并说明理由。

2. 请针对案例中的患者给出治疗建议并进行健康指导。

3. 单项选择题。

（1）急性接触性皮炎的典型皮损为（　　　）

A. 境界清楚的红斑，其上有丘疹和丘疱疹

B. 红斑基础上的水疱和脓疱

C. 簇状分布的针尖大小的水疱

D. 皮肤柔嫩部位针尖大小的丘疹、丘疱疹

E. 红斑基础上的大疱和坏死

（2）急性接触性皮炎渗出明显时可使用（　　　）

A. 3% 硼酸溶液 　　　　　　　B. 炉甘石洗剂

C. 氧化锌油 　　　　　　　　　D. 硼酸溶液

E. 糖皮质激素霜剂

（3）接触性皮炎最主要的诊断依据是（　　　）

A. 皮损具有播散性 　　　　　　B. 皮损边缘常不清楚

C. 皮疹的形态多样 　　　　　　D. 有明确的变应原接触史

E. 皮损边缘清楚，覆有银白色鳞屑

4. 多项选择题。

以下关于接触性皮炎外用药物治疗的描述中正确的有（　　　）

A. 急性期外用抗炎软膏

B. 亚急性者存在少量渗出时可外用氧化锌油

C. 慢性期外用溶液湿敷

D. 继发感染时加用抗生素

E. 以上均正确

功能插页

几种特殊类型的接触性皮炎

1. 化妆品皮炎　是接触化妆品引起的皮肤、黏膜或附属器的急性、亚急性或慢性皮炎，详见本模块任务三。

2. 尿布皮炎　由于尿布更换不勤，产氨细菌分解尿液后产生氨并刺激皮肤所致。主要见于婴儿会阴部，也可蔓延至腹股沟及下腹部。皮损形态与尿布包扎范围一致，边界清楚，表现为大片红斑基础上的斑丘疹、丘疹。

3. 空气源性接触性皮炎　由空气悬浮物中的变应原导致的暴露部位的急性或慢性皮炎，喷雾剂、香水、粉尘、花粉（如豚草）均可能是致敏物质。皮损主要发生在面部等暴露部位。

任务三　化妆品皮肤不良反应的诊治

❀ 学习目标

1. 知识目标

（1）掌握化妆品皮肤不良反应的治疗方法。

（2）熟悉化妆品皮肤不良反应的分类、临床表现和诊断要点。

（3）了解化妆品皮肤不良反应的病因和发病机制。

2. 技能目标

（1）能正确识别化妆品皮肤不良反应。

（2）能制订化妆品皮肤不良反应的治疗方案。

（3）能对化妆品皮肤不良反应患者进行健康指导。

3. 素质目标

（1）尊重、理解美容就医者，保护其隐私。

（2）具备良好的职业道德，科学指导，实事求是。

（3）严谨认真，团结协作，精益求精。

一、任务导入

案例：患者女性，27岁，因"面部丘疹伴瘙痒2天"就诊。发病前4天曾使用过某品牌的防晒乳。专科情况：面部弥漫分布着针尖至针头大小的皮色丘疹，面部轻微水肿，未见明显红斑、水疱、糜烂、渗液。

这是一种什么病？该患者为什么会出现这种疾病？应该如何治疗和预防？

二、任务分析

化妆品皮肤不良反应是指由使用化妆品引起的皮肤、黏膜、附属器的病变，是一组特殊类型的接触性皮炎，包括化妆品接触性皮炎、化妆品痤疮、化妆品光感性皮炎、化妆品皮肤色素异常、化妆品毛发损害、化妆品甲损害这6种类型。

【病因和发病机制】

引起化妆品皮肤不良反应的因素较多，包括化妆品中含有刺激性和致敏物质、局部皮肤屏障功能受到破坏、化妆品中违规添加禁用物质或限用成分浓度超标、自身为敏感体质或患有其他导致皮肤敏感的皮肤病（如玫瑰痤疮、特应性皮炎等），以及化妆品使用不当等。

其发病机制主要有原发刺激、变态反应、光变态反应和光毒反应，其中变态反应较为多见。原发刺激所致者是在接触强烈刺激性化妆品（如化学剥脱剂中的苯酚、三氯醋酸，脱色剂中的氢醌等）后出现的皮肤、黏膜损伤，是一种细胞毒反应，无免疫记忆。变态反应所致者是由于某些化妆品成分在接触部位启动了由细胞介导的超敏反应，常见的变应原有香料、防腐剂、乳化剂、抗氧化剂、防晒剂、植物添加剂等，其中以香料和防腐剂最为常见。其他化妆品成分还可通过直接刺激、光敏反应等刺激黑素细胞增殖和酪氨酸酶活性增高，引起皮肤色素沉着；相反，某些化妆品成分也可破坏黑素细胞，致使黑色素运输障碍，引起皮肤色素减退。化妆品痤疮主要与化妆品中的某些成分（如矿物油）引起毛囊口上皮细胞增殖与角化过度，导致皮脂排出障碍、毛囊阻塞有关。

【临床表现】

1. 化妆品接触性皮炎　是化妆品皮肤不良反应最常见的类型，占化妆品皮肤病的70%以上，包括刺激性接触性皮炎和变应性接触性皮炎两大类。刺激性接触性皮炎是指刺激性化妆品通过非免疫机制造成的皮肤损害，多见于特殊用途的化妆品，如除臭、祛斑、脱毛类化妆品，或化妆品使用不当。皮损主要局限于接触部位，境界清楚。变应性接触性皮炎是指接触化妆品中的变应原后，由免疫机制引起的皮肤炎症反应，多由普通护肤品导致。典型皮损为发生在接触部位的不同程度的红斑、丘疹、丘疱疹、水疱、大疱，重者可出现糜烂、渗液、坏死。自觉症状为不同程度的瘙痒、灼热、疼痛。其中刺激性接触性皮炎的症状多以疼痛或烧灼感为主，也可有瘙痒；变应性接触性皮炎多以瘙痒、灼热为主，严重者可以出现全身瘙痒。化妆品接触性皮炎的皮损在停用该化妆品后逐渐减轻甚至消退。斑贴试验常呈阳性。

2. 化妆品光感性皮炎　是指接触化妆品后，其中的光感物质经过紫外线照射，在接触部位或其邻近部位引起的皮肤黏膜炎症反应。化妆品中常见的光感物质有防腐剂、香料、唇膏和口红中的荧光物质等。此型占化妆品皮肤病的1%~5%，可以分为光毒性反应和光变态反应两类。光毒性反应主要与中波紫外线（UVB）的照射有关，多发生在日晒后数小时，主要表现为红斑、肿胀、水疱甚至大疱等皮肤日晒伤样改变。光变态反应主要与长波紫外线（UVA）的照射有关，一般在日晒后数天、数周甚至数年才发生，临床表现以红斑、丘疹为主，可伴有瘙痒，慢性皮损可浸润、增厚、苔藓化等。

3. 化妆品皮肤色素异常　为接触化妆品的局部及邻近部位发生的慢性色素异常改变，可表现为色素沉着或色素脱失，其中以色素沉着较为常见。此型占化妆品皮肤病的10%~30%。化妆品皮肤色素异常可单独发生，或与皮肤炎症同时存在，也可在化妆品接触性皮炎、化妆品光感性皮炎等消退后局部遗留皮肤色素异常。化妆品中的某些金属元素（如铅、汞、砷等）可通过干扰色素代谢而增加皮肤色素含量。典型临床表现为使用化妆品后数周或数月，在接触部位逐渐出现淡褐色至褐色斑片，或出现色素减退、色素脱失斑，边界较模糊，常对称、弥漫性分布，可持续多年。

4. 化妆品痤疮　是指化妆品引起的痤疮样损害，占化妆品皮肤病的3.5%~10%。发病前有明确的化妆品使用史，多为不恰当地使用粉底霜、遮瑕霜、磨砂膏等产品，导致这些产品机械性堵塞毛囊口。皮损局限于接触部位，表现为黑头粉刺、炎性丘疹、脓疱等痤疮样皮损。皮损的严重程度与化妆品的使用量和使用频率有关，停止使用后皮损可逐渐减轻甚至消退。如果再次使用，仍可能会出现类似的皮损。在已有寻常痤疮的情况下使用这些化妆品则可导致原有痤疮加重。

5. 化妆品毛发损害　是指接触各种发用化妆品后出现的毛发干枯、质地变脆、分叉、断裂、脱落、失去光泽、变形等病变，一般停止使用后可逐渐恢复。

6. 化妆品甲损害　是指接触甲用化妆品后出现的甲及甲周病变，表现为甲板变形、失去光泽、脆裂、软化剥离等，可伴有甲周皮炎改变，一般停止使用后可逐渐恢复正常。

7. 化妆品唇炎　有明确的唇用化妆品接触史，表现为唇部红肿、干燥、裂隙、鳞屑，严重者可出现糜烂、渗液、结痂，自觉症状为唇部干燥紧绷、瘙痒、疼痛不适，部分慢性患者可出现色素改变、唇肥厚。停用相应化妆品后皮损多逐渐减轻甚至消退。

除上述类型外，化妆品还可引起化妆品接触性荨麻疹、化妆品糖皮质激素依赖性皮炎、化妆品不耐受等。

【诊断要点】

（1）发病前有明确的化妆品接触史。

（2）在使用部位有相应的症状、体征。

（3）停止使用致敏化妆品后症状缓解甚至消失，再次使用同类化妆品后症状可复发或加重。

（4）皮肤或相关实验室检查结果，如斑贴试验（或光斑贴试验）、单次开放性涂抹试验等支持化妆品皮肤不良反应的诊断。

（5）排除其他原因所致的皮肤病变。

【对容貌和身心的影响】

化妆品皮肤不良反应的皮损主要发生于颜面部、毛发、甲等部位，直接影响患者的容貌，且部分类型的病变（如化妆品皮肤色素异常）呈慢性病程，可持续多年，长期影响患者的容貌美观。因此，该类皮肤病易使患者精神紧张、焦虑、烦躁及自信心受挫，甚至影响患者的工作、社交等，给患者带来诸多烦恼。

三、任务实施

【健康指导】

积极排查可疑化妆品，及时且彻底地清除皮肤、黏膜及附属器上残留的化妆品。急性期避免饮酒及进食辛辣、刺激性食物。保持皮损清洁，避免摩擦刺激，避免搔抓、烫洗、肥皂洗涤等，遵医嘱正确护理。避免再次接触同类物质。指导患者正确选择和使用化妆品，勿选择劣质产品或违规添加了禁用物质等的不合格产品。敏感性皮肤者应尽量选用安全性高、具有抗敏保湿功效的医学护肤品，油性皮肤者尽量避免使用粉底霜等遮瑕类化妆品。

【一般治疗和药物治疗】

治疗原则为立即停用致敏或可疑致敏的化妆品，并根据不同类型的化妆品皮肤不良反应给予相应的治疗。

1. 化妆品接触性皮炎　同接触性皮炎的治疗。

2. 化妆品光感性皮炎　应避免日晒。对症状轻者可给予抗组胺药、维生素 C 等治疗，重者可加服羟氯喹或短期使用小剂量糖皮质激素；局部治疗参照接触性皮炎的治疗。

3. 化妆品皮肤色素异常　参照色素沉着性皮肤病或色素脱失性皮肤病的治疗。尽量避免日晒，可配合使用防晒产品。

4. 化妆品痤疮　尽量避免使用粉底霜等遮瑕类化妆品，可参照痤疮的治疗原则对皮损处给予抗炎、抗菌和溶解角质等对症处理。

5. 其他　化妆品接触性荨麻疹按荨麻疹的治疗原则对症治疗。化妆品引起的糖皮质激素依赖性皮炎应按糖皮质激素依赖性皮炎的治疗原则对症治疗。对发生化妆品毛发损害者在停用相应化妆品后可给予相应的护发处理和其他对症处理，可给予胱氨酸、B族维生素、养血生发胶囊、何首乌片等治疗。化妆品甲损害者勿再接触刺激性大的甲油、甲膏等甲用化妆品。化妆品不耐受者应停用相应化妆品，可选用专为敏感性皮肤配制的医学护肤品，详见敏感性皮肤护理的相关内容。

【美容治疗】

对于化妆品接触性皮炎，可按接触性皮炎的治疗原则，根据皮损的具体情况选择冷喷、敷冷膜、红光治疗及具有抗敏保湿功效的医学护肤品以舒缓和修复。对于化妆品皮肤色素异常,可选用具有美白祛斑功效的医学护肤品(如中药祛斑面膜)、激光与光子治疗等辅助疗法。对于化妆品痤疮,可按痤疮的美容治疗原则选择红蓝光照射、化学剥脱、激光与强脉冲光治疗等方法等辅助治疗。

复习思考题

1. 通过学习,请对案例中的患者做出诊断并说明理由。

2. 请针对案例中的患者给出治疗建议并进行健康指导。

3. 单项选择题。

(1)下列哪项是诊断化妆品接触性皮炎的重要依据之一(   )

A. 斑贴试验

B. 血清 IgE 测定

C. 血清 IgG 测定

D. 血清免疫复合物测定

E. 单次开放性涂抹试验

(2)根据下列患者的症状及检查结果,可诊断为化妆品接触性皮炎的是(   )

A. 某患者长期使用甲用化妆品,指甲变色、增厚,甲周皮肤红肿,化妆品斑贴试验呈阴性,真菌检查呈阳性

B. 某患者长期使用甲用化妆品,指甲变色、增厚,甲周皮肤红肿,化妆品斑贴试验呈阳性,真菌检查呈阴性

C. 某患者长期使用甲用化妆品,指甲变色、变薄,表面失去光泽,化妆品斑贴试验呈阴性,真菌检查呈阴性

D. 某患者长期使用甲用化妆品,指甲变色、变薄,表面失去光泽,化妆品斑贴试验呈阴性,真菌检查呈阳性

E. 某患者长期使用甲用化妆品,指甲及甲周皮肤均正常,面部出现痤疮样皮疹,化妆品斑贴试验呈阴性,真菌检查提示念珠菌感染呈阴性

(3)不属于化妆品变应性接触性皮炎的情况是(   )

A. 脱毛膏引起的皮肤刺激

B. 祛斑霜引起的皮肤过敏

C. 育发水引起的头皮红肿

D. 风油精引起的皮肤水疱

E. 粉刺露引起的面部炎症

（4）治疗化妆品接触性皮炎最关键的一点是（　　　）

A. 尽早使用抗组胺药

B. 尽早使用糖皮质激素

C. 尽早使用外用药

D. 立即停用或避免接触致敏物质

E. 尽早使用医学护肤品

功能插页

斑贴试验

斑贴试验是一种检测皮肤接触性变应原的技术，简称斑试。通过将少量可疑致敏物质贴在皮肤上，人为地造成局部变应性接触性皮炎，以发现或证实引发皮炎的变应原。因此，该技术对于诊断化妆品接触性皮炎具有重要意义。

操作方法：以往将纱布和透明玻璃纸覆盖和固定来进行斑试，现多采用市售斑试器。步骤如下。①准备好斑试器，并标明编号。②准备好可疑变应原，按照一定的顺序加入斑试器（固态或半固态物质可直接加入，加入量略超过药室容积的 1/2；对于液态物质，可将滤纸浸湿后放入药室内）。③选择背部或前臂屈侧为斑试部位，清洁局部皮肤，将置有变应原的斑试器从下向上贴于皮肤上，注意轻压药室以驱除空气。④在斑试部位做好标记，以便观察。⑤48 小时后移除斑试器，并用湿棉签清除残留的斑试物，嘱患者避免搔抓，30 分钟后做首次结果判定（表 8-3-1），并于 72 小时、96 小时后分别做第 2 次、第 3 次结果判定。

注意事项如下。①处于皮炎急性期者不宜做斑贴试验。②受试者在试验前 2 周及试验期间应避免使用糖皮质激素，试验前 3 天及试验期间应避免使用抗组胺药。③试验前应向受试者说明斑试的意义、可能出现的不良反应及其处理方法等，以便取得合作。④斑试期间不宜洗澡、饮酒及挪动斑试器，注意保持局部清洁、干燥。⑤当斑试处出现严重的瘙痒、烧灼感、疼痛等反应时，须立即去除斑试器，并及时就诊。⑥判定结果时，要注意排除假阳性及假阴性结果。

表 8-3-1　斑贴试验反应程度的判定

代号	反应程度	皮肤表现
IR	刺激反应	受试局部出现红斑，界限清楚
NT	未试验	
−	阴性	受试局部无皮肤反应
±	可疑阳性	受试局部出现轻度红斑
+	弱阳性	受试局部出现轻度红斑、浸润、少量丘疹
++	强阳性	受试局部出现轻度红斑、浸润、丘疹、水疱
+++	极强阳性	受试局部出现大疱

任务四　激素依赖性皮炎的诊治

❀ **学习目标**

1. 知识目标

（1）掌握激素依赖性皮炎的治疗方法。

（2）熟悉激素依赖性皮炎的临床表现和诊断要点。

（3）了解激素依赖性皮炎的病因和发病机制。

2. 技能目标

（1）能正确识别激素依赖性皮炎。

（2）能制订激素依赖性皮炎的治疗方案。

（3）能对激素依赖性皮炎患者进行健康指导。

3. 素质目标

（1）尊重、理解美容就医者，保护其隐私。

（2）具备良好的职业道德，科学指导，实事求是。

（3）具备良好的沟通能力。

一、任务导入

案例： 患者女性，38 岁，2020 年 8 月以"面部反复出现潮红、丘疹、丘脓疱疹伴瘙痒、灼热、紧绷感 2 年"就诊。发病前患者曾长期到某美容机构做面部清洁和护理，后逐渐出现皮肤潮红、丘疹，每次清洁、护理后可缓解，后上述自觉症状、体征加重。她曾反复于当地医院皮肤科诊治，药物治疗后缓解，停药后即出现病情反跳，严重时面部出现刺痛不适，令她十分苦恼。专科情况：皮损分布于面部，主要累及两侧面颊部，表现为弥漫性潮红基础上针尖至针头大小的丘疹、丘脓疱疹，未见水疱、糜烂、渗液（图 8-4-1）。

这是一种什么病？为什么会出现这种皮肤病？应该怎样治疗？效果怎么样？如何为该患者提供科学的健康指导？

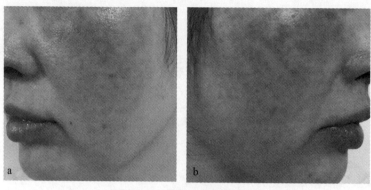

图 8-4-1　激素依赖性皮炎

a. 左侧面部；b. 右侧面部

二、任务分析

激素依赖性皮炎是一种由于长期外用含糖皮质激素的制剂，一旦停药导致原有皮肤病复发或加重，迫使患者不得不依赖于糖皮质激素的疾病。

【病因和发病机制】

目前激素依赖性皮炎的发病机制尚未完全明确，其主要和以下因素有关：表皮内糖皮质激素受体 α（GR-α）及其与激素的亲和力发生异常改变，糖皮质激素使血管的舒缩出现异常（图 8-4-2），长期大量外用糖皮质激素导致下丘脑–垂体–肾上腺轴受抑制，外用糖皮质激素对皮肤屏障功能造成损伤，炎症反应增强以及微生物感染（图 8-4-3）等。

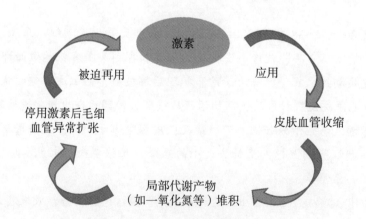

图 8-4-2　激素对小血管的作用导致激素依赖性皮炎的发生

［改编自文献　曾凡钦，唐增奇，郭庆. 激素依赖性皮炎的发病机制认识.
中国医学文摘（皮肤科学），2015，32（3）：257-260.］

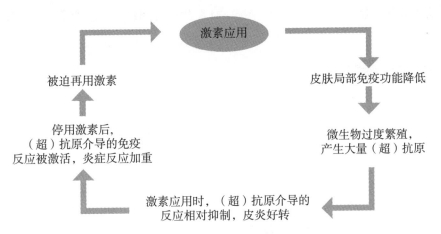

图 8-4-3　微生物感染对激素依赖性皮炎的可能作用

〔改编自文献　曾凡钦，唐增奇，郭庆. 激素依赖性皮炎的发病机制认识.
中国医学文摘（皮肤科学），2015，32（3）：257-260.〕

激素依赖性皮炎的常见诱因包括糖皮质激素治疗的适应证选择不当、外用时间过长、应用部位选择不当等各种未能正确、合理选用合适的外用糖皮质激素的情况。此外，长期使用含有糖皮质激素的所谓"特效嫩肤、美白"类化妆品也是本病的重要诱因之一。

【临床表现】

本病多见于面颈部，皮损呈多形性，可表现为局部皮肤变薄、潮红、毛细血管扩张、丘疹、脓疱，皮肤亦可出现干燥、脱屑、粗糙、萎缩及毳毛增粗、变长等。患者自觉灼热、瘙痒、干燥、紧绷等不适，甚至出现刺痛感。以上自觉症状、客观体征在使用糖皮质激素后可很快缓解，但停用后很快复发甚至加重，迫使患者反复使用糖皮质激素，形成依赖。随着时间的推移，上述症状和皮损逐渐加重。根据皮损发生部位，皮损可分为口周型、面部中央型和弥散型。

【诊断要点】

（1）基本条件是有明确的糖皮质激素用药史。

（2）多见于面部、阴囊、女阴或皱褶部。

（3）有上述临床表现中的自觉症状和客观体征。

（4）使用糖皮质激素后皮损可很快缓解，但停药后很快复发甚至加重。

【对容貌和身心的影响】

激素依赖性皮炎好发于面颈部，潮红、丘疹、脓疱、毛细血管扩张、色素沉着等皮损可直接影响患者的容貌。本病病情反复，呈慢性病程，治疗周期长，对糖皮质激素有依赖，治疗过程中可能出现病情反跳等情况，加之患者对本病认识不足，极易出现精神紧张、情绪低落、焦躁不安、自信心受损、社交障碍等问题，给患者带来诸多烦恼。

三、任务实施

【健康指导】

对患者进行心理辅导，使其正确认识本病是治疗的第 1 步。应使患者充分了解该病的病因及特点，使其相信本病是可以治愈的，以提升患者对治疗的信心，取得患者的信任和合作，避免不必要的医患矛盾。饮食上尽量避免食用辛辣、刺激性食物，避免饮酒，多食新鲜蔬菜、水果等富含维生素的食物。避免日晒、风吹及处于温热环境以免加重症状。嘱患者保持心情舒畅。建议选用具有抗敏、保湿功效的医学护肤品来修复皮肤屏障功能，以降低皮肤的敏感性。避免使用含糖皮质激素的化妆品。

【药物治疗】

1. 局部治疗

（1）糖皮质激素替代治疗。可根据病情选择外用钙调神经磷酸酶抑制剂（如 0.03% 或 0.1% 他克莫司软膏）或非甾体类制剂（如氟芬那酸丁酯软膏、丁苯羟酸乳膏等）。

（2）糖皮质激素递减疗法。对部分停药后反应剧烈的患者，可考虑采用此法。方法：由强效激素改用弱效激素，由高浓度激素改为低浓度激素，逐渐减少用药次数，延长使用间隔时间等。

（3）其他治疗方法。对伴痤疮样皮炎者可在其皮肤屏障功能恢复后按痤疮治疗原则给予相应的外用药治疗，对伴有色素沉着者可在其皮肤屏障功能恢复后给予氢醌、熊果苷、壬二酸等治疗。

2. 全身治疗

（1）抗过敏治疗。如口服氯苯那敏、氯雷他定、依巴斯汀、西替利嗪等以减轻瘙痒及炎症反应。

（2）抗炎治疗。可根据病情选用羟氯喹、复方甘草酸苷、阿司匹林、雷公藤多苷等以减轻炎症反应。

（3）其他治疗。对伴痤疮样皮炎者可加服米诺环素、维胺酯等。对伴色素沉着者可给予维生素 C、维生素 E 等治疗。

【美容治疗】

1. 合理护肤　选用具有抗敏、保湿功效的医学护肤品以修复皮肤屏障，降低皮肤的敏感性。

2. 湿敷、冷喷、敷冷膜　详见接触性皮炎的相关内容。

3. 红光和黄光治疗　红光具有抗炎和促进皮肤屏障修复的作用；黄光可促进细胞的新陈代谢，降低末梢神经纤维的兴奋性，降低皮肤的敏感性。

4. 激光和强脉冲光治疗　强脉冲光可修复皮肤屏障和减轻炎症反应。针对毳毛增生的患者，在其皮肤屏障功能恢复后，可进行激光脱毛治疗。针对有毛细血管扩张者，亦可在其皮肤屏障功能恢复后，采用脉冲染料激光治疗。

【预防】

临床上应避免滥用糖皮质激素，确需使用时应正确、合理地使用糖皮质激素，并向患者详细交代使用方法及注意事项，病情控制后及时停用。避免使用含糖皮质激素的化妆品，勿信所谓的"具有特效嫩肤、美白功效的"化妆品。

复习思考题

1. 通过学习，请分析案例中患者的诊断，并说明理由。

2. 请针对案例中的患者给出治疗建议并进行健康指导。

3. 单项选择题。

（1）有关激素依赖性皮炎，下列说法中错误的是（　　　）

A. 有长期外用糖皮质激素或使用含糖皮质激素化妆品的病史

B. 停药后原有皮肤病变加重

C. 病情反复

D. 停用激素后不会出现反跳现象

E. 可出现毛细血管扩张

（2）有关激素依赖性皮炎的治疗，下列说法中不正确的是（　　　）

A. 应避免日晒、热刺激及食用刺激性食物

B. 可以选用具有抗敏、保湿功效的医学护肤品辅助治疗

C. 疗程短，见效快

D. 局部治疗可以采用激素替代治疗

E. 局部治疗可以采用激素递减疗法

任务五　湿疹的诊治

🍀 学习目标

1. 知识目标
（1）掌握湿疹的治疗方法。
（2）熟悉湿疹的临床表现和诊断要点。
（3）了解湿疹的病因和发病机制。
2. 技能目标
（1）能正确识别湿疹。
（2）能制订湿疹的治疗方案。
（3）能对湿疹患者进行健康指导。
3. 素质目标
（1）尊重、理解美容就医者，保护其隐私。
（2）遵守职业道德，科学指导，实事求是。
（3）严谨认真，团结协作，精益求精。

一、任务导入

案例： 患者女性，32岁，因"双下肢反复出现红斑、丘疹、糜烂、渗出3个月余，复发4天"就诊。病程中有渗出史，瘙痒明显。专科情况：皮损对称分布于双下肢，表现为芝麻至绿豆大小的暗红色斑片、丘疹，皮损多融合成大小不等的片状，可见糜烂、结痂、少许鳞屑（图8-5-1），未见水疱、明显渗液。

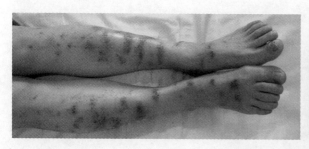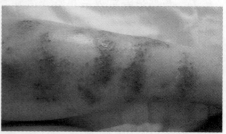

图8-5-1　下肢湿疹

这是一种什么病？应该怎样治疗？效果怎么样？如何为该患者提供科学的健康指导？

二、任务分析

湿疹是一种由多种内、外因素引起的表皮和真皮浅层的炎症性皮肤病，其临床表现具有对称性、多形性、渗出性、瘙痒性及反复性等特点。

【病因和发病机制】

湿疹的病因复杂，受多种内、外因素的共同作用。

1. 内部因素　包括慢性感染病灶、慢性消化系统疾病或胃肠道功能失调、内分泌及代谢失调、血液循环障碍、神经精神因素、遗传易感性及皮肤屏障功能障碍等。

2. 外部因素　常见的外部因素有食物（如鱼、虾、蟹、牛肉、羊肉等）、吸入物（如花粉、屋尘螨等）、外界环境（如日光、炎热、干燥等）、动物毛皮、各种化学物质（如洗涤剂、化妆品、合成纤维等）及不恰当的人为刺激（如搔抓、摩擦）等。

【临床表现】

根据病程及临床表现可将湿疹分为急性、亚急性和慢性湿疹。

1. 急性湿疹（图 8-5-2a）　可发生于任何部位，常见于面部、耳部、四肢远端、阴囊、肛周等部位，多呈对称性分布。皮疹呈多形性，多为在红斑或潮红的基础上出现的针头至粟粒大小的丘疹、丘疱疹、水疱，可伴有糜烂、渗液、结痂等，境界不清，伴有剧烈瘙痒。合并感染时，红肿则更为明显，可出现脓疱、脓液、局部淋巴结肿大，严重时出现全身症状。

2. 亚急性湿疹（图 8-5-2b）　急性湿疹的炎症减轻、渗出减少后则转为亚急性湿疹，也可由急性湿疹迁延时间较长所致。此期皮损表现为暗红色斑、丘疹、丘疱疹、轻度糜烂和结痂，可伴有少许鳞屑或轻度浸润，仍自觉剧烈瘙痒。

3. 慢性湿疹（8-5-2c ～ 8-5-2g）　多因急性、亚急性湿疹反复发作、迁延不愈而形成，也可由于某些持续的轻微刺激，一开始即表现为慢性炎症。皮疹多见于手、足、小腿、肘窝、外阴、肛门等处，表现为局部粗糙、肥厚、苔藓样变，可见浸润性暗红斑基础上的丘疹、抓痕、鳞屑，边界较清楚；在手、足、关节等部位还可产生皲裂。患者自觉瘙痒，但瘙痒常呈阵发性。慢性湿疹病程迁延，反复发作。

应注意急性、亚急性和慢性湿疹可相互转换。此外还有特殊类型的湿疹，如婴儿湿疹、手部湿疹、耳部湿疹（图 8-5-3）、乳房湿疹、阴囊湿疹、肛周湿疹、感染性湿疹、自身敏感性湿疹、乏脂性湿疹等。

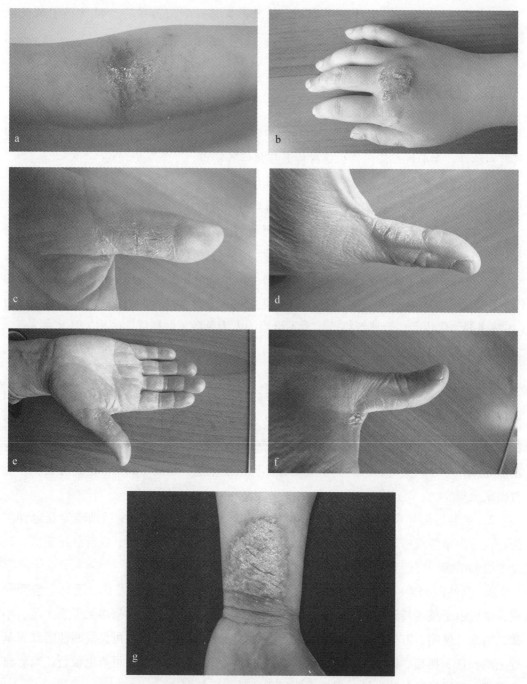

图 8-5-2　湿疹

a. 急性湿疹；b. 亚急性湿疹；c ~ g. 慢性湿疹

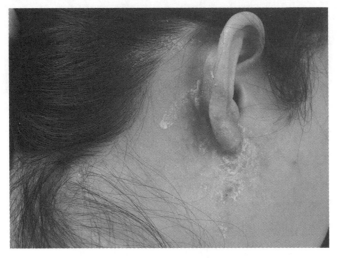

图 8-5-3　耳部湿疹

【诊断要点】

根据皮疹的对称性、多形性、渗出性、瘙痒性及反复性等临床特点，不难诊断。

【对容貌和身心的影响】

湿疹是临床常见的皮肤病，发生在面部、手部、足部等暴露部位的湿疹可直接影响患者的容貌，尤其是面部湿疹。同时，该病伴有剧烈瘙痒，常影响患者的睡眠、工作、学习、社交等，加之病程不定，易反复发作，更易使患者情绪低落，出现自卑、焦躁等不良情绪，给患者带来诸多烦恼。

三、任务实施

治疗以控制症状、减少复发、提高患者的生活质量为主要目的。

【健康指导】

由于本病病程不定，易反复发作、迁延不愈，因此，应让患者正确认识本病的性质、可能的转归、对机体健康的影响、有无传染性、各种治疗方法的临床疗效和可能出现的不良反应等，以便使其更好地理解和配合治疗，避免随意自行处置而导致激素依赖性皮炎等其他问题。同时须指导患者积极寻找和避免环境中常见的变应原和刺激原，尽量避免各种可疑的诱发或加重因素。饮食上避免食用辛辣、刺激性食物及饮酒，发病期间避免进食鱼、虾、蟹、牛肉、羊肉等；避免搔抓、烫洗或用肥皂等碱性洗涤剂清洗患处，尽量减少外界不良刺激，贴身衣物最好是纯棉制品；注意修复皮肤屏障功能。嘱患者保持心情舒畅，避免熬夜、过度疲劳，遵医嘱定期复诊。

【药物治疗】

1. 全身用药

（1）抗组胺药，如氯苯那敏、赛庚啶、酮替芬、氯雷他定、西替利嗪、阿伐斯汀等。根据患者的情况选用抗组胺药来抗炎、抗过敏、止痒，可单独使用或联合使用，必要时可配合使用镇静药。

（2）糖皮质激素。一般不主张常规使用。对于严重水肿、泛发性皮疹可以酌情短期应用，但必须注意其全身不良反应及病情反跳等情况。

（3）抗生素。对于广泛继发感染者建议系统应用抗生素。

（4）免疫抑制剂。应慎用，要严格把握其适应证。

（5）其他。葡萄糖酸钙、维生素 C 可降低毛细血管的通透性，具有抗炎、抗过敏的作用，可以用于急性发作或瘙痒明显者。

2. 局部治疗　根据皮损的分期，按外用药的治疗原则选择合适的药物及剂型。

急性期无水疱、糜烂、渗出时，可选用炉甘石洗剂、糖皮质激素乳膏或凝胶；有大量渗出时可选用 3% 硼酸溶液、1∶（5000～10 000）高锰酸钾溶液、0.1% 盐酸小檗碱溶液、0.1% 依沙吖啶溶液等进行冷湿敷。亚急性期可选用氧化锌糊剂、糖皮质激素乳膏。慢性期则可选用糖皮质激素软膏、硬膏，皮损肥厚者可采用封包治疗，并配合使用保湿剂。

由于湿疹的病程不定，易反复发作，迁延不愈，而长期外用糖皮质激素可能产生不良反应。因此，在临床上可采用钙调神经磷酸酶抑制剂，如 0.1% 或 0.03% 他克莫司软膏、1% 吡美莫司乳膏等替代糖皮质激素。

此外，有文献报道，在湿疹病变局部，葡萄球菌的定植量增加。因此，也可酌情选用各种外用抗菌制剂。

【美容治疗】

急性期可进行冷湿敷，或选用具有抗敏、保湿功效的医学护肤品贴膜进行湿敷；也可酌情采用红光治疗以抗炎和促进皮肤屏障的修复。亚急性期可选用具有抗敏、保湿功效的医学护肤品进行舒缓、修复。慢性期可选用具有抗敏、保湿功效的医学护肤品以辅助药物治疗，皮损肥厚者可进行封包治疗；此外，慢性顽固性湿疹可配合紫外线光疗。若遗留色素沉着斑，可外用脱色剂。

复习思考题

1. 通过学习，请分析案例中患者的情况，做出正确的诊断并进行分期，同时说明理由。

2. 请针对案例中的患者给出治疗建议并进行健康指导。

3. 单项选择题。

（1）下列不符合急性湿疹的是（　　　）

A. 皮损形态单一，境界清楚　　　　B. 呈对称分布

C. 伴有剧烈瘙痒　　　　　　　　　D. 常有渗出倾向

E. 合并感染时，可出现脓疱、脓液

（2）下列不符合慢性湿疹的是（　　　）

A. 皮损相对局限　　　　　　　　　B. 主要是苔藓样变

C. 伴有剧烈瘙痒　　　　　　　　　D. 常伴有渗液、糜烂

E. 可急性发作

（3）亚急性湿疹适用的外用药的剂型为（　　　）

A. 酊剂　　　　　　　　　　　　　B. 溶液

C. 糊剂　　　　　　　　　　　　　D. 软膏

E. 硬膏

功能插页

几种特殊类型的湿疹

1. 手部湿疹　多发生于指背和指端掌面，多呈亚急性或慢性湿疹表现，皮损境界不清或呈片状。也可发生于掌侧，多表现为局部粗糙、浸润、肥厚，其上可见丘疱疹、疱疹，冬季常发生皲裂。因手部易受各种外部因素的影响，故此型湿疹通常较顽固。

2. 乳房湿疹　多见于哺乳期女性，发生于乳头、乳晕或乳房其他部位的皮肤，多呈对称分布，表现为红斑基础上的丘疹、糜烂、渗液、鳞屑、结痂，常伴瘙痒。对于单侧发病、久治不愈者应注意排除湿疹样癌。

3. 小腿湿疹　常对称性地发生于小腿胫前或侧面，因其常和静脉压升高、静脉淤血、下肢静脉循环障碍造成的局部营养障碍有关，故多见于小腿下 1/3 处。小腿湿疹表现为暗褐色或棕红色斑片基础上的丘疹、丘疱疹、糜烂、渗出、结痂，甚至出现肿胀；亦可表现为干燥、出现鳞屑、皮肤变厚、苔藓样变、色素沉着等慢性皮损。久病者可发生营养障碍性溃疡。

4. 乏脂性湿疹　又称裂纹性湿疹，多发生于冬季，老年人更为多见，主要与皮肤水分丢失、皮脂分泌减少有关，冬季热水烫洗过勤或清洗过度常是诱发因素。皮损可发生于身体的任何部位，但以四肢，尤其是老年人的胫前部位更为常见，表现为皮肤干燥、出现鳞屑（图 8-5-4），表皮甚至出现细小裂纹，重者裂纹处呈红色，呈"碎瓷纹"样。

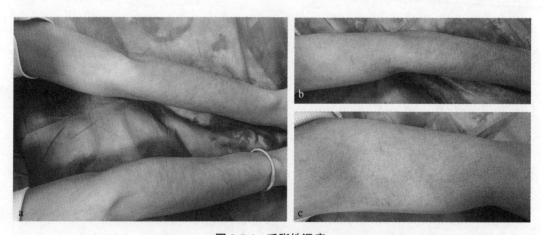

图 8-5-4　乏脂性湿疹

a. 双上肢皮损；b. 左上肢皮损；c. 皮肤干燥，可见小片状淡红斑、鳞屑

任务六　特应性皮炎的诊治

❀ **学习目标**

1. 知识目标

（1）掌握特应性皮炎的治疗方法。

（2）熟悉特应性皮炎的临床表现和诊断要点。

（3）了解特应性皮炎的病因和发病机制。

2. 技能目标

（1）能正确识别特应性皮炎。

（2）能制订特应性皮炎的治疗方案。

（3）能对特应性皮炎患者进行健康指导。

3. 素质目标

（1）尊重、理解美容就医者，保护其隐私。

（2）具备良好的职业道德，科学指导，实事求是。

（3）严谨认真，团结协作，精益求精。

一、任务导入

案例：患儿男性，1 岁多，因"全身皮肤干燥、脱屑，出现红斑、丘疹伴瘙痒 1 年余"就诊。患儿出生后不久面部即出现红斑基础上针头大小的丘疹、丘疱疹，部分融合，境界不清，躯干亦散发类似的皮疹。随后则表现为全身皮肤干燥、脱屑，其间散在分布红斑、丘疹，无水疱、渗液。专科情况：全身皮肤干燥、脱屑，部分皮肤可见红斑、丘疹，无水疱、渗液（图 8-6-1）。家族史：其母亲患有过敏性鼻炎。

这是一种什么病？该患儿为什么会得这种病？如何治疗？效果怎么样？你能对其进行科学的健康指导吗？

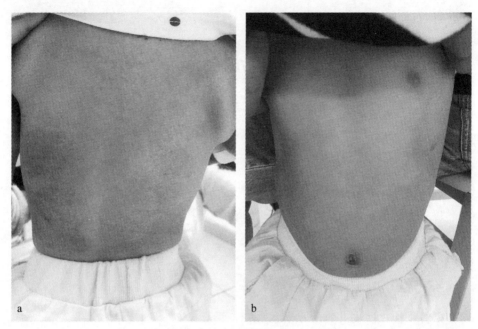

图 8-6-1　特应性皮炎

二、任务分析

特应性皮炎（atopic dermatitis，AD）又称异位性皮炎、遗传过敏性湿疹、特应性湿疹，是一种慢性、复发性、炎症性皮肤病。其特征为患者本人或其亲属中可见明显的"特应性"特点：①有容易罹患哮喘、过敏性鼻炎、湿疹的家族性倾向；②对异种蛋白过敏；③血清中 IgE 水平增高；④血液中嗜酸性粒细胞增多。

【病因和发病机制】

AD 的病因和发病机制复杂，目前尚未完全明确。研究认为，除遗传易感性外，AD 的发病还与皮肤屏障功能障碍、免疫异常、环境、皮肤微生物群生态失衡、神经精神等因素有关。

1. 遗传易感性　父母等家族成员有过敏性疾病史是本病最强的风险因素，并且目前已经发现多个 AD 易感基因位点。遗传因素主要影响皮肤屏障功能和免疫平衡。

2. 皮肤屏障功能障碍　研究表明 AD 患者表皮中的神经酰胺含量较正常人低，故其皮肤屏障功能降低，经表皮水分丢失增加。研究还发现 AD 患者的皮肤屏障功能异常与丝聚蛋白基因失功能突变相关。

3. 免疫因素　目前研究表明 Th2 型炎症是 AD 的基本特征。由 Th2 细胞、嗜碱性粒细胞和 2 型固有淋巴样细胞等产生的 IL-4 和 IL-13 是介导 AD 发病的重要细胞因子。其中 Th2 型炎症因子可以抑制角质形成细胞屏障相关蛋白的表达，从而进一步破坏皮肤屏障功能。

4. 环境因素　食物变应原、吸入性变应原是 AD 发病的重要因素。例如，牛奶、大豆、花生、蛋类、屋尘螨、动物皮屑等均可诱发湿疹样反应。此外，季节、温度等因素均可影响特应性皮炎的发病。

5. 皮肤微生物群生态失衡　AD 患者的皮损处和外观正常的皮肤常伴有金黄色葡萄球菌定植数量增加和菌群多样性下降等菌群紊乱表现，这两者均可进一步促进炎症反应。

6. 神经精神因素　神经精神因素在多方面参与了 AD 的炎症过程。例如，精神应激参与神经 - 内分泌 - 免疫调节网络功能的发挥，可加重皮肤屏障的破坏程度。

总之，AD 的确切发病机制尚不清楚，目前认为其是在遗传易感性的基础上，由上述多种因素相互作用导致，但仍需进一步研究证实和明确。

【临床表现】

本病的临床表现多样，在不同的年龄阶段具有不同的特点，但剧烈瘙痒是本病突出的主观症状。

1. 婴儿期　通常在出生 2～3 个月后开始发病，皮损多发生于两颊、额部、头皮，也可累及躯干、四肢，多以急性湿疹表现为主，表现为红斑基础上密集的针尖至针头大小的丘疹、丘疱疹、水疱、渗液、结痂，境界不清；部分患儿可表现为红斑基础上密集的小丘疹以及皮肤干燥，无水疱、渗液。继发感染者可见脓疱，重者可出现发热等全身症状。

2. 儿童期　可由婴儿期演变而来，亦有不经过婴儿期而初发者，皮损可表现为湿疹型或痒疹型。湿疹型特应性皮炎多发生于肘窝、腘窝和小腿伸侧，表现为针尖大小的丘疹、丘疱疹、水疱，融合成片，上覆灰白色鳞屑，可有轻度浸润、苔藓化。痒疹型特应性皮炎多见于四肢伸侧、背部，为散发的皮色或棕褐色较大的丘疹，表面干燥、粗糙。

3. 成年期　此期皮损与儿童期类似，好发于肘窝、腘窝、四肢及躯干，一般屈侧为重，多为局限性干燥、红斑、丘疹，上覆灰白色鳞屑，融合后可见肥厚、苔藓样变（图 8-6-2）。

4. 老年期　是近几年逐渐受到重视的一个特殊类型。此期有 3 种发病模式：①老年期首次发病；②曾有儿童期 AD 病史，到老年期病情复发；③青少年期和（或）成年期首次发病，慢性复发直至老年期。

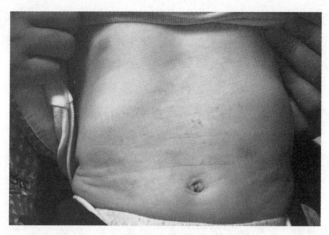

图 8-6-2　特应性皮炎

【诊断要点】

本病是一种异质性疾病，不同时期的临床表现不同，诊断应综合病史、临床表现、家族史和实验室检查等各方面证据来考虑。国内外有多种 AD 的诊断标准，其中应用较广的是 Williams 标准（表 8-6-1）。此外，张建中标准（表 8-6-2）推荐用于青少年期或成年期 AD 的诊断，姚志荣标准（表 8-6-3）推荐用于儿童期 AD 的诊断。

表 8-6-1　Williams 标准

在必须具有皮肤瘙痒病史（主要标准）的基础上，符合以下次要标准中的 3 条或 3 条以上
（1）屈侧皮肤受累史，包括肘窝、腘窝、踝前、颈周（10 岁以下儿童包括颊部）
（2）哮喘或过敏性鼻炎病史，或一级亲属中有 4 岁以下儿童发生 AD 的病史
（3）全身皮肤干燥的病史
（4）屈侧可见湿疹［或 4 岁以下儿童的颊部和（或）前额和肢体远端出现湿疹］
（5）2 岁前发病（适用于 4 岁以上患者）

表 8-6-2　张建中标准

在符合第（1）条的基础上，另外加第（2）条或第（3）条中的任何 1 条即可诊断为 AD
（1）病程超过 6 个月的对称性湿疹
（2）特应性疾病（包括湿疹、过敏性鼻炎、哮喘、过敏性结膜炎等）个人史和（或）家族史
（3）血清总 IgE 水平升高和（或）外周血嗜酸性粒细胞计数升高和（或）变应原特异性 IgE 呈阳性（变应原特异性 IgE 检测结果在 2 级或 2 级以上为阳性）

表 8-6-3　姚志荣标准

同时具备以下 3 条即可诊断为 AD
（1）瘙痒
（2）典型的形态和部位（屈侧皮炎）或非典型的形态和部位同时伴发干皮病
（3）慢性或慢性复发性病程

注：典型的形态和部位（屈侧皮炎）还包括儿童面部和肢端受累。非典型的形态和部位包括：①典型的湿疹样皮疹，发生在非屈侧部位，如头皮皮炎、眼睑湿疹、乳头湿疹、外阴湿疹、钱币状湿疹、指尖湿疹、非特异性手部或足部皮炎、特应性冬季足、甲或甲周湿疹以及身体其他部位的湿疹样皮疹；②非典型湿疹样皮疹，如单纯糠疹、唇炎、耳下和耳后/鼻下裂隙、痒疹、汗疱疹、丘疹性苔藓样变异。

【对容貌和身心的影响】

AD 对患者容貌和身心的影响主要体现在以下几个方面。①AD 呈慢性病程，长期反复发作，且伴有剧烈瘙痒，影响患者的生活、工作、学习等。②皮损常累及颜面部、四肢等暴露部位，直接影响患者容貌的美观。③长期外用糖皮质激素可能导致色素沉着、毛细血管扩张、毳毛增生、皮肤萎缩等局部不良反应。④AD 患者常合并过敏性鼻炎、哮喘等其他特应性疾病。因此，AD 患者往往容易产生烦躁、焦虑等不良情绪，甚至出现自信心受损、社交障碍等，严重影响患者的生活质量。

三、任务实施

【健康指导】

AD 是一种慢性复发性疾病，需长期治疗和管理，因此，患者教育十分重要，包括向患者及其家属说明本病的性质、临床特点及"衣、食、住、行、洗"等各方面的注意事项。建议 AD 患者选用低敏、无刺激的洁肤产品进行洗浴，推荐低水温（32～37 ℃）、短时间（5～10 分钟）、低频率（每日或隔日 1 次）洗浴；并外用保湿润肤剂以促进皮肤屏障功能的恢复。嘱患者避免搔抓、摩擦、过度烫洗及各种化学物质的刺激，保持皮肤清洁，衣着应宽松、柔软，贴身衣物最好是纯棉制品。避免饮酒、进食辛辣或刺激性食物，尽量避免接触屋尘螨、动物皮屑等吸入性变应原。此外，积极寻找其发病原因和诱发加重因素，如有明确的食物变应原，建议避食 4～6 周，并观察皮疹缓解情况。遵医嘱定期复诊。

【药物治疗】

1. 局部治疗

（1）外用药。应用原则和用药方法同湿疹。

1）外用糖皮质激素（topical corticosteroids，TCS）。外用糖皮质激素是 AD 的一线疗法，推荐外用糖皮质激素降阶梯疗法。应根据患者的年龄、皮损的性质与部位及病情严重程度选择不同剂型和强度的糖皮质激素制剂，同时需注意长期使用糖皮质激素的不良反应。对于面颈部及皱褶部位的皮损，推荐短期使用中效或弱效糖皮质激素。

2）外用钙调神经磷酸酶抑制剂（topical calcineurin inhibitor，TCI）。外用钙调神经磷酸酶抑制剂是治疗 AD 的重要抗炎药物，尤其适用于面颈部、褶皱处、乳房、肛门及外生殖器部位的皮损，或用于主动维持治疗。

（2）光疗。中重度成人 AD 患者的慢性期、苔藓化皮损也可采用此法来控制瘙痒或维持治疗。

2. 全身用药　口服抗组胺药可缓解 AD 患者的瘙痒，一般推荐选用第 2 代非镇静抗组胺药来治疗。对于重度 AD，可系统使用免疫抑制剂（如环孢素、甲氨蝶呤、硫唑嘌呤、吗替麦考酚酯等）。对于病情严重、其他药物难以控制的急性发作期 AD，可考虑短期使用糖皮质激素以控制急性期病情。此外，近年来生物制剂在治疗 AD 方面也取得了较好的疗效。

3. 其他　有明显感染征象时可短期系统应用或外用抗生素。

【美容治疗】

皮肤屏障功能障碍在 AD 的发病中占有重要作用，AD 患者常伴有明显的皮肤干燥。因此，使用具有抗敏、保湿、滋润作用的医学护肤品来修复皮肤屏障是 AD 的基础治疗，有助于缓解皮肤干燥、瘙痒，同时还能减弱外源性不良因素的刺激。

复习思考题

1. 通过学习，请分析案例中患儿的诊断，并说明理由。

2. 请针对案例中的患儿给出治疗建议并进行健康指导。

3. 单项选择题。

（1）对于特应性皮炎，Williams 诊断标准中必须具备的表现是（　　　）

A. 全身皮肤干燥　　　　　B. 2 岁以前发病

C. 持续 12 个月的皮肤瘙痒　D. 身体屈侧皮肤受累

E. 哮喘或过敏性鼻炎病史

（2）以下哪种外用药是 AD 的一线疗法（　　　）

A. 黑豆馏油软膏

B. 糖皮质激素

C. 3% 硼酸溶液

D. 抗生素

E. 氧化锌油（糊剂）

4. 多项选择题。

关于特应性皮炎，以下哪些说法是正确的（　　　）

A. 在不同年龄阶段，皮疹有不同的表现

B. 皮损伴剧烈瘙痒

C. 患者本人或其亲属中有其他过敏性疾病史

D. 血清 IgE 水平升高，血液中嗜酸性粒细胞计数升高

E. 对多种变应原过敏

功能插页

特应性皮炎的阶梯治疗［引自《中国特应性皮炎诊疗指南》(2020 版)］

1. 基础治疗　健康教育，使用保湿润肤剂，寻找并避免诱发因素（寻找非特异性因素及变应原回避等）。

2. 轻度患者　根据皮损的具体情况及部位选择 TCS 和（或）TCI 来对症治疗，必要时口服抗组胺药以止痒或治疗合并的过敏症；对症抗感染治疗。

3. 中度患者　根据皮损的具体情况及部位选择 TCS 和（或）TCI 来控制症状，必要时湿包治疗以控制急性症状；TCS 和（或）TCI 主动维持治疗；NB-UVB 或 UVA1（340～400 nm 的紫外线）治疗。

4. 重度患者　住院治疗，系统应用免疫抑制剂，如环孢素、甲氨蝶呤、硫唑嘌呤、吗替麦考酚酯，短期可应用糖皮质激素以控制严重的急性顽固性皮损；还可应用达必妥（dupilumab）、UVA1 或 NB-UVB 治疗。

任务七　自身敏感性皮炎的诊治

❀ 学习目标

1. 知识目标

（1）掌握自身敏感性皮炎的治疗方法。

（2）熟悉自身敏感性皮炎的临床表现和诊断要点。

（3）了解自身敏感性皮炎的病因和发病机制。

2. 技能目标

（1）能正确识别自身敏感性皮炎。

（2）能制订自身敏感性皮炎的治疗方案。

（3）能对自身敏感性皮炎患者进行健康指导。

3. 素质目标

（1）尊重、理解美容就医者，保护其隐私。

（2）具备良好的职业道德，科学指导，实事求是。

（3）严谨认真，团结协作，精益求精。

一、任务导入

案例： 患者女性，45岁，因"右膝外侧糜烂5天，周围红斑、丘疹伴瘙痒2天"就诊。5天前患者不慎擦伤右膝外侧皮肤，伤处皮肤呈糜烂面，后逐渐出现局部红肿、渗液，伴疼痛，自行给予碘伏消毒处理。2天前，于擦伤处周围出现较多红斑、丘疹、丘疱疹，左膝皮肤亦可见少许类似皮疹，自觉瘙痒。专科情况：皮损主要分布于右膝及周围皮肤，右膝外侧见片状红肿上结痂，其周围见较多红斑、芝麻至米粒大小的丘疹和丘疱疹，部分融合，左膝皮肤亦可见少许类似皮疹，未见明显水疱、糜烂、渗液（图8-7-1）。

你发生过类似的情况吗？这是一种什么病？为什么会患这种病？应该如何治疗？你能为该患者提供科学的健康指导吗？

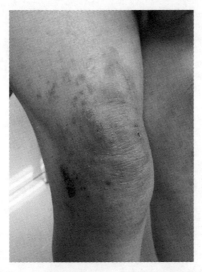

图 8-7-1　自身敏感性皮炎（感染性湿疹样皮炎）

二、任务分析

自身敏感性皮炎是指在患者已有某种皮肤病变的基础上，由于处理不当、理化因素刺激或细菌感染，患者对自身组织产生的某种物质的敏感性增高，而在其他部位产生更为广泛的皮肤炎症反应的疾病。自身敏感性皮炎常伴有原发病灶的加重。

【病因和发病机制】

自身敏感性皮炎的病因和发病机制尚未完全明确，但患者通常在发病前在某些部位即已存在某些皮损，如钱币状湿疹、接触性皮炎、淤积性皮炎、慢性溃疡、手足癣等。由于处理不当（如搔抓、烫洗、外用药物刺激等）或继发感染，原有皮损加重，出现红肿、糜烂、渗液等。原发病灶处的组织代谢产物、细菌产物等成为自身抗原并被机体吸收，从而引起超敏反应。

【临床表现】

通常先有原发病灶湿疹化或感染等加重的表现，随后突然在病变附近或远隔部位的皮肤出现散在多发的丘疹、丘疱疹、水疱或脓疱，可呈群集性或相互融合，常对称分布，1～2周内可遍及全身。自觉症状多为剧烈瘙痒，少数患者有灼热感，严重者可伴有局部浅表淋巴结肿大及发热、全身不适等全身症状。如果原发病灶好转，继发性皮损经数周也可逐渐消退，若再遇到类似的刺激仍可出现同样的反应。

感染性湿疹样皮炎是自身敏感性皮炎的特殊类型，通常发生于皮肤溃疡、窦道、慢性化脓性中耳炎等局限性感染性病灶周围的皮肤。由于病灶分泌物中细菌毒素的刺激，其周围皮肤出现红斑、丘疹、丘疱疹、水疱、糜烂、渗出，有时亦可累及远隔部位。自觉症状为剧烈瘙痒，局部淋巴结亦可出现肿大、压痛。

【诊断要点】

根据发病前局部有湿疹、皮炎等原发病灶，存在处理不当或继发感染等因素，随后突然在远隔部位出现急性皮炎样表现，即可考虑本病。如果原发病灶为上述某些局限性感染性病灶，则应考虑感染性湿疹样皮炎。

【对容貌和身心的影响】

本病的皮损可累及颜面部、四肢等暴露部位，急性皮炎样皮损直接影响患者的容貌。且该病常伴有剧烈瘙痒，可影响患者的工作、学习、睡眠等日常生活，易引起患者烦躁不安、焦虑等不良情绪。

三、任务实施

【健康指导】

首先应指导患者正确护理原发病灶，避免搔抓、烫洗、随意外用刺激性药物等局部不良刺激，注意保持局部清洁、干燥。嘱患者避免进食辛辣、刺激性食物及饮酒。

【药物治疗】

1. 局部治疗

（1）积极治疗原发病灶。渗出明显者可局部外用生理盐水或3%硼酸溶液湿敷，对存在感染者应根据药敏结果选用抗生素以控制感染。

（2）自身敏感性皮炎的皮损处可应用糖皮质激素。

2. 全身用药 瘙痒明显者可口服抗组胺药，亦可加用10%葡萄糖酸钙注射液、维生素C辅助治疗。病情严重者可短期系统使用糖皮质激素。

【美容治疗】

原发病灶处可根据情况采用红光治疗以抗炎和促进皮肤屏障的修复。

复习思考题

1. 通过学习，请分析案例中患者的诊断，并说明理由。

2. 请针对案例中的患者给出治疗建议并进行健康指导。

3. 名词解释。

自身敏感性皮炎：

4. 单项选择题。

以下关于自身敏感性皮炎的描述不正确的是（　　　　）

A. 发病前某些部位即存在湿疹、皮炎等皮损

B. 严重者可系统使用糖皮质激素

C. 伴有剧烈瘙痒

D. 瘙痒明显者可口服抗组胺药

E. 不必治疗原发病灶

任务八　荨麻疹的诊治

❀ 学习目标

1. 知识目标

（1）掌握荨麻疹的治疗方法。

（2）熟悉荨麻疹的临床表现和诊断要点。

（3）了解荨麻疹的病因和发病机制。

2. 技能目标

（1）能正确识别荨麻疹。

（2）能制订荨麻疹的治疗方案。

（3）能对荨麻疹患者进行健康指导。

3. 素质目标

（1）尊重、理解美容就医者，保护其隐私。

（2）具备良好的职业道德，科学指导，实事求是。

（3）严谨认真，团结协作，精益求精。

一、任务导入

案例： 患者女性，32岁，因"全身风团伴瘙痒2天"就诊。患者起病突然，风团可在数小时内逐渐消退，退后不留痕迹，此起彼伏，无恶心、呕吐、腹痛、腹泻，无心悸、胸闷、面色苍白、呼吸困难，无畏寒、发热等。专科情况：全身见大小不等的淡红色风团，形态不一，部分相互融合（图8-8-1）。

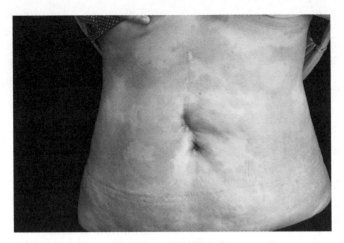

图 8-8-1　急性荨麻疹

这是一种什么病？应该如何治疗？如果不治疗的话可能会发生什么情况？

二、任务分析

荨麻疹俗称风团、风疹块，是皮肤、黏膜由于暂时性血管通透性增加而发生的局限性水肿反应。其典型临床特点为风团并伴有不同程度的瘙痒，通常风团在 2 ~ 24 小时内消退，但皮损常反复发作，此起彼伏。

【病因和发病机制】

1．病因　荨麻疹的病因复杂，多种内源性与外源性因素（表 8-8-1）均可导致荨麻疹的发生，但部分患者的病因不明，尤其是慢性荨麻疹患者。

表 8-8-1　荨麻疹的常见病因

分类	举例
食物	动物性蛋白（如鱼、虾、蟹、贝、牛羊肉、蛋类、蜂蛹等），植物性蛋白（如蕈类、竹笋、芒果、西红柿、李子、杏子、草莓等），腐败食物和食品添加剂（如防腐剂、酵母、柠檬酸等）
感染	细菌感染（如急性扁桃体炎、咽炎、鼻窦炎、胆囊炎、阑尾炎、幽门螺杆菌感染等），病毒感染（如病毒性上呼吸道感染、病毒性肝炎、柯萨奇病毒感染、传染性单核细胞增多症等），真菌感染，寄生虫（如蛔虫、钩虫、蛲虫、疟原虫、溶组织阿米巴、旋毛虫、丝虫等）感染
药物	青霉素，磺胺类，破伤风抗毒素、丙种球蛋白等血清制品，疫苗，以及阿司匹林、吗啡、可待因、毛果芸香碱等

分类	举例
吸入物或皮肤接触物	花粉、动物皮屑、粉尘、真菌孢子、尘螨、除虫菊、某些植物（如荨麻）等
物理因素	压力、摩擦、冷热、日光等
精神及内分泌因素	精神紧张、情绪波动、抑郁、妊娠、绝经等
内脏及全身性疾病	系统性红斑狼疮、风湿热、类风湿关节炎、炎性肠病、恶性肿瘤、甲状腺功能亢进症、自身免疫性甲状腺炎、内分泌紊乱、某些慢性病灶、肾病、糖尿病、凝血异常、免疫功能异常等
其他	遗传、植入物（如人工关节、吻合器、心脏瓣膜、骨科用钢板或钢钉及节育器）等

2. 发病机制　肥大细胞是荨麻疹发病中关键的效应细胞，肥大细胞活化后脱颗粒，释放组胺、5-羟色胺、细胞因子和趋化因子（如 IL-3、IL-4、IL-5、IL-6、IL-8、IL-9、IL-13、粒细胞 – 巨噬细胞集落刺激因子等）及花生四烯酸代谢产物（白三烯和前列腺素）等炎性物质，引起血管扩张及通透性增加，导致真皮水肿，这是荨麻疹发病的中心环节。此外，上述各种炎性物质还可引起平滑肌收缩、腺体分泌，从而产生呼吸道、消化道等一系列全身性过敏症状。肥大细胞可通过免疫和非免疫机制被诱导活化。

（1）免疫机制。包括 IgE 介导的荨麻疹（Ⅰ型）、IgG 介导的荨麻疹（Ⅱ型）、免疫复合物介导的荨麻疹（Ⅲ型）和 T 淋巴细胞介导的荨麻疹（Ⅳ型）。临床上多数荨麻疹为 Ⅰ型超敏反应，少数为Ⅱ型、Ⅲ型或Ⅳ型。

（2）非免疫机制。某些物理因素（如冷、热、紫外线）、食物、药物、动物毒素可直接刺激肥大细胞，通过肥大细胞的膜受体和配体的相互作用直接导致细胞活化。

除上述机制外，少数荨麻疹患者的肥大细胞活化机制并不清楚，甚至其发病可能不依赖于肥大细胞。

【临床表现】

1. 急性荨麻疹　常突然起病，多数患者表现为先有皮肤瘙痒，随即在瘙痒处出现风团，风团可呈红色、皮色或苍白色，大小、形态不一，数目不定，可相互融合。风团可在数分钟至数小时内逐渐消退，退后不留痕迹，一般持续时间不超过 24 小时，但可反复发生，此起彼伏。部分患者还可伴有恶心、呕吐、腹痛、腹泻等消化道症状，严重者可出现心悸、胸闷不适、面色苍白、脉搏细弱、血压下降等过敏性休克症状，累及喉头、支气管时可出现喉头水肿、呼吸困难，甚至窒息。急性感染因素引起的荨麻疹可伴有畏寒、高热等全身中毒症状。

2. 慢性荨麻疹　是指风团每天发作或间歇发作，持续时间超过 6 周者。慢性荨麻疹的风团数目一般较少，瘙痒也相对较轻，少见全身症状。此类荨麻疹的病因往往不易寻找，常迁延数月乃至数年，部分患者在慢性病程中也可出现急性发作。无法寻找到原因的慢性荨麻疹被称为慢性特发性荨麻疹。

3. 皮肤划痕症 / 人工荨麻疹　表现为用手搔抓或用钝器划过皮肤后 1～5 分钟内局部形成条状风团（图 8-8-2），常伴瘙痒，持续 10 分钟至半小时后自行消退。患者常诉在搔抓处或肩带、腰带、袜子等受压处出现风团伴瘙痒，这种现象可持续数周、数月至数年。

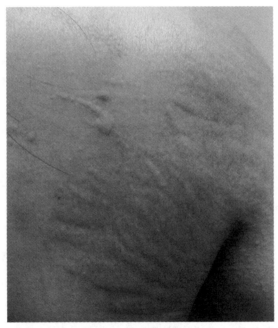

图 8-8-2　人工荨麻疹

【诊断要点】
主要根据发生及消退迅速的风团、退后不留痕迹，以及各型荨麻疹的特点来诊断。
【对容貌和身心的影响】
本病的风团可发生于任何部位，累及颜面部者直接影响患者的容貌。急性荨麻疹的瘙痒明显，可影响患者的睡眠、工作、学习等；慢性荨麻疹反复发作，并可伴有瘙痒，容易使患者产生焦虑、烦躁等不良情绪，影响患者的生活质量。

三、任务实施

治疗原则为积极去除病因或诱因，并给予抗炎、抗过敏和对症治疗。

【健康指导】

首先应让患者正确认识本病的特点，尤其是慢性荨麻疹可能找不到明确的病因，且病情反复，病程迁延，应通过宣教使患者能够更好地配合治疗。对于病因明确者，应积极去除或治疗病因，并避免再次接触同类病因；对于病因不明确者，应指导患者积极寻找可疑病因或变应原（如记饮食日记）。发病期间应避免饮酒、进食辛辣刺激性食物，避免搔抓、烫洗，贴身衣物最好是纯棉制品。

【药物治疗】

1. 全身用药

（1）急性荨麻疹。《中国荨麻疹诊疗指南》（2018版）推荐首选第2代非镇静抗组胺药，如西替利嗪、左西替利嗪、氯雷他定、地氯雷他定、非索非那定、阿伐斯汀、依巴斯汀、奥洛他定等。此外，钙剂和维生素C可降低血管的通透性，可与抗组胺药同用。对于严重急性荨麻疹，口服抗组胺药不能有效控制症状时可选择糖皮质激素。对伴有腹痛者可给予解痉药（如山莨菪碱、阿托品等）；急性感染引起者应加用抗生素以有效控制感染。对病情严重且伴有过敏性休克、喉头水肿、呼吸困难者应立即给予0.1%肾上腺素注射液0.5~1 ml皮下或肌内注射及糖皮质激素等以抢救生命，必要时可行气管切开、心肺复苏。

（2）慢性荨麻疹。《中国荨麻疹诊疗指南》（2018版）指出，第2代非镇静抗组胺药仍为慢性荨麻疹的一线治疗，疗程一般不短于1个月，必要时可延长至3~6个月或更长时间。若此类药物按常规剂量使用1~2周后不能有效控制症状，可更换抗组胺药的品种，或联合其他抗组胺药，或增加抗组胺药的剂量（须获得患者的知情同意）。必要时可考虑选用雷公藤多苷、环孢素、生物制剂、糖皮质激素、光疗等治疗。给药时间可根据风团的发生时间进行调整。

2. 局部治疗　可外用炉甘石洗剂、复方樟脑乳膏等止痒药。

复习思考题

1. 通过学习，请分析案例中患者的诊断，并说明理由。

2．请针对案例中的患者给出治疗建议并进行健康指导。

3．单项选择题。

（1）急性荨麻疹的临床表现不包括（　　　）

A．大小、形态不一的风团　　　　　B．心悸、胸闷

C．呼吸困难　　　　　　　　　　　D．腹痛、腹泻

E．中枢性面瘫

（2）急性荨麻疹的风团持续时间一般不超过（　　　）

A．6小时　　　　　　　　　　　　B．12小时

C．24小时　　　　　　　　　　　　D．48小时

E．72小时

（3）下列哪项不是荨麻疹伴发过敏性休克的表现（　　　）

A．风团消退　　　　　　　　　　　B．脉搏增快

C．四肢冰冷　　　　　　　　　　　D．血压下降

E．心悸、胸闷

（4）慢性荨麻疹是指皮损反复发作，病程超过（　　　）

A．4周　　　　　　　　　　　　　B．5周

C．6周　　　　　　　　　　　　　D．7周

E．8周

4．多项选择题。

以下关于急性荨麻疹的临床表现描述正确的有（　　　）

A．起病急　　　　　　　　　　　　B．自觉瘙痒

C．大小、形态不一的红色风团　　　D．全身症状轻微，反复发生，病程长达数月

E．风团此起彼伏

功能插页

几种特殊类型的荨麻疹

1. 胆碱能性荨麻疹 运动、情绪激动、精神紧张、摄入热的食物或饮料等使胆碱能神经发生冲动而释放乙酰胆碱，作用于肥大细胞而发病，主要见于年轻患者。本病的典型表现为直径 1~3 mm 的小风团，周围有红晕，伴有剧烈瘙痒、针刺感，常发生于躯干和四肢近端，皮损一般持续 30~90 分钟，也可达数小时。有时也可仅有剧痒，而无风团。少数患者伴有流涎、头痛、出汗、脉缓、恶心、呕吐、腹痛、腹泻等乙酰胆碱引起的全身症状。

2. 血管神经性水肿 亦称巨大型荨麻疹、血管性水肿，多见于眼睑、口唇、包皮等皮下组织疏松处，表现为突发的局限性水肿，水肿处皮肤紧张发亮、境界不清，可呈淡红色或苍白色，自觉轻微瘙痒或不痒，或有麻木肿胀感。皮损一般持续 1~3 天后消退，退后不留痕迹。

3. 水源性荨麻疹 皮肤与水接触后接触部位即刻或数分钟后出现风团伴瘙痒，一般持续时间不超过 1 小时。发病与水温无关。

4. 运动性荨麻疹 表现为在运动开始 5~30 分钟后出现风团，但与胆碱能性荨麻疹不同，后者是由运动后体温被动性升高所致，而体温被动性升高并不能引起运动性荨麻疹。

任务九　季节性皮炎的诊治

❀ 学习目标

1. 知识目标

（1）掌握季节性皮炎的治疗方法。

（2）熟悉季节性皮炎的临床表现和诊断要点。

（3）了解季节性皮炎的病因和发病机制。

2. 技能目标

（1）能正确识别季节性皮炎。

（2）能制订季节性皮炎的治疗方案。

（3）能对季节性皮炎患者进行健康指导。

3. 素质目标

（1）尊重、理解美容就医者，保护其隐私。

（2）具备良好的职业道德，科学指导，实事求是。

（3）严谨认真，团结协作，精益求精。

一、任务导入

案例： 患者女性，28 岁，因"面部红斑、丘疹伴瘙痒 3 天"就诊。发病前曾至郊外春游，近期未更换护肤品及化妆品。既往几乎每年均有类似情况发生。专科情况：面部见大小不等的红斑、芝麻至米粒大小的丘疹及少许鳞屑，未见水疱、糜烂、渗液。

这是一种什么病？怎样治疗？为什么会出现这种情况？如何为该患者提供科学的健康指导？

二、任务分析

季节性皮炎是一种季节性、反复发生的、由花粉引起的接触性皮炎，好发于春秋季，女性多见。

【病因和发病机制】

本病可能与花粉、温热、光线刺激等因素有关。其中花粉是本病的重要发病因素，目前多认为本病是由空气中散播的花粉抗原引起的一种 IgE 介导的迟发型接触过敏，也有人称之为 IgE 介导的皮肤迟缓相反应。

【临床表现】

本病多见于春、秋季节，常每年反复发生。皮损表现无特异性，多局限于颜面部、颈部，可表现为轻度红斑、肿胀，略隆起或伴有少数芝麻至米粒大小的红色丘疹；也可仅表现为眼周或颈部红斑，水肿不明显；部分皮损亦可呈湿疹样改变，时有糠秕状鳞屑。患者多自觉瘙痒。本病患者有时伴有过敏性鼻炎或其他特应性疾病。

【诊断要点】

（1）季节性发病，每年反复发生。

（2）皮损好发于颜面部、颈部。

（3）原发皮损为面颈部轻度红斑、丘疹、鳞屑。

（4）无其他明确的致敏物接触史。

【对容貌和身心的影响】

本病好发于颜面部、颈部，皮损主要表现为轻度红斑、丘疹、鳞屑，可对患者的容貌造成不同程度的影响。由于本病呈季节性、反复发生，因此，患者容易出现焦躁不安、情绪低落、自信心受挫等。此外，部分患者由于治疗不当（如长期滥用糖皮质激素）可能出现相应的不良反应，甚至发生激素依赖性皮炎等，这可进一步影响患者的身心健康。

三、任务实施

【健康指导】

尽量避免接触花粉（如避免到花粉飘散的户外游玩，避免室内摆放鲜花等）。洁面时水温不宜太热，避免搔抓、烫洗、用肥皂洗涤等；发病期间避免饮酒及进食辛辣、刺激性食物，尽量不使用化妆品，建议使用医学护肤品进行日常护理。

【药物治疗】

1. 全身用药　以抗炎、抗过敏、止痒为主。可口服抗组胺药，如氯苯那敏、酮替芬、氯雷他定、西替利嗪、依巴斯汀等；也可加用维生素 C 及 10% 葡萄糖酸钙溶液静脉滴注；光敏性较高者可加用羟氯喹以降低皮肤的光敏性；皮损严重者可短期口服小剂量糖皮质激素。

2．局部治疗　可根据病情选用氟芬那酸丁酯软膏、糖皮质激素、他克莫司、吡美莫司等。对于外用糖皮质激素者，应注意其不良反应，不可长期使用。

【美容治疗】

可选用舒敏保湿系列的医学护肤品、冷喷、冷膜、红光和黄光等辅助治疗。详见"敏感性皮肤的诊治"。

复习思考题

1．通过学习，请分析案例中患者的诊断，并说明理由。

2．请针对案例中的患者给出治疗建议并进行健康指导。

3．多项选择题。

季节性接触性皮炎的特点包括（　　　　）

A．水疱　　　　　　　　　　　　B．瘙痒

C．水肿　　　　　　　　　　　　D．丘疹

E．鳞屑

任务十　口周皮炎的诊治

❀ 学习目标

1．知识目标

（1）掌握口周皮炎的治疗方法。

（2）熟悉口周皮炎的临床表现和诊断要点。

（3）了解口周皮炎的病因和发病机制。

2．技能目标

（1）能正确识别口周皮炎。

（2）能制订口周皮炎的治疗方案。

（3）能对口周皮炎患者进行健康指导。

3．素质目标

（1）尊重、理解美容就医者，保护其隐私。

（2）具备良好的职业道德，科学指导，实事求是。

（3）严谨认真，团结协作，精益求精。

一、任务导入

案例：患者女性，26岁，因"口周红斑、丘疹、丘疱疹伴瘙痒5天"就诊。专科情况：上唇、颏部、鼻唇沟、鼻部见大小不等的红斑基础上针头至芝麻大小的丘疹、丘疱疹、少许丘脓疱疹，皮损呈对称分布，皮损与唇红缘之间可见一狭窄的正常皮区（图8-10-1）。

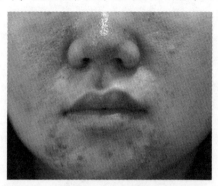

图 8-10-1　口周皮炎

这是一种什么病？怎样治疗？效果怎么样？

二、任务分析

口周皮炎是指发生在口周、颏部、鼻唇沟、鼻部等部位的炎症性皮肤病。

【病因和发病机制】

本病的病因和发病机制尚不明确，可能与长期外用含氟的糖皮质激素制剂或含氟牙膏、蠕形螨、化妆品、日光、接触过敏等因素有关，其中长期外用含氟的糖皮质激素及含氟牙膏被认为是最常见的原因。

【临床表现】

本病90%以上的患者为女性，年龄一般在23～35岁，主要累及上唇、颏部、鼻唇沟、鼻等部位，皮损常对称分布，但在皮损与唇红缘之间有一狭窄的正常皮区。皮损表现为红斑基础上针头至芝麻大小的丘疹、丘疱疹，亦可见少许丘脓疱疹和鳞屑。患者自觉轻微瘙痒或烧灼感。该病呈周期性发作。

【诊断要点】

（1）好发于青年女性。

（2）主要累及口周、鼻唇沟、鼻等部位，皮损对称分布，在皮损与唇红缘之间有正常皮区。

（3）皮损表现为红斑、丘疹、丘疱疹、丘脓疱疹和鳞屑等。

【对容貌和身心的影响】

本病主要累及口周、鼻、鼻唇沟，位于面部中央，红斑、丘疹、丘疱疹等皮损直接影响患者的容貌。本病呈周期性发作，常因进食某些刺激性食物、饮酒而被诱发或加重，容易使患者产生焦虑、烦躁、恐惧等不良情绪，同时也给患者的生活带来诸多不便。此外，本病好发于青年女性，累及口周区，可能对年轻男女间的亲密接触造成较大影响，甚至可能使青年女性产生自卑心理。

三、任务实施

【健康指导】

指导患者积极寻找并去除本病的诱发或加重因素，如停用含氟的糖皮质激素制剂或含氟牙膏，避免进食刺激性食物，避免日晒，避免使用化妆品，不可频繁舔口唇，避免搔抓、摩擦、刺激皮损，不可牵拉、撕扯鳞屑。日常护肤可选用具有抗敏、保湿功效的医学护肤品以舒缓、保湿和修复。

【药物治疗】

口服四环素常有效，也可选用米诺环素或多西环素。对不宜使用四环素的儿童及孕妇可选用红霉素。局部可选用氟芬那酸丁酯软膏、氢化可的松软膏、他克莫司软膏或吡美莫司乳膏等治疗。如果检测到蠕形螨，可外用过氧苯甲酰制剂。

【美容治疗】

可选用舒敏保湿系列的医学护肤品以舒缓、保湿、修复皮肤屏障。也可采用红光等辅助治疗。

复习思考题

1. 通过学习，请分析案例中患者的诊断，并说明理由。

2. 请针对案例中的患者给出治疗建议并进行健康指导。

3. 单项选择题。

下列有关口周皮炎的描述不正确的是（　　　）

A. 多认为长期外用含氟的糖皮质激素及含氟牙膏是其最常见的病因

B. 皮损主要发生于口周，可累及上下唇黏膜

C. 常呈周期性发作

D. 皮损常对称分布

E. 治疗上应避免各种可能诱发或加重本病的因素

任务十一　汗疱疹的诊治

学习目标

1. 知识目标

（1）掌握汗疱疹的治疗方法。

（2）熟悉汗疱疹的临床表现和诊断要点。

（3）了解汗疱疹的病因和发病机制。

2. 技能目标

（1）能正确识别汗疱疹。

（2）能制订汗疱疹的治疗方案。

（3）能对汗疱疹患者进行健康指导。

3. 素质目标

（1）尊重、理解美容就医者，保护其隐私。

（2）具备良好的职业道德，科学指导，实事求是。

（3）严谨认真，团结协作，精益求精。

一、任务导入

案例：患者女性，40岁，因"双手水疱伴瘙痒7天"就诊。既往有类似情况，常在春末夏初时发病，自觉轻微瘙痒。专科情况：皮损分布于双侧手掌、手指屈侧和侧缘，主要表现为表皮深处的、针头至粟粒大小的半球形小水疱，散发或群集发生，疱液清澈，周围无红晕；水疱干涸后留下衣领状脱屑，露出薄嫩的淡红色新生皮肤，部分融合成小片状（图8-11-1）。

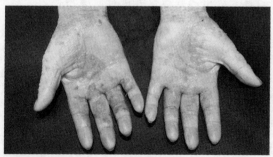

图8-11-1　汗疱疹

这是一种什么病？应该如何治疗？效果怎么样？

二、任务分析

汗疱疹又称出汗不良性湿疹，是一种发生在掌跖、指趾屈侧或侧缘的复发性水疱性皮肤病，常伴手足多汗。

【病因和发病机制】

汗疱疹的病因和发病机制尚未完全明确，目前多认为其是一种发生在皮肤的内源性湿疹样超敏反应性疾病。患者的小汗腺本身常无明显损害及汗液潴留，但减少掌跖部出汗有利于缓解临床症状。此外，精神因素、局部过敏或刺激等也可能与本病有关。

【临床表现】

本病好发于春末夏初，常每年反复发作。典型皮损为掌跖、指趾屈侧或侧缘表皮深处的、针头至粟粒大小的半球形小水疱（图8-11-2），基底无红晕，散发或群集发生，疱液多澄清，少数可变混浊。水疱一般不自行破裂，常在数日后自行干涸，形成衣领状脱屑，露出薄嫩的淡红色新生皮肤。自觉症状为不同程度的瘙痒及烧灼感，干涸脱屑时常伴有皮肤干燥、疼痛。

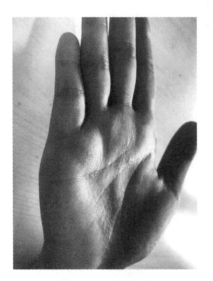

图8-11-2　汗疱疹

【诊断要点】

（1）好发于掌跖、指趾屈侧或侧缘。

（2）典型表现为表皮深处的、针头至粟粒大小的半球形小水疱，散发或群集发生，基底无红晕，水疱干涸后形成衣领状脱屑。

（3）常每年反复发作，春末夏初好发。

【对容貌的影响】

因为本病发生于手部，皮损会在一定程度上影响患者的手部美观，同时也给患者的社交带来一定的烦恼，易引起情绪焦躁不安、自信心受损等问题。

三、任务实施

【健康指导】

减少手部出汗，避免精神紧张和情绪激动，并指导患者积极寻找变应原或刺激性因素。嘱患者不可随意自行挑破水疱，以免造成感染；水疱干涸脱屑时，勿自行牵拉、撕扯鳞屑；加强局部保湿。

【药物治疗】

病程早期可口服抗组胺药，严重者可酌情短期小剂量口服糖皮质激素。局部治疗以收敛、抗炎、止痒为原则，可外用炉甘石洗剂；水疱干涸脱屑时，可外用曲安奈德尿素软膏、10% 尿素霜等。

【美容治疗】

可选用舒敏保湿系列的医学护肤品以修复皮肤屏障。

复习思考题

1. 通过学习，请分析案例中患者的诊断，并说明理由。

2. 请针对案例中的患者给出治疗建议并进行健康指导。

3. 单项选择题。

（1）汗疱疹的皮损主要为（   ）

A. 渗出　　　　　　　　　　　　B. 溃疡

C. 水疱　　　　　　　　　　　　D. 红斑

E. 以上均包括

（2）以下关于汗疱疹的说法中错误的是（   ）

A. 是汗腺病变所致

B. 常见于手掌、指端或手指侧缘

C. 是一种湿疹样反应

D. 病程早期可口服抗组胺药

E. 减少掌跖部位出汗有助于缓解临床症状

任务十二 药疹的诊治

🍀 学习目标

1. 知识目标

（1）掌握药疹的防治。

（2）熟悉药疹的常见临床类型、临床表现和诊断要点。

（3）了解药疹的病因和发病机制。

2. 技能目标

（1）能正确识别药疹。

（2）能制订药疹的治疗方案。

（3）能对药疹患者进行健康指导。

3. 素质目标

（1）尊重、理解患者，保护其隐私。

（2）具备良好的职业道德，科学指导，实事求是。

（3）严谨认真，团结协作，精益求精。

一、任务导入

案例： 患者女性，66 岁，因"躯干和四肢水疱、大疱、糜烂伴瘙痒、疼痛 7 天"就诊。入院 7 天前，患者因腹痛到某卫生院就诊，被诊断为"肾结石"，给予"阿莫西林克拉维酸钾"等药物治疗（具体用药及剂量不详），次日出现躯干皮肤潮红，并迅速出现大小不等的水疱、大疱，累及躯干、四肢，自觉瘙痒。水疱极易自行破溃并呈大片状糜烂面，伴灼痛，无畏寒、咳嗽、腹泻、关节疼痛等不适。专科情况：皮损分布于躯干、四肢，水疱、大疱破溃后呈大片状糜烂面，其上可见疱皮，部分糜烂面见渗血及黄色渗出液，触痛明显，尼科利斯基征呈阳性（图 8-12-1）。既往有青霉素过敏史。

这是一种什么皮肤病？为什么会患这种病？应该如何治疗及预防？

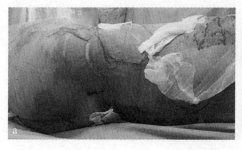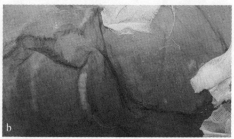

图 8-12-1　重型药疹

二、任务分析

药疹又称药物性皮炎，是指药物通过口服、注射、吸入、灌注、外用等各种途径进入人体后引起的皮肤、黏膜的炎症反应。药疹是药物不良反应的一种表现形式，其致敏药物种类繁多，临床表现也多种多样，病情轻重不一，严重时可累及内脏器官系统，甚至危及生命。

【病因和发病机制】

1. 病因

（1）个体因素。不同个体对药物的超敏反应差异较大，即使是同一个体在不同时期对药物的敏感性也不尽相同，其原因可能与遗传、某些酶的缺陷、机体病理或生理状态不同有关。

（2）药物因素。引起药疹的药物种类繁多，但不同种类的药物的致敏危险性不同。临床上常见的致敏药物主要有以下几类。①抗生素类，如青霉素、头孢菌素类、磺胺类等。②解热镇痛药，其中以吡唑酮类和水杨酸盐制剂最为常见。③镇静催眠药及抗癫痫药，如苯巴比妥、卡马西平等。④中草药。某些中草药及其制剂会引起药疹。⑤异种血清制剂及疫苗，如破伤风抗毒素、狂犬疫苗、抗蛇毒血清等。此外，各种生物制剂、抗痛风药、吩噻嗪类药物引起的药疹也不少见。

2. 发病机制　药疹的发病机制十分复杂，可以分为变态反应和非变态反应两大类。

（1）变态反应。多数药疹属于此类反应。药物的种类可由复杂的蛋白质制品到简单的低分子量化学品，临床上多数药物属于后者。低分子量药物属于半抗原，需要在机体内与某些大分子蛋白质等载体结合成为完全抗原后才能引起免疫反应；而大分子药物如血清制剂、疫苗等本身即为完全抗原。需要注意的是，引起药物超敏反应的可以是药物本身，也可以是其降解或代谢产物，甚至是其中的赋形剂或杂质。此外，少数药物进入人体后，在光线的照射下可转变为抗原性物质，从而引起光变态反应性药疹。

引起药疹的变态反应包括以下 4 型。①Ⅰ型变态反应（速发型变态反应），即 IgE 介导的药物过敏反应，常发生在用药后几分钟内，见于荨麻疹型药疹、血管神经性水肿、过敏性休克等。②Ⅱ型变态反应（细胞毒型变态反应），见于药物性溶血性贫血、血小板减少型紫癜型药疹、粒细胞减少等。③Ⅲ型变态反应（免疫复合物型变态反应），见于血管炎型药疹、血清病样综合征等。④Ⅳ型变态反应（迟发型变态反应），见于剥脱性皮炎型药疹、湿疹型及麻疹型药疹等。

临床上变态反应性药疹具备以下特点。①只发生于少数过敏体质者，多数人不会发病。②有一定的潜伏期。一般在初次用药 4～20 天后才出现临床表现。若已致敏者再次用药，则可在数分钟至 24 小时内发病。③药疹的发生及病情的严重程度与药物的药理及毒理作用、药物剂量无相关性。④临床表现复杂，皮损形态多样，同一药物在不同个体中可引起不同类型的药疹，即使是同一药物致敏同一个体亦可在不同时期引起不同类型的药疹。⑤在高敏状态下可发生交叉过敏或多价过敏现象。⑥停止使用致敏药物后病情常好转，抗过敏和糖皮质激素治疗常有效。

（2）非变态反应。一般较少见。药物引起的非变态反应可能有以下情况。①药理作用所致。某些药物如阿司匹林、非甾体抗炎药、造影剂等可直接诱导肥大细胞脱颗粒、释放组胺，或通过抑制环氧化酶使白三烯的水平升高，或直接活化补体，从而导致药疹的发生。②药物蓄积或过量所致，如碘化物引起的痤疮样皮炎、长期使用铋剂而出现的齿龈"铋线"、砷剂皮炎等。③药物副作用及菌群失调所致，如细胞毒性药物引起的脱发，应用广谱抗生素后发生的肛周或口腔念珠菌感染。④药物相互作用所致。⑤药物使已存在的皮肤病变被激发。

【临床表现】

药疹的临床表现多种多样，不同药物可引起不同类型的药疹，而同一类型的药疹又可由完全不同的药物引起。常见的药疹类型如下。

1. 固定性药疹　此型较为常见，常由磺胺类、解热镇痛类、巴比妥类和四环素类药物引起。皮损可发生于任何部位，多见于皮肤黏膜交界处。典型的皮疹表现为局限性、水肿性、圆形或椭圆形、紫红色或鲜红色斑疹或斑片（图 8-12-2），重者的皮损中央可出现水疱或大疱，皮损直径一般为 0.2 cm 到数厘米不等，可单发或多发，亦可广泛分布于全身。局部可有瘙痒或疼痛，多数患者无全身症状。皮损一般持续 1～10 天不等，但会阴部发生糜烂、溃疡者常病程较长，愈后可遗留炎症后色素沉着。每次服用同一药物后常在同一部位发病，发病次数越多，色素越深，亦可有新疹发生。

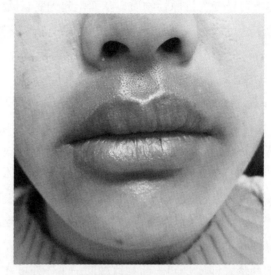

图 8-12-2　服用某感冒药后发生的固定性药疹

2．麻疹型或猩红热型药疹　此型是药疹中最常见的类型，约占所有药疹的 90%。常由青霉素、磺胺类药物、解热镇痛类药物、巴比妥类药物引起。麻疹型药疹的皮损表现类似麻疹，为针头至粟粒大小的红色斑疹或斑丘疹，密集、对称分布，可泛发于全身，伴明显的瘙痒。猩红热型药疹初起为小片状鲜红斑片，多由面颈部向躯干、四肢远端发展，逐渐遍布全身，皮损形态酷似猩红热的皮损，但瘙痒明显。此型药疹起病快，可伴发热、全身不适等全身症状，但较麻疹和猩红热轻微，且无猩红热或麻疹的其他症状和体征。有时上述两种皮损可同时出现在同一患者身上。50% 以上的病例在停药后 1～2 周完全消退，若不及时停药、治疗，部分患者可发展为剥脱性皮炎等重型药疹。

3．荨麻疹型药疹　此型药疹约占所有药疹的 5%，致敏药物常为青霉素、β-内酰胺类抗生素、血清制品以及阿司匹林等非甾体抗炎药。临床表现为大小不等的风团（图8-12-3a、8-12-3b），与急性荨麻疹相似，但这种风团较一般荨麻疹色泽鲜艳、持续时间长、瘙痒明显。患者亦可出现血管性水肿或血清病样症状（如发热、关节疼痛、淋巴结肿大、蛋白尿等），严重者可出现过敏性休克。

4．多形红斑型药疹　此型药疹多由磺胺类、解热镇痛类、青霉素类及巴比妥类药物引起，临床表现与多形红斑相似。皮损好发于四肢远端，也可累及面颈部、躯干，常对称分布，表现为豌豆至蚕豆大小的圆形或椭圆形水肿性红斑、丘疹，中央可有水疱，边缘呈紫色，其典型皮损为虹膜样损害。根据病情可将其分为轻型和重型，其中重型称为史－约综合征（Stevens-Johnson syndrome），后者的皮损累及眼、口、外生殖器黏膜，表现为水疱、糜烂，伴剧烈疼痛，常伴高热，外周血白细胞计数升高，肝、肾功能不全，以及继发感染等系统性损害。

5. 大疱性表皮松解型药疹　即药物引起的中毒性表皮坏死松解症，是药疹中最严重的一型，常由磺胺类药物、保泰松、四环素、别嘌醇类、巴比妥类、卡马西平、抗结核药等引起。此型起病急，皮损初起于面、颈、胸部，为鲜红色、暗红色及略带铁灰色斑，很快融合成片并波及全身，并在红斑上出现大小不等的松弛性水疱和表皮松解，尼科利斯基征呈阳性，表皮稍受外力即可被擦掉，形成大片状糜烂面，伴大量渗出，似烫伤样外观，触痛明显。此型药疹的黏膜损害亦较重，全身中毒症状明显，常伴高热、乏力、恶心、呕吐等全身症状及内脏损害。如抢救不及时，患者可死于感染、肝衰竭、肾衰竭、毒血症、肺炎、电解质紊乱或内脏出血等。

6. 剥脱性皮炎或红皮病型药疹　此型药疹是重型药疹之一，常由抗生素、巴比妥类药物、解热镇痛类药物、抗癫痫药等引起。此型药疹如果发生于初次用药后，潜伏期多在 20 天以上。皮疹可在麻疹型或猩红热型药疹的基础上发展而来，亦可一开始即表现为泛发性损害。皮损表现为全身弥漫性潮红、肿胀，面部尤甚，可伴有糜烂、渗出、结痂，常闻及特异性异味。皮损可累及口腔黏膜及结膜等黏膜部位，表现为充血、水肿、糜烂、畏光等。2～3 周后皮肤红肿逐渐消退，继之出现大量鳞片状或落叶状脱屑，在掌跖部位可呈手套样或袜套样剥脱。此型药疹的病程可长达 1 个月以上，常伴明显的全身症状，如畏寒、发热、浅表淋巴结肿大、蛋白尿、肝大、黄疸等。

7. 痤疮型药疹　此型药疹多由长期应用碘剂、溴剂、糖皮质激素和口服避孕药等引起，多表现为面部及胸背部毛囊性丘疹、脓疱等痤疮样皮损。此型药疹的病程进展缓慢，停药数月后才可痊愈，一般无全身症状。

8. 光敏性药疹　此型药疹常由吩噻嗪类药物、氯丙嗪、磺胺类药物、四环素类药物、补骨脂、喹诺酮类药物、非甾体抗炎药、胺碘酮等引起，分为光毒性型和光超敏反应型。前者可发生于任何人，多于用药后 7～8 小时出现，表现为曝光部位出现类似日晒伤样皮损，伴烧灼感。后者仅发生在少数超敏体质者，有一定的潜伏期，表现为曝光部位出现湿疹样反应，同时也可累及非曝光部位，伴瘙痒，病程较长。

此外，药物还可引起湿疹样型（图 8-12-3c、8-12-3d）、紫癜型、血管炎型药疹，药物超敏反应综合征，黄褐斑，皮肤色素沉着或色素减退，以及扁平苔藓样、系统性红斑狼疮样、大疱性皮肤病样皮疹。临床上将病情严重、病死率较高的重症多形红斑型药疹、大疱性表皮松解型药疹、剥脱性皮炎型药疹和药物超敏反应综合征统称为重型药疹。

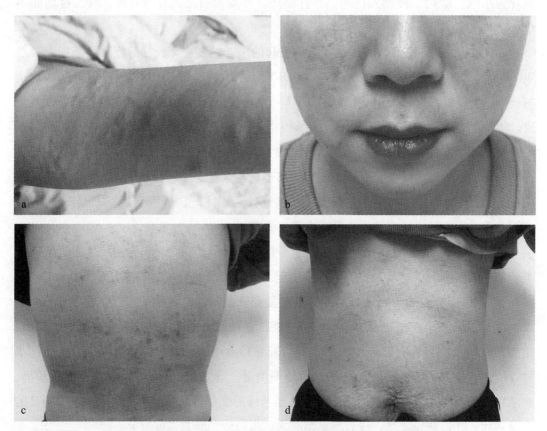

图 8-12-3　某患者注射新冠疫苗后先后出现荨麻疹型、湿疹样型药疹

【诊断要点】

药疹的临床表现多样，除固定性药疹外，其他类型无特征性表现，诊断时须根据病史、临床表现、药物与皮疹发生的关系进行综合分析、判断。

（1）近期有明确的用药史。

（2）有一定的潜伏期，且本次发病在潜伏期内。

（3）起病突然，进展迅速。

（4）存在各型药疹相应的典型临床表现，一般药疹的皮损颜色较类似的皮肤病鲜艳，瘙痒更为明显。

（5）停用致敏药物后逐渐好转或消退。

（6）可伴发热等全身症状。

（7）外周血白细胞总数常增高，但中性粒细胞计数无明显升高（继发感染者除外），嗜酸性粒细胞计数可增高。

【对容貌和身心的影响】

药疹可累及面部（包括口唇、眼部）等部位，皮损的形态多样，直接影响患者的容貌。尤其是发生在口周的固定性药疹，愈后常遗留长期存在的色素沉着，对容貌的影响更为突出。重型药疹还可能危及患者的生命。

三、任务实施

【健康指导】

详细询问患者的用药史及过敏史，积极帮助患者寻找致敏药物，立即停用一切可疑药物，并嘱患者多饮水以加速体内药物的排出。指导患者做好皮损的护理，如保持皮损处清洁、干燥，避免搔抓、烫洗，遵医嘱正确使用外用药等。对于重型药疹累及口腔、眼、外阴黏膜的患者，以及全身出现大量糜烂面、渗出的患者，更应重视皮损护理的指导。告知患者以后就诊时应主动将药物过敏史告知医生，避免再次使用该药或类似的药物，切忌自行随意滥用药物。

【药物治疗】

首先是立即停用一切可疑药物，加速体内药物的排泄，再根据不同类型药疹的特点进行治疗，慎用结构类似的药物。对重型药疹患者应注意加强支持疗法，积极预防和治疗并发症。

1. 轻型药疹　停用致敏药物后，皮疹多逐渐消退或减轻。可给予抗组胺药、维生素 C 和钙剂等抗过敏治疗，必要时短期给予小剂量泼尼松，皮损消退后可逐渐减少剂量至停药。皮损以红斑、丘疹为主者可外用炉甘石洗剂或糖皮质激素霜剂；皮损处如有糜烂、渗出，用生理盐水或 3% 硼酸溶液湿敷；继发感染者可加用抗生素。

2. 重型药疹　须尽早采用各种有效措施。

（1）早期、足量应用糖皮质激素。根据病情选择剂量，常选用氢化可的松、地塞米松、甲泼尼龙静脉滴注。若剂量足够，一般可在 3～5 天控制病情，病情稳定、好转后逐渐减量。如果病情未控制，则应加大剂量，必要时采用大剂量糖皮质激素冲击疗法。用药期间应密切注意是否出现糖皮质激素的副作用。

（2）防治继发感染。重型药疹患者由于卧床，且表皮出现大片糜烂、渗出，加之大剂量使用糖皮质激素，因而容易继发感染，故应采取严格的消毒隔离措施。医护人员应注意做好创面护理，严格无菌操作，以尽可能减少感染的机会。如已并发感染，则应选用有效的抗生素以控制感染，原则上宜选用与致敏药物结构不同的、过敏反应相对较少、对肝肾功能和血液系统损害较轻的抗生素。

（3）加强支持疗法。积极纠正低蛋白血症、电解质紊乱，注意补液及维持血容量，必要时输注新鲜的血液或血浆。

（4）静脉注射人血丙种球蛋白。一般注射剂量为 0.4 g/（kg·d），连用 3～5 天。

（5）血浆置换，以清除致敏药物及其毒性代谢产物和炎症介质。

（6）加强护理。给予高蛋白、高碳水化合物饮食，保持适宜的室温和光线，注意病室的通风和定期消毒。患者的衣物必须消毒，床单、被褥要保持清洁并定期消毒。糜烂、渗出处用生理盐水或 3% 硼酸溶液湿敷。累及口腔黏膜者应注意保持口腔清洁，经常含漱 2% 碳酸氢钠溶液或氯已定漱口液；眼部受累者应注意用生理盐水清洗以减少感染和防止眼睑粘连，给予糖皮质激素类滴眼液或眼膏抗炎，不能闭眼者应注意用油纱覆盖眼部以防止角膜长期暴露而受损。对剥脱性皮炎和大疱性表皮松解型药疹则以暴露疗法为主。

3. 过敏性休克　必须争取时间，及时抢救。

【美容治疗】

可配合使用医学护肤品以修复皮肤屏障功能，特别是在剥脱性皮炎的鳞屑剥脱期和恢复期、大疱性表皮松解型药疹及重症多形红斑型药疹的恢复期尤为重要。此外，对于药疹愈后遗留的炎症后色素沉着，也可使用医学护肤品以在一定程度上帮助色素消退。

【预防】

药疹为药源性疾病，严重者可危及生命，因此预防尤为重要。医务人员在临床用药过程中须注意以下几点。①用药前应详细询问患者的药物过敏史，避免使用已知过敏的药物或化学结构相似的药物。②严格把握用药指征，切勿滥用药物。③应用青霉素、普鲁卡因、抗血清等药物前，应严格遵照规章流程进行皮试，并备好急救药物。④注意观察药疹的前驱症状（如用药期间突然出现不明原因的红斑、瘙痒、发热等），以便早期发现，及时停药、治疗。⑤将已知的过敏药物记入病历首页或建立药物过敏记录卡，并嘱患者在每次就诊时主动告知医生。

复习思考题

1. 通过学习，请分析案例中患者的诊断，并说明理由。

2. 请针对案例中的患者给出治疗建议并进行健康指导。

3. 单项选择题。

（1）初次用药引起的药疹，潜伏期一般为（　　　）

A. 1~7 天　　　　　　　　　　B. 3~5 天

C. 4~20天　　　　　　　　　　D. 4~30天

E. 4天以内

（2）治疗药疹的首要措施是（　　　）

A. 积极抗过敏　　　　　　　　　B. 防止交叉过敏

C. 停用可疑致敏药物　　　　　　D. 促进药物排泄

E. 防治继发感染

4. 多项选择题。

（1）下列属于重型药疹的有（　　　）

A. 剥脱性皮炎型药疹　　　　　　B. 大疱性表皮松解型药疹

C. 紫癜型药疹　　　　　　　　　D. 重症多形红斑型药疹

E. 荨麻疹型药疹

（2）临床上易引起药疹的药物有（　　　）

A. 抗生素　　　　　　　　　　　B. 解热镇痛药

C. 异种血清制剂　　　　　　　　D. 某些中药制剂

E. 镇静催眠药及抗癫痫药

（3）以下关于药疹的预防措施中正确的有（　　　）

A. 避免使用已知的过敏药物

B. 应用青霉素、普鲁卡因、抗血清等药物前，应严格遵照规章流程进行皮试，并备好急救药物

C. 用药过程中突然发生瘙痒、红斑时应立即停药

D. 若复方制剂中含有已知的过敏药物，应避免使用

E. 将已知的过敏药物记入病历首页或建立药物过敏记录卡，并嘱患者在每次就诊时主动告知医生

（张　燕）

参考文献

［1］何黎，郑捷，马慧群，等. 中国敏感性皮肤诊治专家共识. 中国皮肤性病学杂志，2017，31（1）：1-4.

［2］何黎. 美容皮肤科学. 北京：人民卫生出版社，2011.

［3］赵辨. 中国临床皮肤病学. 南京：江苏科学技术出版社，2009.

［4］边二堂. 美容皮肤治疗技术. 北京：人民卫生出版社，2010.

［5］张学军. 皮肤性病学. 北京：人民卫生出版社，2013.

［6］中国医学装备协会皮肤病与皮肤美容分会护肤品和护肤材料学组，中华医学会医学美学与美容学分会激光美容学组，中华预防医学会皮肤性病学分会，等．化妆品皮肤不良反应诊疗指南．中华皮肤科杂志，2018，51（11）：783-786.

［7］何黎．激素依赖性皮炎诊治指南．临床皮肤科杂志，2009，38（8）：549-550.

［8］曾凡钦，唐增奇，郭庆．激素依赖性皮炎的发病机制认识．中国医学文摘（皮肤科学），2015，32（3）：257-260.

［9］李邻峰，高兴华，顾恒，等．湿疹诊疗指南2011年．中华皮肤科杂志，2011，44（1）：5-6.

［10］李邻峰．中国湿疹诊疗指南（2011年）解读　湿疹治疗：控制症状，减少复发，提高患者生活质量．中国社区医师，2012，28（30）：7.

［11］中华医学会皮肤性病学分会免疫学组，特应性皮炎协作研究中心．中国特应性皮炎诊疗指南（2020版）．中华皮肤科杂志，2020，53（2）：81-88.

［12］王建琴．中国特应性皮炎诊疗指南（2020版）解读．皮肤性病诊疗学杂志，2020，27（5）：359-361.

［13］宋彪，李巍．特应性皮炎的精神神经因素．中华临床免疫和变态反应杂志，2020，14（5）：512-513.

［14］解读中国特应性皮炎诊疗指南（2020版）．中国社区医师，2020，36（24）：91. DOI：10.3969/j.issn.1007-614x.2020.24.044.

［15］中华医学会皮肤性病学分会荨麻疹研究中心．中国荨麻疹诊疗指南（2018版）．中华皮肤科杂志，2019，52（1）：1-5.

我的笔记

模块九　皮肤良性肿瘤的诊断与治疗

任务一　色素痣的诊治

学习目标

1. 知识目标

（1）掌握色素痣的治疗方法。

（2）熟悉色素痣的分类和诊断要点。

（3）了解色素痣的病因和发病机制。

2. 技能目标

（1）能正确诊断色素痣。

（2）能制订色素痣的治疗方案。

（3）能对色素痣患者进行健康指导。

3. 素质目标

（1）尊重、理解美容就医者，保护其隐私。

（2）遵守职业道德，科学指导，实事求是。

（3）严谨认真，团结协作，精益求精。

一、任务导入

案例：患儿男性，5岁，因"发现右侧耳屏前一黑色痣5年"就诊。患儿出生后其右耳屏前即有一黑痣，起初为针头大小的黑点，随着年龄的增长而逐渐增大，家属因担心恶变而带患儿就诊。专科情况：右侧耳屏前可见一直径约2 mm的黑褐色斑痣，略高出皮肤表面，色素较均匀，表面光滑，无毛发（图9-1-1）。

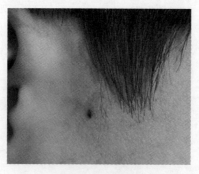

图9-1-1　色素痣

二、任务分析

色素痣是由痣细胞组成的、起源于黑素细胞的皮肤良性肿瘤，又称黑素细胞痣、痣细胞痣。本病常见，可见于几乎所有人、身体任何部位的皮肤，通常随年龄的增长而缓慢增大、增多，痣细胞也逐渐由表皮移向真皮。在青春期色素痣可明显增多。

皮损一般表现为扁平或略隆起的斑疹、斑丘疹，也可呈结节状、疣状、乳头瘤状或有蒂的皮损，多为圆形，界限清楚，边缘规则，表面光滑，色素分布较均匀，颜色可呈黑色、蓝黑色、褐色、棕色，无色素痣可呈肤色，甚至可呈淡黄色或暗红色。皮损常多发，数目不等，可至数十个。也可见单发皮损。皮损处可有或没有毛发穿出。

【病因和发病机制】

色素痣的病因不明，可能与胚胎发育过程中基因突变有关，属于发育畸形，由黑素细胞局部聚集而成。

环境中的紫外线、使用某些药物、体内激素水平的改变、外伤等都可能是其诱发因素。

临床上一般女性的痣比男性的多，提示存在性别差异；白种人的痣比黑种人的多，提示存在种族差异。

【分类】

依据痣细胞的分布部位，可将色素痣分为交界痣、混合痣、皮内痣三型。

1. 交界痣　出生时或出生后不久发生，通常较小，直径为 1～6 mm，表面光滑、无毛发，皮损为扁平或略高出皮面的斑疹，颜色为淡褐色到深褐色（图 9-1-2），可发生于身体任何部位。一般掌跖及外阴部位的色素痣为交界痣。组织病理学检查可见痣细胞位于表皮 - 真皮交界处。

2. 混合痣　多见于儿童和少年，外观与交界痣类似，但皮损可能更高起，可有毛发穿出（图 9-1-3）。组织病理学检查可见痣细胞位于表皮和真皮内。

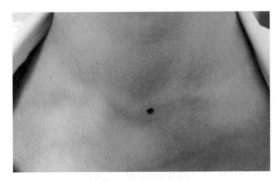

图 9-1-2　交界痣

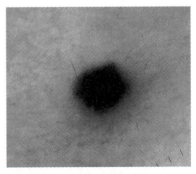

图 9-1-3　混合痣

3. 皮内痣　常见于成人，皮损多为半球状隆起的丘疹或结节，直径为数毫米至数厘米不等（图 9-1-4），表面光滑或呈乳头状，可有蒂，可含有毛发，头颈部多见，不发生在掌跖或外生殖器部位。组织病理学检查可见痣细胞位于真皮内。

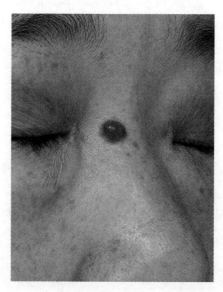

图 9-1-4　皮内痣

【诊断要点】

（1）可发生于任何年龄、任何部位的皮肤上。

（2）基本皮损一般为直径 < 6 mm 的斑疹、丘疹，皮损也可呈结节状、疣状或乳头瘤状，多为边缘规则的圆形皮损，界限清楚，表面光滑，色泽均匀，有或无毛发。数目不等，可为单个、多个甚至数 10 个。颜色多呈淡褐色至黑色，无色素痣呈肤色。

（3）皮肤镜可辅助诊断色素痣，组织病理学检查有助于确诊。

三、任务实施

【健康指导】

色素痣（特别是掌跖部位的色素痣）存在恶变的可能性，反复的刺激、摩擦和长时间日晒是其恶变的诱发因素，故应尽量减少摩擦及外力损伤，不私自用腐蚀剂等方法祛痣。

色素痣一般无须治疗，如有美容需求，应尽量一次性彻底去除，避免反复刺激。术后注意保护创面。应密切观察发生在掌跖、腰部、肩部等易受摩擦部位的皮损，特别注意那些边缘不规则、颜色不均匀、直径超过 1.5 cm 的皮损，一旦发现皮损短期内发生变化或出现破溃、出血等情况，应及时就医。

【药物治疗】

药物治疗无效，一些腐蚀剂可用于去除瘤体，但治疗程度无法掌握，容易去除不彻底或遗留色素沉着、瘢痕等。

【美容治疗】

对于较小的色素痣可选择激光治疗和冷冻治疗。激光治疗可选用 CO_2 激光，单次治疗尽量彻底，否则残留的痣细胞易导致复发。冷冻治疗在临床上较常应用，往往需要多次治疗。

对于这 2 种治疗方法，瘢痕体质者禁用，对怀疑有恶变倾向者也不宜应用。直径超过 3 mm 的色素痣用激光治疗的效果可能不理想，建议手术切除。

【手术治疗】

对于直径超过 3 mm，位于掌跖、腰部、腋窝、腹股沟、肩部等易摩擦受损部位以及边缘不规则、颜色不均匀的色素痣建议手术切除，手术后可能会留有瘢痕。

复习思考题

1. 通过学习，请分析案例中患儿的症状并做出诊断，同时说明理由。
2. 请针对案例中的患儿给出治疗建议并进行健康指导。

任务二　皮脂腺痣的诊治

学习目标

1. 知识目标

（1）掌握皮脂腺痣的治疗方法。

（2）熟悉皮脂腺痣的分期和诊断要点。

（3）了解皮脂腺痣的病因和发病机制。

2. 技能目标

（1）能正确诊断皮脂腺痣。

（2）能制订皮脂腺痣的治疗方案。

（3）能对皮脂腺痣患者进行健康指导。

3. 素质目标

（1）尊重、理解美容就医者，保护其隐私。

（2）遵守职业道德，科学指导，实事求是。

（3）严谨认真，团结协作，精益求精。

一、任务导入

案例： 患儿男性，5岁，因"发现头皮处一个黄豆大小的扁平隆起"而就诊。患儿出生后不久，即在头皮处出现一个圆形、淡黄色不规则隆起，随着年龄的增长而稍增大。专科情况：头皮处可见一黄豆大小的不规则隆起（图9-2-1），有蜡样光泽，触之质硬。

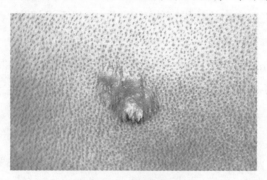

图 9-2-1　皮脂腺痣

二、任务分析

皮脂腺痣又称先天性皮脂腺增生，是以皮脂腺发育异常为主的一种错构瘤，多发生于出生时或出生后不久，伴随终生。皮损好发于头面部或颈部，多为单个皮损，偶可多发，呈圆形或卵圆形，边缘不整齐。皮损发生于头皮者，皮损处可部分或完全秃发；发生于头面部以外的皮损多呈带状分布。初期皮损为淡黄色，表面光滑，有蜡样光泽；随着年龄的增长，皮损颜色加深，表面增生，质地变硬。

【病因和发病机制】

研究认为，皮脂腺痣是一种以皮脂腺发育异常为主的发育异常性疾病，也存在表皮、真皮和皮肤附属器的发育异常。全基因组分析发现，皮脂腺痣患者的 *HRAS* 和 *KRAS* 基因发生点突变。

【诊断要点】

（1）出生时或出生后不久发生于头部或面部的圆形淡黄色皮损，或发生于其他部位的带状皮损。

（2）初期皮损表面光滑，有蜡样光泽，发生于头皮者可伴皮损周围毛发缺失；青春期开始皮损增厚、扩大，表面呈乳头瘤样隆起，颜色加深，呈浅褐色；到老年时，皮损表面呈疣状改变，质地坚硬，颜色呈深褐色。

（3）组织病理学检查有助于确诊。

【分期】

按照本病在发育过程中的典型症状可将其分为 3 期。

1. 婴儿期和儿童期　此时期患者的皮脂腺及其功能尚未发育完全，皮损表现为一局限性表面无毛的淡黄色斑块，略隆起，表面光滑，有蜡样光泽。

2. 青春期　此时期患者的皮脂腺开始发育，皮损增厚、扩大，表面呈乳头瘤样隆起，多呈花瓣状或乳头状结节，颜色呈褐色、浅褐色。

3. 老年期　皮损呈疣状，质地坚硬，颜色加深，呈棕褐色。

三、任务实施

【健康指导】

本病是基因点发生变异引起，无有效的预防措施，应嘱患者避免外力刺激，避免私自外用药物。因本病可能并发其他皮肤肿瘤，平时应注意观察皮损的发展情况，如出现快速增长、溃疡等情况须及时就医，积极配合治疗。因为青春期时患者的皮脂腺开始发育，皮损增厚，恶变率升高，一般建议青春期前进行治疗。

【美容治疗】

如病变范围较小，可采用激光、冷冻、电灼等方法进行治疗。治疗须彻底，以防止复发。

【手术治疗】

手术切除皮损较彻底，可有效预防复发。即使存在恶变情况，也可以通过手术进行治疗。

复习思考题

请针对案例中的患儿给出治疗建议并进行健康指导。

任务三　汗管瘤的诊治

🏵 学习目标

1. 知识目标

（1）掌握汗管瘤的治疗方法。

（2）熟悉汗管瘤的分型和诊断要点。

（3）了解汗管瘤的病因和发病机制。

2. 技能目标

（1）能正确诊断汗管瘤。

（2）能制订汗管瘤的治疗方案。

（3）能对汗管瘤患者进行健康指导。

3. 素质目标

（1）尊重、理解美容就医者，保护其隐私。

（2）遵守职业道德，科学指导，实事求是。

（3）严谨认真，团结协作，精益求精。

一、任务导入

案例：患者女性，40岁，因"眼睑处数10个米粒大小的'小疙瘩'10余年"而就诊。10余年前患者的双侧下睑出现数个米粒大小的隆起，呈肤色，无红肿、疼痛、瘙痒。此后隆起逐年增大、增多，呈绿豆大小，每侧下睑有10余个，因影响美观而就诊。专科情况：双侧下睑可见密集分布的大小不等的扁平丘疹，直径为1~3 mm，未见融合，表面可见蜡样光泽（图9-3-1）。

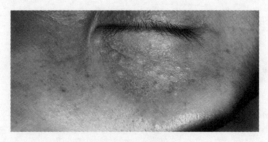

图 9-3-1　汗管瘤

二、任务分析

汗管瘤是一种表皮内小汗腺导管的腺瘤，属于皮肤良性肿瘤，表现为单发或多发的粟丘疹或扁平斑丘疹，直径约数毫米，颜色多为正常肤色，也可为红色或棕褐色，皮损表面有蜡样光泽。皮损常对称分布，好发于眼周，但也可见于身体其他存在小汗腺的部位。通常患者无自觉症状，可因出汗、日晒等刺激因素出现瘙痒或烧灼感。本病呈慢性病程，皮损逐渐增大，长到一定大小后不再增大，很少自行消退，未见恶变者。

【病因和发病机制】

本病是一种向末端汗管分化的汗腺瘤，病因不明。在临床上汗管瘤多见于女性，且于青春期、月经期及妊娠期出现病情加重，因此考虑其与内分泌有一定关系。部分患者有家族史。

【分型】

根据发病部位，在临床上将汗管瘤分为以下几类。

1. 眼睑型 此型是汗管瘤最常见的类型，多见于青春期后的女性，皮损常对称分布在两侧下睑。

2. 发疹型 常见于青少年男性，成批出现，多发生在躯干前侧及上臂屈侧。

3. 局限型 皮损局限于某些特定部位。位于外阴者称为生殖器汗管瘤，可伴有瘙痒；发生在手指伸面者称为肢端汗管瘤。

【诊断要点】

（1）青春期后期或青春期后出现的、对称分布的、无症状的肤色粟丘疹或扁平斑丘疹，表面有蜡样光泽。

（2）常见于眶周，尤其是下睑，也可发生在任何存在小汗腺的皮肤上。

（3）组织病理学检查可辅助诊断。

三、任务实施

【健康指导】

汗管瘤的病因尚不明确，无有效预防措施，一般不需要治疗，对影响美观者可进行治疗，预后较好。操作不当可能会导致瘢痕、瘤体残留、色素沉着、色素脱失和复发等，治疗后应注意观察，有异常情况及时复诊。日常生活中避免日晒，外出须涂抹足量的防晒霜、戴帽子或打遮阳伞。

【药物治疗】

可在医生的指导下谨慎外用三氯醋酸来治疗汗管瘤。

【美容治疗】

1. 激光治疗　临床上常用 CO_2 激光和 Er：YAG 激光等剥脱性激光进行治疗。敷表面麻醉药后进行激光治疗时痛感降低，治疗精准，不良反应少，清除率高。

2. 冷冻治疗　是临床上最常用的治疗方法，价格低，较疼痛，治疗后可能会产生水肿、水疱及色素沉着。

3. 电凝治疗　电凝治疗在临床上应用较广泛，也能达到较高的清除率，但因治疗时会扩大损伤面积，不良反应较大，故不作为汗管瘤的首选治疗。

4. 其他　化学剥脱、磨削等方法也可用于治疗汗管瘤。

【手术治疗】

手术创伤比较大，一般很少选用。

复习思考题

1. 通过学习，请对案例中的患者进行诊断，并说明理由。

2. 请针对案例中的患者给出治疗建议并进行健康指导。

任务四　粟丘疹的诊治

❀ **学习目标**

1. 知识目标

（1）掌握粟丘疹的治疗方法。

（2）熟悉粟丘疹的分型和诊断要点。

（3）了解粟丘疹的病因和发病机制。

2. 技能目标

（1）能正确诊断粟丘疹。

（2）能制订粟丘疹的治疗方案。

（3）能对粟丘疹患者进行健康指导。

3. 素质目标

（1）尊重、理解美容就医者，保护其隐私。

（2）遵守职业道德，科学指导，实事求是。

（3）严谨认真，团结协作，精益求精。

一、任务导入

案例：患者女性，50 岁，因"发现眼周数个白色的'小痘痘'1 个月"而就诊。专科情况：患者眼周有数个粟粒大小的丘疹，质地较坚硬，表面光滑，顶部尖圆（图 9-4-1），用针尖挑破后，能挤出黄白色圆形的硬颗粒。

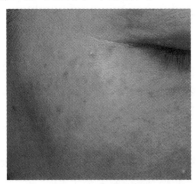

图 9-4-1　粟丘疹

二、任务分析

粟丘疹俗称"脂肪粒"，是起源于表皮或其附属器的良性肿物或潴留性小囊肿。本病多见于女性，皮损表现为白色或黄白色粟粒大小的丘疹，表面光滑，顶部尖圆，类似米粒埋于皮内，无融合，可单发，也可多发。皮损多见于眼睑、面颊和额部，一般没有自觉症状，用针尖挑破后可以挤出皮脂样物。皮损发展缓慢，可持续多年，常影响美观，偶可自然脱落。

【分类】

本病可发生于任何年龄、性别，可分为原发性与继发性粟丘疹。

1. 原发性粟丘疹　新生儿期出现，无明确发病原因，自行发生。

2. 继发性粟丘疹　继发于各种原因引起的皮肤损伤，如大疱性表皮松解症等疾病损伤，或由外伤引起，多分布于原有的皮损周围。

【病因和发病机制】

部分原发性粟丘疹与遗传因素有关。继发性粟丘疹常于炎症后出现，可能与汗管受损有关；也可继发于擦伤、搔抓或烧伤后。

【诊断要点】

（1）白色或黄白色粟粒大小的丘疹，表面光滑，顶部尖圆，类似米粒埋于皮内，无融合，可单发，也可多发。

（2）多见于眼睑、面颊和额部，一般没有自觉症状，用针尖挑破之后可以挤出皮脂样物。

三、任务实施

【健康指导】

保持局部皮肤清洁、干燥，面部清洁和护理时动作要轻柔，避免使用磨砂类洁面乳以免损伤皮肤。不可自行挤破或挑破粟丘疹，以防感染。原发性粟丘疹患者可定期随访；继发性粟丘疹患者注意原发病的治疗，尽量避免皮肤损伤。

【药物治疗】

外用或口服维A酸类药物可取得较好的疗效，但个体差异大，不作为首选治疗方法。

【美容治疗】

（1）如果需要治疗，可在充分消毒后，用无菌针头挑破并挤出内容物。

（2）激光治疗。可采用CO_2激光将粟丘疹直接气化。治疗后须保持创面干燥，外涂红霉素软膏或表皮生长因子凝胶，一般3~7天愈合。治疗后复发者可再次治疗。

（3）电干燥法。也称电灼术，是指用较高电压、较小电流强度的高频电源对病变组织进行烧灼、破坏。

复习思考题

1. 通过学习，请对案例中的患者进行诊断，并说明理由。
2. 请针对案例中的患者给出治疗建议并进行健康指导。

任务五　睑黄瘤的诊治

🍀**学习目标**

1. **知识目标**

（1）掌握睑黄瘤的治疗方法。

（2）熟悉睑黄瘤的分类和诊断要点。

（3）了解睑黄瘤的病因和发病机制。

2. 技能目标

（1）能正确诊断睑黄瘤。

（2）能制订睑黄瘤的治疗方案。

（3）能对睑黄瘤患者进行健康指导。

3. 素质目标

（1）尊重、理解美容就医者，保护其隐私。

（2）遵守职业道德，科学指导，实事求是。

（3）严谨认真，团结协作，精益求精。

一、任务导入

案例： 患者女性，56 岁，因"双侧上睑黄色斑块不断增大"而就诊。患者的血脂水平明显异常，皮损处无不适。专科情况：双侧上睑内侧近内眦处各有 1 块扁平的、多角形的、略高出皮肤的橘黄色斑块，质地柔软，直径约为 1 cm（图 9-5-1）。

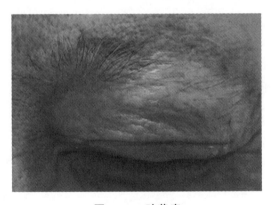

图 9-5-1　睑黄瘤

二、任务分析

睑黄瘤又称睑黄疣，是指发生在上睑内眦处的黄瘤病，是最常见的一种黄瘤，可与其他类型的黄瘤病伴发。本病多见于中年以上女性，常对称发生，单侧皮损单发或多发，表现为稍隆起的扁平斑块，颜色为淡黄色至淡棕色，形态不规则，大小不等，直径可达数厘米。

【病因和发病机制】

黄瘤病是由含有脂质的组织细胞和巨噬细胞局限性聚集引起的一组皮肤病,可发生于皮肤或肌腱,皮损表现为黄色的丘疹、斑片、扁平斑块、结节,可分为结节性黄瘤、扁平黄瘤、发疹性黄瘤。睑黄瘤是扁平黄瘤的一种,且睑黄瘤的发生常伴发其他类型的黄瘤病,其发生机制与黄瘤病相关。睑黄瘤患者有一定的家族史,可能与脂蛋白代谢障碍有关。

【诊断要点】

(1)表现为发生于上睑靠近内眦处的黄色皮损。

(2)男女均可发病,多见于中年以上女性,常对称发生,单侧皮损可单发或多发,皮损表现为大小不等的淡黄色至淡棕色扁平斑块,形态不规则。

(3)睑黄瘤一旦形成,不会自行消失,而是保持不变或不断增大,伴或不伴有血脂异常。

(4)组织病理学检查可辅助诊断。

三、任务实施

【健康指导】

由于睑黄瘤患者常伴有脂质代谢异常,因此在生活中应注意控制体重、控制饮食,即低脂、低胆固醇、低糖饮食,尽量少吃肥肉、动物内脏、蛋黄等,多吃蔬菜、水果、粗粮。适当增加运动量以减少体内脂肪的堆积。

【药物治疗】

可局部注射药物,如肝素类药物(如肝素、低分子肝素钙等)及部分抗肿瘤药物(如平阳霉素等),须反复注射,但容易复发。

【美容治疗】

1. 激光治疗　常用的激光包括 CO_2 激光、氩激光、YAG 激光、脉冲染料激光,往往需多次治疗,有遗留瘢痕的风险。

2. 其他治疗　冷冻治疗、电灼治疗、化学剥脱治疗等也有一定的疗效。

【手术治疗】

手术适应证:明确的家族性高脂血症,病变累及双侧上下睑,病变多次复发。

可以通过手术准确切除病灶。对于较小的皮损,可直接予以切除;对于较大的皮损,则需要修复创面。对于位于上睑近内眦处、体积较大且超过重睑线的睑黄瘤,现多利用重睑成形术切口获得多余的皮肤及眼轮匝肌。

复习思考题

1. 通过学习，请对案例中的患者进行诊断，并说明理由。
2. 请针对案例中的患者给出治疗建议并进行健康指导。

任务六　疣状痣的诊治

学习目标

1. 知识目标

（1）掌握疣状痣的治疗方法。

（2）熟悉疣状痣的分类和诊断要点。

（3）了解疣状痣的病因和发病机制。

2. 技能目标

（1）能正确诊断疣状痣。

（2）能制订疣状痣的治疗方案。

（3）能对疣状痣患者进行健康指导。

3. 素质目标

（1）尊重、理解美容就医者，保护其隐私。

（2）遵守职业道德，科学指导，实事求是。

（3）严谨认真，团结协作，精益求精。

一、任务导入

案例： 患者女性，25岁，因"右侧腋下、胸壁、颈部、乳房外侧密集分布有多发性皮疹20余年"而就诊。皮疹于患者幼儿期出现，起初仅分布于右侧腋下周围，呈淡黄色，之后逐渐增多、增大，分布范围扩大，颜色加深。专科情况：右侧腋下、胸壁、颈部、乳房外侧较密集地分布着淡褐色或灰白色、大小和形态不一的角化性丘疹（图9-6-1），触之粗糙、坚硬。

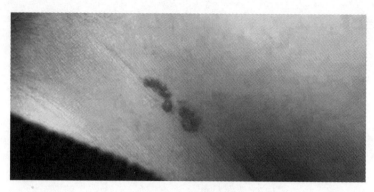

图 9-6-1　疣状痣

二、任务分析

疣状痣又称表皮痣、单侧痣、线状表皮痣、疣状线状痣等，是一种由表皮细胞过度生长引起的皮肤良性病变。本病常在出生时或幼儿期出现，部分患者在 10～20 岁才发病，男女都可以发生。皮损在儿童期逐渐增大、增多，到青春期停止发展。

【病因和发病机制】

本病由表皮细胞发育过度引起表皮局限性发育异常所致。基因突变是疣状痣的主要病因，可能与遗传有关。

【诊断要点】

（1）疣状痣的典型症状是淡黄色或棕褐色疣状丘疹，其大小、形态和分布各不相同。

（2）疣状痣起初是小的角化性丘疹，之后逐渐扩大，表现为密集的角化过度性丘疹，呈灰白色或灰黑色，触之粗糙、坚硬，皮肤皱襞处的皮损常因被浸渍而较软。

（3）皮损可位于身体任何部位，一般无自觉症状，至青春期可停止发展。

（4）组织病理学检查可辅助诊断。

【分型】

根据疣状痣的临床形态，可将其分为 3 型。

1. 局限型　皮损常呈线状、束状、带状或斑片状分布。头部皮损常表现为斑片状分布，而四肢皮损常沿肢体分布。躯干部的皮损则呈横行排列，常常只有 1 条，像线一样，被称为线状痣。如果皮损只分布于身体一侧，称之为单侧痣。

2. 泛发型　皮损广泛分布于全身，呈涡纹状（旋涡的形状）或弧形条纹状，严重者可伴发鱼鳞病，称之为豪猪状（高起性）鱼鳞病。

3. 炎症型　线形疣状痣常单侧发病，多见于下肢，患者可自觉瘙痒。皮损发红，表面可因反复搔抓而出现脱屑和结痂。

三、任务实施

【健康指导】

指导患者正确认识该病。嘱患者以下事宜：饮食宜清淡，忌食辛辣、刺激性食物，如辣椒、大蒜、花椒等；适当运动，从而有助于增强机体免疫力；戒烟限酒，保持健康的作息习惯，避免熬夜；保持愉快的心情，避免焦虑、紧张、抑郁等负面情绪；日常应密切关注皮损的形态、大小及分布范围是否发生变化，若有异常情况，及时就诊。

【药物治疗】

1. 维A酸类药物　口服或外用。该类药物可调节细胞的生长和分化，对细胞生长有抑制作用，还可调节免疫和炎症过程。应用后可能出现高钙血症、皮肤黏膜干燥、肝功能异常等不良反应。

2. 氟尿嘧啶　外用可抑制免疫反应和疣状痣的生长，偶有局部疼痛、水肿和糜烂等不良反应。

3. 糖皮质激素　外用，主要起到抗炎、止痒、抑制表皮增生的作用。常见不良反应有皮肤萎缩、毛细血管扩张、多毛等。

【美容治疗】

1. CO_2激光治疗　此方法利用CO_2激光器发射高功率激光，使病变组织气化而达到治疗的目的，操作简单、有效，有一定的复发率。

2. 液氮冷冻治疗　此方法利用液氮产生的低温，使病变组织坏死以达到治疗的目的，操作方便，对于一些小的单个皮损的效果较好。冷冻后可见局部组织发白、肿胀，1～2天内可发生水疱，然后干燥、结痂，1～2周后脱痂，脱痂后皮肤颜色可恢复正常或稍浅。

【手术治疗】

手术切除皮损的治疗效果好，但会遗留瘢痕，仅适用于小面积的皮损。

复习思考题

1. 通过学习，请对案例中的患者进行诊断，并说明理由。
2. 请针对案例中的患者给出治疗建议并进行健康指导。

任务七　脂溢性角化病的诊治

学习目标

1. 知识目标

（1）掌握脂溢性角化病的治疗方法。

（2）熟悉脂溢性角化病的诊断要点。

（3）了解脂溢性角化病的病因和发病机制。

2. 技能目标

（1）能正确诊断脂溢性角化病。

（2）能制订脂溢性角化病的治疗方案。

（3）能对脂溢性角化病患者进行健康指导。

3. 素质目标

（1）尊重、理解美容就医者，保护其隐私。

（2）遵守职业道德，科学指导，实事求是。

（3）严谨认真，团结协作，精益求精。

一、任务导入

案例：患者女性，65 岁，2020 年 11 月以"面颊两侧大小不等的灰褐色至深褐色丘疹和斑片 30 余年"而就诊。患者于 30 岁左右面部出现数个淡褐色斑点，之后逐渐增多。部分斑点未增大，颜色加深，高出皮肤表面；部分斑点逐渐增大，颜色变深，不高出皮肤表面。专科情况：皮损主要集中在面颊两侧，大小不等。部分皮损为棕褐色丘疹，表面略呈乳头瘤状，直径为 1～3 mm。部分皮损表现为茶褐色的斑片，表面较光滑，直径为 1 cm（图 9-7-1）。

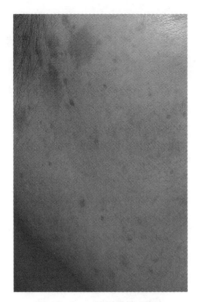

图 9-7-1　脂溢性角化病

二、任务分析

脂溢性角化病又称老年疣、老年斑，是由角质形成细胞成熟迟缓所致的一种良性表皮内肿瘤，主要见于 40 岁以上的成人，发病率随着年龄的增长而升高。

该病好发于躯干和头颈部，可发生在除掌跖之外任何部位的皮肤。早期皮损为 1 个或多个淡黄色或浅褐色、小而扁平、境界清楚的丘疹或斑块，可略高出皮面（图 9-7-2a），表面光滑或略呈乳头瘤状，皮肤镜检查可见典型的"脑回样结构"（图 9-7-2b）。之后皮损逐渐增大。

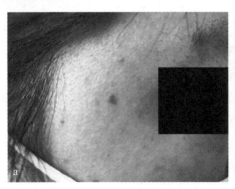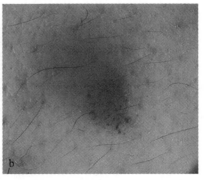

图 9-7-2　脂溢性角化病

a.表现为褐色丘疹；b.皮肤镜下的典型"脑回样结构"

【病因和发病机制】

脂溢性角化病的病因和发病机制尚不明确，因其好发于 40 岁以上的成人，且发病率随着年龄的增长而升高，提示其与皮肤老化相关。脂溢性角化病具有一定的遗传倾向，但准确的遗传模式不明。有研究显示在脂溢性角化病皮损中存在某些基因突变。

长期慢性的紫外线照射导致日光暴露部位处皮损多发，提示紫外线照射可促进脂溢性角化病的发生。另外有研究发现，脂溢性角化病可能与人乳头瘤病毒等病毒感染有关。此外，某些肿瘤、药物和空气污染都可能是脂溢性角化病的诱发因素。

【诊断要点】

（1）中老年人面部、手背等处略高出皮面的扁平丘疹或斑片。

（2）皮损好发于面部、手背、胸部、背部等处，可见于除掌跖之外任何部位的皮肤上。

（3）皮损多发，呈渐进性发展，表现多样，直径可从数毫米至数厘米，颜色为肤色、淡黄色、淡褐色甚至黑色，皮损表现为圆形或卵圆形斑疹、斑片、斑丘疹、斑块，皮损表面光滑或粗糙。

（4）皮肤镜检查可见典型的"脑回样结构"，必要时通过组织病理学检查确诊。

【对容貌的影响】

脂溢性角化病通常发生在面部等暴露部位而影响患者的形象，容易使患者产生不良情绪。且皮损渐进性增多、增大，颜色逐渐加深，从而进一步影响患者的容貌美观。

三、任务实施

【健康指导】

脂溢性角化病是一种皮肤良性肿瘤，一般不需要治疗，平时做好防晒等措施能延缓病情进展。但如果皮损影响美观，建议尽早治疗，因为此病呈渐进性发展，皮损增多、增大会给治疗带来困难，不良反应的发生率也会增高。

脂溢性角化病需与某些皮肤恶性肿瘤相鉴别，有时难以明确诊断。如果较年轻的患者出现较多的脂溢性角化病样皮损且伴有瘙痒，或短期内出现大量皮损，皮损生长较快，皮损易破溃或破溃后长期不愈等，应及时就医。

嘱患者不可自行滥用外用药或偏方，以免对皮肤造成过度损伤而遗留色素沉着或瘢痕；术后注意严格防晒，保持创面清洁、干燥。

【药物治疗】

1. 40% 过氧化氢溶液 皮损处点涂，每 3 周使用一次，经过 5 次治疗后皮损的清除率约为 50%。局部反应较轻微，与冷冻治疗相比，色素沉着和色素脱失的发生率较低。

2．液态硝酸–锌复合溶液　皮损处点涂，至皮损变白或变黄，每 2 周使用一次，经过 3 次治疗后皮损的清除率约为 74%。

【美容治疗】

1．Q 开关激光治疗　可选用 Q 开关倍频 Nd：YAG 激光（波长为 532 nm）、Q 开关红宝石激光（波长为 694 nm）、Q 开关翠绿宝石激光（波长为 755 nm）治疗，因为这些激光的穿透深度较浅，适用于较薄的皮损，无遗留瘢痕的风险，色素改变的风险低。

2．超脉冲 CO_2 激光治疗　适用于较厚的皮损（图 9-7-3），单次清除率高，但操作不当有遗留色素沉着和瘢痕的风险，须由有经验的医生操作。

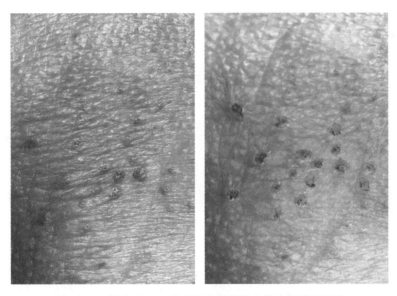

图 9-7-3　超脉冲 CO_2 激光治疗脂溢性角化病的即刻反应

3．Er：YAG 激光治疗　可用于较厚的皮损，与冷冻治疗相比治愈率高，色素沉着的发生风险低。

4．强脉冲光治疗　可用于一些较薄的皮损，安全性高，治疗后反应轻微，但可能需要多次治疗。

5．冷冻治疗　因为冷冻治疗不需要昂贵的仪器，价格相对便宜，因此成为目前在临床上使用最多的治疗方法。其缺点是治疗不彻底，需多次治疗，治疗后色素沉着和色素脱失的发生风险较高。

【手术治疗】

手术治疗的方法包括刮除术、削切术、切除术、电干燥术等,根据皮损的大小及性质选择合适的方法。

复习思考题

1. 通过学习,请对案例中的患者进行诊断,并说明理由。

2. 请针对案例中的患者给出治疗建议并进行健康指导。

任务八 软纤维瘤的诊治

❀ **学习目标**

1. **知识目标**

(1)掌握软纤维瘤的治疗方法。

(2)熟悉软纤维瘤的诊断要点。

(3)了解软纤维瘤的病因和发病机制。

2. **技能目标**

(1)能正确诊断软纤维瘤。

(2)能制订软纤维瘤的治疗方案。

(3)能对软纤维瘤患者进行健康指导。

3. **素质目标**

(1)尊重、理解美容就医者,保护其隐私。

(2)遵守职业道德,科学指导,实事求是。

(3)严谨认真,团结协作,精益求精。

一、任务导入

案例:患者女性,60岁,因"颈部多发褐色小丘疹30余年"就诊。30余年前患者的颈部出现散在分布的粟粒大小的丘疹,呈肤色,之后丘疹随着年龄的增长而逐渐增多、增大,颜色加深,无明显自觉症状。专科情况:颈部散在分布数10个褐色小丘疹,直径为1~2 mm(图9-8-1),质软。

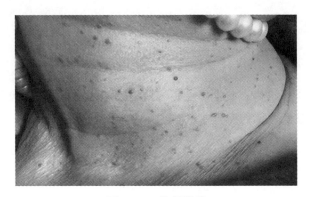

图 9-8-1 软纤维瘤

二、任务分析

软纤维瘤又称皮赘、软疣，是一种有蒂的皮肤良性肿瘤，常见于中老年人，好发于颈部、腋窝，也可发生于面部、胸背部及腹股沟等处。

【病因和发病机制】

软纤维瘤的病因和发病机制尚不明确，可能与肥胖、糖尿病、病毒感染等因素有一定的关系。

【诊断要点】

（1）软纤维瘤好发于中老年人，呈慢性病程。

（2）皮损好发于颈部、腋窝、腹股沟等部位。

（3）皮损主要表现为高出皮肤表面的带蒂的增生物，一般呈丝状、球状或口袋状，表面光滑，呈肤色或褐色，质软、无弹性。患者无自觉症状。

（4）皮损一般长到一定程度（直径小于 2 cm）后不再长大，不发生或很少发生恶变。

【分类】

1. 多发性皱纹状小丘疹样软纤维瘤　好发于颈部，质软，直径为 1～2 mm。

2. 单个或多发性丝状软纤维瘤　呈丝状增生的柔软突起，宽约 2 mm，长约 5 mm。

3. 单发性带蒂软纤维瘤　单个带蒂的息肉状突起，质软，表面光滑，直径约为 1 cm。

【对容貌的影响】

因软纤维瘤好发于颈部、腋窝、面部等暴露部位，对容貌有一定的影响，患者往往是以求美为目的而就诊。

三、任务实施

【健康指导】

嘱患者如下事项。①当皮肤上出现异常增生物，或原有增生物短期内发生变化时需提高警惕，并及时就医。②治疗后注意防晒，保持创面清洁、干燥。

【治疗】

对于软纤维瘤，用激光破坏基底可以获得良好的美容效果。也可以使用液氮冷冻、三氯醋酸、电凝固、电离子、石炭酸烧灼等治疗方法。

对于较大的软纤维瘤，可以采取手术结扎或切除治疗。

复习思考题

1. 通过学习，请对案例中的患者进行诊断，并说明理由。
2. 请针对案例中的患者给出治疗建议并进行健康指导。

任务九　表皮囊肿的诊治

❀学习目标

1. 知识目标

（1）掌握表皮囊肿的治疗方法。

（2）熟悉表皮囊肿的诊断要点。

（3）了解表皮囊肿的病因和发病机制。

2. 技能目标

（1）能正确诊断表皮囊肿。

（2）能制订表皮囊肿的治疗方案。

（3）能对表皮囊肿患者进行健康指导。

3. 素质目标

（1）尊重、理解美容就医者，保护其隐私。

（2）遵守职业道德，科学指导，实事求是。

（3）严谨认真，团结协作，精益求精。

一、任务导入

案例：患者男性，60岁，因"左侧腰部结节6个月余，伴红肿、疼痛3天"就诊。患者于半年前发现左侧腰部有一隆起性结节，中等硬度，呈肤色，表面光滑，直径约为0.5 cm。之后结节逐渐增大，于3天前突感疼痛，皮损处红肿，被覆小脓头，1天前破溃，流出少量脓液。专科情况：左侧腰部可见一明显隆起的红色结节，直径约为1.5 cm，有波动感，被覆厚约0.5 cm的痂皮（图9-9-1）。

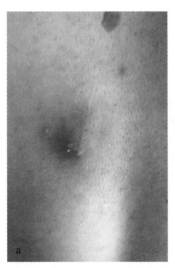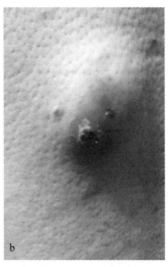

图 9-9-1　表皮囊肿

二、任务分析

表皮囊肿又称角质囊肿，是一种皮肤良性肿瘤，内容物主要为角质，临床常见于头皮、面部、颈部、躯干等部位，表现为圆形、隆起性结节，有弹性，呈正常肤色，直径为0.5～5 cm，可以活动，生长缓慢，无自觉症状。本病极少发生癌变，可因继发感染而出现红肿、化脓及疼痛。

【病因和发病机制】

表皮囊肿可以是原发性的，也可以源于被破坏的毛囊结构，或是由皮肤损伤致表皮细胞植入皮下，表皮细胞增生、角质物局限性聚集引起。

【诊断要点】

（1）皮损表现为圆形、隆起性、肤色或淡褐色的皮内或皮下结节。

（2）好发于头皮、面部、颈部、躯干等部位。

（3）皮损常单个出现，缓慢增大，无自觉症状，可因继发感染而出现红肿、化脓、疼痛等情况。

（4）组织病理学检查有助于明确诊断。

【对容貌的影响】

表皮囊肿发生在面部等暴露部位时会影响患者的形象，使患者产生不良情绪。

三、任务实施

【健康指导】

表皮囊肿一般单发，无自觉症状，无须治疗。但如果突然出现多个肿物且增长迅速，囊肿出现感染征象或破裂，结节发生于易受摩擦的部位，或出于美容的目的，应尽早就医。

【药物治疗】

囊肿发生炎症反应时可在医生的指导下使用糖皮质激素（曲安奈德或复方倍他米松）皮损内注射，以加速炎症消退。

【美容治疗】

激光、冷冻、电灼治疗适用于较小的表皮囊肿。

【手术治疗】

手术彻底切除表皮囊肿是最常用的方法，应彻底切除囊壁，防止复发。当囊肿有炎症时，应先进行抗炎治疗，然后再进行手术切除。当囊肿内有明显的积液、化脓时，只能切开引流，然后清除内容物，这种情况往往需要二期手术来切除。

【中医治疗】

当有炎症时可遵医嘱使用鱼石脂软膏或者火针治疗。

复习思考题

1. 通过学习，请对案例中的患者进行诊断，并说明理由。
2. 请针对案例中的患者给出治疗建议并进行健康指导。

任务十　瘢痕疙瘩的诊治

学习目标

1. 知识目标
（1）掌握瘢痕疙瘩的治疗方法。
（2）熟悉瘢痕疙瘩的诊断要点。
（3）了解瘢痕疙瘩的病因和发病机制。
2. 技能目标
（1）能正确诊断瘢痕疙瘩。
（2）能制订瘢痕疙瘩的治疗方案。
（3）能对瘢痕疙瘩患者进行健康指导。
3. 素质目标
（1）尊重、理解美容就医者，保护其隐私。
（2）遵守职业道德，科学指导，实事求是。
（3）严谨认真，团结协作，精益求精。

一、任务导入

案例：患者女性，65岁，因"胸腹部瘢痕3个月余，伴感觉异常1个月余"就诊。患者4个月前因胃穿孔于当地医院外科接受了"胃穿孔修补术"，术后留置引流，手术1周后伤口愈合、拆线。伤口愈合良好，无感染等情况。手术1个月后瘢痕处逐渐隆起并高出皮面，成为一个条索状的斑块。1个多月前，瘢痕处开始出现疼痛、感觉异常，不能触碰。专科情况：剑突下至肚脐处可见一明显隆起的淡红色条索状斑块，皮损表面光滑，质地坚硬，胸部瘢痕边缘呈蟹足状向外延伸。

二、任务分析

瘢痕疙瘩又称瘢痕增生症，为皮肤内结缔组织过度增生和透明变性引起的皮肤良性肿瘤，可继发于外伤或自发形成。瘢痕通常超出原有皮损范围，高出皮肤表面（图

9-10-1），质地硬韧，呈不规则外观，或边缘呈蟹足状（图 9-10-2）。瘢痕疙瘩好发于胸部，也可见于颈部、肩部、耳部、下肢、背部或颊部等处。

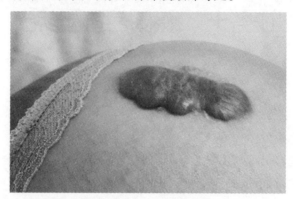

图 9-10-1　瘢痕疙瘩
皮损高于皮面

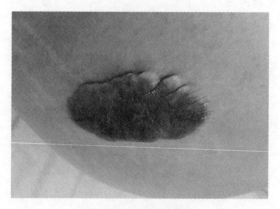

图 9-10-2　瘢痕疙瘩
皮损边缘呈蟹足状

【病因和发病机制】

瘢痕疙瘩是大量结缔组织增殖和透明变性而形成的良性肿瘤，发病与种族、性别、年龄及遗传因素有关。创伤、手术、烧伤或使伤口延迟愈合的因素都可诱发瘢痕疙瘩。

【诊断要点】

（1）有皮肤外伤或伤后感染史，瘢痕常超出原有的皮损范围。

（2）好发于胸部，也可见于颈部、肩部、耳部、下肢、背部或颊部等处。

（3）皮损初期潮红且有触痛，表面可有毛细血管扩张；2～3个月后瘢痕继续增大，触痛或自觉症状明显，表面变得光亮。

（4）组织病理学检查有助于明确诊断。

【对容貌和身心的影响】

瘢痕疙瘩严重影响患者的形象，使患者产生不良情绪。继发于烧伤、烫伤者形成的大面积皮损不仅影响患者的容貌，严重者甚至影响受累肢体的功能。

三、任务实施

【健康指导】

瘢痕疙瘩好发部位发生损伤后应遵医嘱及时使用某些抑制瘢痕生成的药物或进行足够时间的持续性压迫。若损伤后皮肤出现逐渐增大的红色丘疹或瘢痕持续增大，并伴有瘙痒或灼热感，须及时就医。

【药物治疗】

没有绝对有效的药物，除了某些抑制瘢痕生成的非处方药物外，应在医生指导下进行药物治疗。

1. 曲尼斯特　一种抗组胺药，能抑制成纤维细胞的生成，对瘢痕疙瘩有一定的治疗效果，其作用是止痒、镇痛。

2. 糖皮质激素　皮损内注射或外用都可以阻止瘢痕的进展，并使瘢痕逐渐缩小，联合使用氟尿嘧啶具有更好的疗效和更高的安全性，还能预防术后瘢痕再次形成。应注意注射后可能出现皮肤萎缩、色素脱失和毛细血管扩张等不良反应。

3. 维 A 酸　外用后部分患者的症状可缓解。

4. 氟尿嘧啶　皮损内注射或与糖皮质激素联合应用。注意：女性患者至少停药 6 个月后才能备孕。

【美容治疗】

1. 冷冻治疗　适用于较小的瘢痕疙瘩，需多次治疗。

2. 皮损内注射　皮损内注射曲安奈德或复方倍他米松，可同时联用氟尿嘧啶以增加疗效。

3. 激光治疗

（1）脉冲染料激光能抑制或减少瘢痕疙瘩的血供，适用于早期瘢痕疙瘩。

（2）点阵激光能诱导异常增殖的结缔组织正常化，目前点阵激光联合糖皮质激素对瘢痕疙瘩的治疗效果较好。

（3）光纤在治疗瘢痕疙瘩方面也有一定的效果。

4. 光动力疗法　有一定的疗效。

【手术治疗】

较小的瘢痕疙瘩可以考虑手术切除，但是容易复发，术后可联合 X 线照射或局部注射以预防复发。

【其他治疗】

浅层 X 线放射治疗适用于早期皮损。硅胶制剂、压迫疗法能减缓或预防瘢痕疙瘩的形成，对于早期或比较微小的瘢痕疙瘩及儿童的瘢痕疙瘩可作为一线治疗，也可联合其他治疗方法。

复习思考题

1. 通过学习，请对案例中的患者进行诊断，并说明理由。
2. 请针对案例中的患者给出治疗建议并进行健康指导。

（任丹阳）

参考文献

［1］赵辨. 中国临床皮肤病学. 南京：江苏科学技术出版社，2009.

［2］张学军. 皮肤性病学. 北京：人民卫生出版社，2013.

我的笔记

模块十　皮肤附属器疾病的诊断与治疗

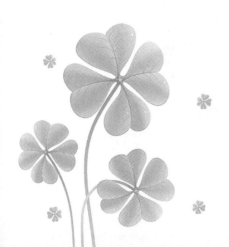

任务一　痤疮的诊治

❀ 学习目标

1. 知识目标

（1）掌握痤疮的治疗方法。

（2）熟悉痤疮的分类、分度、分级和诊断要点。

（3）了解痤疮的病因和发病机制。

2. 技能目标

（1）能正确诊断痤疮。

（2）能制订痤疮的治疗方案。

（3）能对痤疮患者进行健康指导。

3. 素质目标

（1）尊重、理解美容就医者，保护其隐私。

（2）遵守职业道德，科学指导，实事求是。

（3）严谨认真，团结协作，精益求精。

一、任务导入

案例：患者男性，16 岁，因"额部粉刺、丘疹 1 个月"而就诊。患者无便秘、精神紧张等因素。专科情况：额部可见大小不等的粉刺和丘疹（图 10-1-1），未见囊肿及结节。

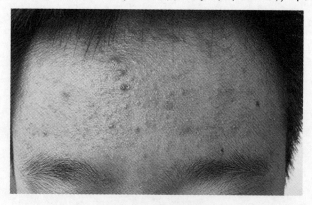

图 10-1-1　痤疮

这是一种什么病？怎样治疗？效果怎么样？如果不治疗的话会怎么样？为什么会得这种病？

二、任务分析

痤疮是一种常见的损容性皮肤病，是多种因素所致的毛囊皮脂腺的慢性炎症，对青少年的容貌和心理影响较大。

【病因和发病机制】

痤疮的病因和发病机制尚未完全明确，一般认为是多种因素共同作用的结果。这些因素主要分为以下 4 个方面。

1. 皮脂分泌过多 青春期时，体内雄激素水平增高或雄激素、雌激素水平失衡，使皮脂腺的雄激素受体增加且反应性增高，皮脂腺功能增强，合成和排泄的皮脂增多。

2. 毛囊皮脂腺导管口处的上皮异常角化 皮脂成分改变、细菌（尤其是痤疮丙酸杆菌）对脂质的分解作用等均可导致毛囊皮脂腺导管口处的上皮增生及角化过度，使皮脂排泄不畅，淤积在毛囊口而形成粉刺。

3. 痤疮丙酸杆菌大量繁殖 痤疮丙酸杆菌是一种厌氧菌，粉刺的形成为其增殖创造了良好的环境。它可以分解皮脂中的甘油三酯，产生的游离脂肪酸刺激毛囊皮脂腺导管口处的上皮增生，产生的多肽类物质直接诱导或加重炎症反应，从而出现丘疹、脓疱、囊肿等。

4. 继发炎症反应 痤疮丙酸杆菌可破坏毛囊壁，导致毛囊内容物渗入真皮而引起毛囊周围不同程度的炎症反应。

5. 其他 遗传、饮食、精神因素等也可诱发或加重痤疮。

【诊断要点】

（1）好发于青年男女，呈慢性病程。

（2）皮损好发于面部、胸部、背部等皮脂腺丰富的部位，常对称分布。

（3）原发皮损为粉刺（图 10-1-2），包括白头粉刺（闭合性粉刺）和黑头粉刺（开放性粉刺）。白头粉刺为直径 1 ~ 2 mm、肤色或发白的丘疹，可挤出豆腐渣样物质，但不易挤出；黑头粉刺为脂质经空气氧化形成。皮损加重后形成炎性丘疹（图 10-1-3），顶端可有小脓疱。皮损进一步发展可形成大小不等的暗红色结节、囊肿（图 10-1-4），经久不愈可形成脓肿，严重者可形成窦道和瘢痕。

（4）一般以 1 ~ 2 种皮损为主，多无明显的自觉症状，炎症明显时常伴有疼痛、瘙痒。

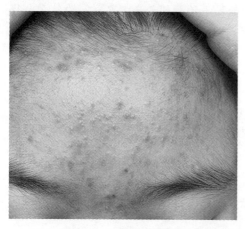

图 10-1-2　痤疮（粉刺）

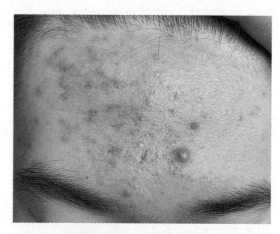

图 10-1-3　痤疮（丘疹）

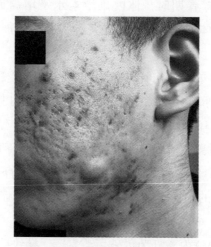

图 10-1-4　痤疮（结节、囊肿）

【分类、分度和分级】

1. 痤疮的分类

（1）寻常痤疮。皮损通常以粉刺、丘疹为主，是最常见的类型。

（2）聚合性痤疮。皮损表现为严重的结节、囊肿、窦道、瘢痕，好发于青年男性。

（3）暴发性痤疮。少数患者的病情可突然加重，并且伴有发热、关节痛、贫血等全身症状。

（4）药物性痤疮。由糖皮质激素、卤化物等导致的痤疮样皮损。

（5）新生儿痤疮。由母体雄激素在妊娠期进入胎儿体内并刺激胎儿皮脂腺增生所致，可随新生儿体内激素水平的降低而消退。

（6）化妆品痤疮。由清洁剂、洗发剂、防晒剂、增白剂、洁面乳等引发的痤疮。

2. 痤疮的分度和分级　痤疮的分度和分级是痤疮治疗方案的选择及疗效评价的重要依据。根据病情的严重程度，采用 Pillsbury 分类法将痤疮分为 3 度、4 级（表 10-1-1）。

表 10-1-1　痤疮严重程度分级

严重程度	临床特点
Ⅰ级（轻度）	仅有粉刺
Ⅱ级（中度）	Ⅰ级基础上伴有炎性丘疹，出现浅在性脓疱，局限于面部
Ⅲ级（中度）	Ⅱ级基础上伴有深在性脓疱，皮损分布于面部、颈部、胸部、背部
Ⅳ级（重度）	Ⅲ级基础上伴有结节、囊肿、瘢痕

【对容貌的影响】

痤疮的皮损主要发生于面部，对青年男女的容貌影响较大。其虽是常见病，但患者往往存在很多错误的认识，以至于采用不恰当的方法自行处理，结果可能导致皮损加重，产生精神紧张、情绪低落、焦躁不安、自信心受损、社交障碍等问题，给患者带来诸多烦恼。

三、任务实施

【健康指导】

避免食用辛辣、刺激性食物，限制高糖、高脂食物及乳制品的摄入，多食用新鲜蔬菜、水果及其他富含维生素的食物。科学护肤，避免过度清洗，忌挤压和搔抓皮损处。避免使用刺激类洁面产品等，尽量用温水、流动水洗脸。清洁后油性皮肤者宜选择控油保湿类护肤品；混合性皮肤者 T 区选择控油保湿类护肤品，面颊部选择舒敏保湿类护肤品。谨慎使用粉底、隔离产品、防晒产品及彩妆等化妆品，避免化妆品痤疮的发生。避免熬夜及过度日晒，治疗便秘，禁用溴化物、碘化物类药物，保持心情舒畅。及时就诊，避免自行随意处置。

【药物治疗】

治疗原则为去脂、溶解角质、杀菌、抗炎、调节激素水平。

任何一种痤疮治疗方法都难以全面、有效地覆盖痤疮发病机制的所有环节，多种治疗方法的联合应用可以显著增加药物疗效并降低不良反应的发生率，提高患者的依从性。痤疮的治疗应根据其分级选择相应的治疗方法（表 10-1-2），并充分体现个体化的治疗原则。

表 10-1-2 痤疮的分级药物治疗

治疗方法	Ⅰ级	Ⅱ级	Ⅲ级	Ⅳ级
一线治疗	外用维A酸,如阿达帕林	外用维A酸和过氧苯甲酰(加或不加外用抗生素),或过氧苯甲酰和外用抗生素	口服抗生素和外用维A酸,加或不加过氧苯甲酰、外用抗生素	口服异维A酸,加或不加过氧苯甲酰/外用抗生素。炎症反应强烈时可先口服抗生素和过氧苯甲酰/外用抗生素,再口服异维A酸
二线治疗	过氧苯甲酰	口服抗生素和外用维A酸,加或不加过氧苯甲酰、外用抗生素	口服异维A酸	口服抗生素和外用维A酸,加或不加过氧苯甲酰、系统用糖皮质激素
女性可选择		口服抗雄激素类药	口服抗雄激素类药	口服抗雄激素类药
维持治疗	外用维A酸(加或不加过氧苯甲酰)			

【美容治疗】

主要包括激光与强脉冲光治疗、红蓝光治疗、光动力疗法、化学剥脱、射频治疗等,可作为痤疮的辅助治疗或替代治疗以及痤疮后遗症的治疗选择。

1. 激光与强脉冲光治疗 1320 nm 激光、1450 nm 激光和 1550 nm 激光等近红外激光具有抑制皮脂分泌和抗炎的作用。强脉冲光和脉冲染料激光有助于消退炎性痤疮后期的红色印痕。非剥脱性点阵激光(1440 nm 激光、1540 nm 激光和 1550 nm 激光)和剥脱性点阵激光(2940 nm 激光、10 600 nm 激光)能减轻痤疮瘢痕。临床应用时建议选择小光斑、较低能量及低点阵密度的激光并进行多次治疗。

2. 红蓝光治疗与光动力疗法 单独蓝光照射有杀灭痤疮丙酸杆菌及抗炎作用,单独红光照射具有组织修复作用,可以辅助治疗中度痤疮。外用 5-氨基酮戊酸(ALA)后药物可以富集于毛囊皮脂腺单位,经代谢生成光敏物质原卟啉Ⅸ,经红光(波长为630 nm)或蓝光(波长为 415 nm)照射后发生光化学反应,产生单态氧,从而抑制皮脂分泌、杀灭痤疮丙酸杆菌、抑制角质形成细胞的增殖。光动力疗法可作为中重度痤疮在系统治疗药物无效或患者不耐受情况下的替代选择。

3. 化学剥脱 浅表化学剥脱具有加速表皮细胞脱落与更新、刺激真皮胶原合成和组织修复、轻度抗炎等作用,可以减轻痤疮皮损、改善皮肤质地,临床上可用于轻中度痤疮及痤疮后色素沉着的辅助治疗。

4. 射频治疗 点阵射频和微针点阵射频可减轻痤疮瘢痕,同时对于亚洲人还可以减少发生色素沉着的风险。

复习思考题

1. 单项选择题。

（1）目前认为新生儿痤疮的病因是（   ）

A. 新生儿面部的皮脂腺丰富

B. 母体雄激素在妊娠期进入胎儿体内

C. 新生儿面部的痤疮丙酸杆菌比成人多

D. 新生儿毛囊皮脂腺导管发育不完全

E. 新生儿毛囊角化过程不完全正常

（2）有关痤疮的治疗，下列哪项描述是不正确的（   ）

A. 注意日常护理，禁用溴化物、碘化物类药物

B. 对于增生性痤疮瘢痕，可用泼尼松龙混悬液局部封闭

C. 口服糖皮质激素仅用于严重的痤疮患者

D. 寻常痤疮患者可外涂弱效的糖皮质激素制剂

E. 对于粉刺，可用粉刺挤压器将粉刺内的物质挤出

（3）维 A 酸类药物治疗痤疮的作用机制是（   ）

A. 能调节毛囊的角化过程   B. 能抑制痤疮丙酸杆菌

C. 有抗炎作用   D. 有抗雄激素的作用

E. 有促进毛囊口收缩的作用

2. 通过学习，请对案例中的男性患者的痤疮进行严重程度分级，并说明理由。

3. 请针对案例中的男性患者给出治疗建议并进行健康指导。

功能插页

治疗痤疮的外用药的种类、作用机制、常用药物和注意事项

药物种类	作用机制	常用药物	注意事项
维A酸类	外用维A酸类药物具有改善毛囊皮脂腺导管角化、溶解微粉刺和粉刺、抗炎、预防和减轻痤疮炎症后色素沉着及痤疮瘢痕等作用，还能增加皮肤渗透性，在联合治疗中可以增加外用抗菌药物及抗炎药物的疗效	第1代如全反式维A酸和异维A酸，第3代如阿达帕林和他扎罗汀	睡前应用，仅用于皮损处
过氧苯甲酰	可缓慢释放出新生态氧和苯甲酸，具有杀灭痤疮丙酸杆菌、抗炎及轻度溶解粉刺的作用	过氧苯甲酰（乳膏剂、凝胶剂、洗涤剂）	低浓度、小范围使用，避免接触衣物和毛发
抗生素类	具有抑制痤疮丙酸杆菌和抗炎作用	红霉素、林可霉素及其衍生物克林霉素、氯霉素、夫西地酸	不推荐作为抗菌药物的首选，不推荐单独或长期使用，建议和过氧苯甲酰、外用维A酸类药物或其他药物联合应用

治疗痤疮的口服药的种类、作用机制、常用药物和注意事项

药物种类	作用机制	常用药物	注意事项
维A酸类	口服维A酸类药物针对痤疮发病的4个关键的病理生理环节，具有显著抑制皮脂腺脂质分泌、调节毛囊皮脂腺导管异常角化、改善毛囊厌氧环境从而减少痤疮丙酸杆菌繁殖，以及抗炎和预防瘢痕形成等作用	异维A酸、维胺酯	两种药物均须与脂餐同服；12岁以下儿童尽量不用；异维A酸有明确的致畸作用，育龄期女性患者应在治疗前1个月、治疗期间及治疗结束后3个月内严格避孕；有明显抑郁症状或抑郁症患者慎用
抗菌药物	具有抑制痤疮丙酸杆菌和抗炎作用	多西环素、米诺环素	建议疗程不超过8周；避免单独使用；治疗2~3周后无效时要及时停用或换用其他治疗；要保证足够的疗程，并避免间断使用；不可无原则地加大剂量或延长疗程，更不可以作为维持治疗甚至预防复发的措施。治疗中要注意监测药物不良反应。四环素类药物不宜与口服维A酸类药物联用，以免诱发或加重良性颅内压增高。四环素类药物不宜用于孕妇、哺乳期女性和8岁以下的儿童，对于这类人群可考虑用大环内酯类抗生素代替

续表

药物种类	作用机制	常用药物	注意事项
抗雄激素类	抗雄激素类药可以通过抑制雄激素前体生成或作用于皮肤内雄激素代谢酶和雄激素受体,进而减少或拮抗雄激素的活性作用,因此减少皮脂腺分泌脂质、减轻痤疮。主要包括雌激素、孕激素、螺内酯及胰岛素增敏剂等	炔雌醇环丙孕酮、屈螺酮炔雌醇片	适应证为女性痤疮患者。哺乳期、高血压、偏头痛、恶性肿瘤为相对禁忌证。有糖尿病、凝血功能障碍及乳腺癌风险的患者也尽量避免使用。有家族血栓史、肝脏疾病的患者及吸烟者禁忌使用。服药期间要注意防晒,以减少黄褐斑的发生。螺内酯有致畸作用,孕妇禁用

任务二　酒渣鼻的诊治

❀ **学习目标**

1. 知识目标

（1）掌握酒渣鼻的治疗方法。

（2）熟悉酒渣鼻的分期和诊断要点。

（3）了解酒渣鼻的病因和发病机制。

2. 技能目标

（1）能正确诊断酒渣鼻。

（2）能制订酒渣鼻的治疗方案。

（3）能对酒渣鼻患者进行健康指导。

3. 素质目标

（1）尊重酒渣鼻患者。

（2）科学指导，实事求是。

一、任务导入

案例： 患者男性，58岁，鼻部潮红，可见丘疹和结节（图10-2-1）。患者有多年饮酒史，喜食辛辣食物，经常便秘。

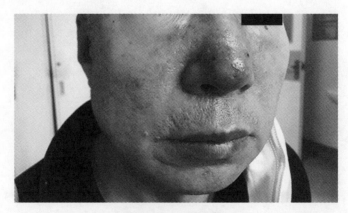

图 10-2-1　酒渣鼻

二、任务分析

酒渣鼻又称玫瑰痤疮，是一种主要发生于面中部的慢性皮肤病，以皮肤潮红、丘疹、脓疱、毛细血管扩张为主要特征。该病主要发生于鼻尖和鼻翼，其次为两颊、下颌及额部，患者甚至可以出现眼部症状。

【病因和发病机制】

1. 病因　酒渣鼻的病因尚不明确，可能与多种因素有关。

（1）物理刺激。日光照射、高温、寒冷等物理刺激可造成面部毛细血管舒缩异常，导致血管长期扩张而诱发皮损。

（2）精神因素与饮食习惯。精神紧张、嗜酒、辛辣饮食等也可诱发或加重病情。

（3）慢性疾病。如内分泌失调、胃肠功能紊乱、高血压等心血管疾病、慢性感染性病灶等也可诱发或加重病情。

（4）毛囊蠕形螨和幽门螺杆菌感染也被认为是该病的病因。

（5）遗传因素。部分患者有阳性家族史。

2. 发病机制　酒渣鼻的发病机制可能是在皮脂溢出的基础上，各种因素综合作用导致面部血管运动神经功能失调，毛细血管长期扩张而出现损容性皮损表现。

【诊断要点】

（1）好发于中年女性，病情严重者多见于男性，慢性病程。

（2）皮损好发于面中部，并以鼻头为中心呈对称分布。主要表现为阵发性潮红、持久性红斑，可伴有毛细血管扩张、丘疹、脓疱、结节、鼻赘等改变。

（3）可有瘙痒、烧灼感、刺痛等症状。

【临床分期】

根据皮损的特点，可将酒渣鼻分为3期（表10-2-1），但3期之间无明显界限。

表10-2-1　酒渣鼻的分期

分期	临床特点
红斑期（早期）	面中部（尤其是鼻部）暂时性或持久性红斑，伴有毛细血管扩张
丘疹脓疱期（中期）	面中部明显潮红，伴发丘疹、脓疱、结节，时轻时重
鼻赘期（晚期）	多见于男性，皮脂分泌旺盛，毛细血管扩张明显，鼻尖和鼻翼肥大且表面凹凸不平

【对容貌和身心的影响】

因面中部是审美中心，所以酒渣鼻可严重影响患者的容貌，特别是鼻赘会给患者造成特别大的困扰。酒渣鼻的病程较长，影响因素较多，如治疗不当会反复发作、逐渐加重，使患者精神紧张、烦躁焦虑，从而进一步影响治疗，加重病情。

三、任务实施

【健康指导】

（1）防晒。所有酒渣鼻患者都应注意防晒，以应用物理防晒产品为主。

（2）避免皮肤潮红的诱发因素。如戒酒，避免食用辛辣、刺激性食物，避免冷热刺激、剧烈运动、情绪激动等。

（3）调节胃肠功能、内分泌功能，规律作息，保持大便通畅。

（4）可每日坚持进行数分钟的面部中央部环形按摩，以减轻水肿和炎症。

（5）记诱发日记，随时记录使病情发作或加重的原因，以便于日后避免再次接触。

【药物治疗】

详见表 10-2-2、10-2-3。

表 10-2-2　酒渣鼻的外用药

治疗选择	外用药的名称或种类	适应证	常用制剂	不良反应
一线药物	壬二酸	对治疗酒渣鼻的红斑、丘疹、脓疱有效	15% 或 20% 壬二酸凝胶，每日 1～2 次	少部分患者用药初期有瘙痒、灼热和刺痛感
	甲硝唑制剂	对中重度红斑及炎性皮损有较好的疗效	0.75% 甲硝唑凝胶（霜），每日 2 次；1% 甲硝唑凝胶（霜），每日 1 次	局部烧灼感或刺痛感
	复方硫黄制剂	对丘疹脓疱期酒渣鼻有效，可用于疾病活动期和维持期	10% 磺胺醋酰钠 +5% 硫黄溶液，每日 1 次	
二线药物	抗生素	对炎症有效	2% 红霉素凝胶或 1% 克林霉素凝胶，每日 1～2 次	
	他克莫司和吡美莫司	对酒渣鼻的红斑性皮损有效，建议用于糖皮质激素加重的玫瑰痤疮或伴有瘙痒症状的患者	0.03% 他克莫司软膏、0.1% 他克莫司软膏或 1% 吡美莫司乳膏，每日 1～2 次	最初可能有刺激反应
	维 A 酸	对增生、肥大有效	0.025% 维 A 酸霜、0.1% 维 A 酸霜或异维 A 酸凝胶，每日 1 次	局部烧灼感及脱屑
	过氧苯甲酰	对红斑、丘疹、脓疱及鼻赘有效，仅用于鼻部或口周丘疹脓疱期患者	5% 过氧苯甲酰凝胶，点涂于皮损处，每日 1～2 次	常见红斑、鳞屑及局部瘙痒等

表 10-2-3　酒渣鼻的系统用药

药物类别	适应证	常用药物	注意事项
抗生素类	丘疹脓疱期酒渣鼻患者，以炎性红斑皮损为主的难治性红斑期、伴有毛细血管扩张的酒渣鼻患者，外用药治疗无效的酒渣鼻患者	首选四环素类，如多西环素、四环素、米诺环素等。四环素类不能耐受或有禁忌证者可考虑选择大环内酯类抗生素如红霉素、阿奇霉素、克拉霉素，以及甲硝唑、替硝唑	常见胃肠道反应、药物性食管炎、药疹、肝损害、光敏反应、前庭受累（如头晕、眩晕）。罕见良性颅内压增高（如头痛等）、狼疮样综合征和自身免疫性肝炎
维A酸类	鼻赘期酒渣鼻患者，应用其他治疗方法无效的红斑期、伴有毛细血管扩张和丘疹脓疱期的酒渣鼻患者，应用其他治疗方法无效的眼型酒渣鼻患者	异维A酸，10～20 mg/d，疗程为12～16周	异维A酸可加重红斑、伴有毛细血管扩张患者的阵发性潮红；还要注意其致畸作用及对肝功能和血脂的影响等。此外，需警惕异维A酸与四环素类药物合用
羟氯喹	适用于日晒后加重的患者，对阵发性潮红及红斑有缓解作用	每次0.2 g，每日2次，治疗2～4周后可视病情减为每次0.2 g且每日1次	连续使用超过3个月，建议行眼底检查，以排除视网膜病变
β-受体阻滞剂	用于难治性阵发性潮红和持久性红斑明显的患者	卡维地洛，3.125～6.250 mg，每日2～3次	警惕低血压和心动过缓
氨苯砜	用于治疗严重和难治性酒渣鼻，尤其适用于有异维A酸禁忌证者	50～150 mg/d	定期查血常规、尿常规、肝功能
抗焦虑药	适用于长期精神紧张、焦虑过度的患者	氟哌噻吨美利曲辛片，每次1片，每日早晨、中午各1次；或阿普唑仑，0.4 mg/d；或地西泮，5 mg/d	有嗜睡、头晕、眩晕等副作用，长期用药产生依赖

【美容治疗】

1. 红斑期　可选用585 nm或595 nm脉冲染料激光（PDL）、强脉冲光（IPL）、Nd∶YAG脉冲激光等，靶标为小血管。585 nm或595 nm的PDL适用于直径<0.2 mm、深度<1.2 mm的血管，直径>0.2 mm的血管需要多次治疗，而直径>0.4 mm的血管的治疗效果较差。治疗过程中应注意表皮的冷却，以减少紫癜的发生。波长为515～590 nm的IPL用于治疗小而表浅的血管，波长为590～1000 nm的IPL适用于治疗深在的真皮血管。542 nm KTP（磷酸钛氧钾）倍频Nd∶YAG激光的穿透深度为1 mm，适合直径小于1 mm的血管，患者的疼痛感较轻，无紫癜发生，但易出现色素异常和瘢痕。波长为1064 nm的Nd∶YAG脉冲激光适用于直径在3 mm以下、深达2～6 mm的血管的治疗，对酒渣鼻的毛细血管扩张的疗效好。对于弥漫性酒渣鼻红斑，推荐采用595 nm PDL

或 560 nm IPL 来治疗。对于血管扩张，550~650 nm 的 PDL 的疗效较好。应用血管性激光时可联合抗生素等药物疗法，激光治疗需 3~5 次，间隔 4~6 周，最好每年巩固 1~2 次。

2. 丘疹脓疱期　与药物治疗联合使用，根据需要可选择 LED 光（蓝光）、IPL 等。

3. 鼻赘期　主要应用 CO_2 激光和 Er : YAG 激光进行切除治疗，可以获得较好的止血效果。

复习思考题

1. 通过学习，请阐述案例中的男性患者的酒渣鼻属于哪一期，以及应如何治疗。

2. 请针对案例中的男性患者进行健康指导。

3. 单项选择题。

（1）与酒渣鼻的发病无关的因素有（　　　）

A. 嗜酒　　　　　　　　　　　　B. 食用辛辣、刺激性食物

C. 马拉色菌感染　　　　　　　　D. 毛囊蠕形螨感染

E. 内分泌失调

（2）酒渣鼻红斑期，毛细血管扩张最明显的部位是（　　　）

A. 鼻尖和鼻翼　　　　　　　　　B. 面颊部

C. 额部　　　　　　　　　　　　D. 唇周

E. 唇红

（3）酒渣鼻患者表现为鼻尖部肥大，形成大小不等的紫红色结节状隆起，其酒渣鼻属于（　　　）

A. 红斑期　　　　　　　　　　　B. 丘疹脓疱期

C. 肿瘤期　　　　　　　　　　　D. 鼻赘期

E. 血管扩张期

功能插页

酒渣鼻的中医中药治疗方法

（一）内治法

1．肝郁血热证　治宜疏肝解郁，清热凉血，方选丹栀逍遥散加减，或选用丹栀逍遥散等中成药。

2．脾胃湿热证　治宜清热解毒，健脾利湿，方选黄连解毒汤合除湿胃苓汤加减，或选用西黄丸、新癀片等中成药。

3．肺经风热证　治宜疏风清热，解毒宣肺，方选枇杷清肺饮加减，或选用黄连上清丸等中成药。

4．痰瘀互结证　治宜活血化瘀，软坚散结，方选通窍活血汤合海藻玉壶汤加减，或选用大黄䗪虫丸等中成药。

（二）外治法

1．中药面膜　颠倒散（大黄、硫黄等量研细末）清水调敷，涂于皮损处，30 分钟后清水洗净，每晚 1 次。用于炎性丘疹、脓疱、结节、囊肿，适用于酒渣鼻丘疹脓疱期，起到活血化瘀、清热散结的作用。

2．四黄膏（《朱仁康临床经验集》）　外涂，每日 2～3 次，适用于酒渣鼻红斑期，起到清热解毒、消肿的作用。

3．中药溻渍　马齿苋、紫花地丁、黄柏等水煎取汁，开放性冷湿敷，每次 20 分钟，每日 2 次，用于红斑、炎性丘疹、脓疱，适用于酒渣鼻红斑期、丘疹脓疱期，起到清热凉血解毒、减轻炎症的作用。

4．针灸

（1）毫针法。主穴：印堂、素髎、迎香、地仓、承浆、颧髎。配穴：口禾髎、大迎、合谷、曲池。手法：轻度捻转，留针 20 分钟，隔日 1 次。

（2）耳穴敷贴法。取穴：外鼻、肺、内分泌、肾上腺。局部贴压王不留行籽，每日按压数次，以微痛或麻胀感为度。

（3）梅花针法。患处用梅花针（七星针）轻刺，每日或隔日 1 次。

（4）刺络拔罐放血法。取穴：大椎、脊柱两侧反应点。局部常规消毒，用三棱针在皮肤上点刺放血，然后用闪火法拔罐，10～15 分钟后起罐，局部再次消毒，不需包扎，隔日 1 次或每周 2 次。也可在第 1～12 胸椎两侧旁开 0.5～1.5 寸处寻找反应点，用三棱针挑刺后，挤出血 1～2 滴，隔日 1 次，5 次为 1 个疗程。

（5）火针疗法。局部常规消毒，针灸针在火上烧红后，迅速刺入红斑、丘疹、脓疱等。每周治疗 1 次，4 次为 1 个疗程。

任务三　脂溢性皮炎的诊治

学习目标

1. 知识目标

（1）掌握脂溢性皮炎的治疗方法。

（2）熟悉脂溢性皮炎的诊断要点。

（3）了解脂溢性皮炎的病因和发病机制。

2. 技能目标

（1）能正确诊断脂溢性皮炎。

（2）能制订脂溢性皮炎的治疗方案。

（3）能对脂溢性皮炎患者进行健康指导。

3. 素质目标

（1）尊重美容就医者。

（2）科学指导，实事求是。

一、任务导入

案例：患者男性，21岁，平时头面部"出油"较多，因近期梳头时出现黄色油腻性痂片而就诊。检查发现头皮散在较厚的油腻性黄色痂片，面部及耳部被覆油腻性鳞屑（图10-3-1），自述瘙痒。

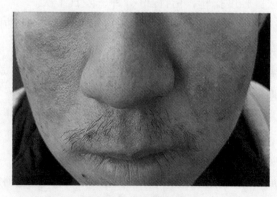

图 10-3-1　脂溢性皮炎

二、任务分析

脂溢性皮炎是一种常见的皮肤病，好发于头面部、胸背部等皮脂分泌旺盛的部位，呈慢性病程，常伴瘙痒。

【病因和发病机制】

脂溢性皮炎的病因和发病机制尚不明确，可能与多种因素有关。

1. 皮脂溢出 研究认为皮脂溢出只是脂溢性皮炎的易感因素而非主要因素，因为很多油性皮肤的人并没有发生脂溢性皮炎。

2. 马拉色菌感染 研究表明脂溢性皮炎的皮损中存在马拉色菌，但是马拉色菌的数量不比正常人的多。该菌的密度与疾病严重程度相关，治疗有效时其数量减少。据此有学者认为马拉色菌仅对易感个体具有致病性。

3. 免疫因素 有研究表明，该病的发生与免疫紊乱和免疫缺陷存在一定的联系。

此外，饮食、精神因素、嗜酒等也可不同程度地影响疾病的发生和严重程度。

【诊断要点】

（1）好发于皮脂溢出部位，常见于头皮、眼睑、眉部、鼻部及周围、耳部及周围、胸背部、腋窝、腹股沟等处。

（2）皮损初起为毛囊性丘疹，逐渐扩大、融合成边界不清的暗红色或暗黄色斑，表面干燥、脱屑，可被覆油腻性鳞屑或痂皮。

（3）头皮脂溢性皮炎表现为干性糠疹（头皮屑）或油腻性斑块，病变可扩展至毛发以外部位。面部脂溢性皮炎常以干燥性红斑、油腻性脱屑为主（图 10-3-2）。躯干部皮损多为淡红色斑片，境界清楚，表面覆盖油腻性鳞屑。婴儿脂溢性皮炎多发生在头皮、额部、眉部、双颊，表现为红色斑片，上覆黄痂。

（4）慢性病程，自觉瘙痒。

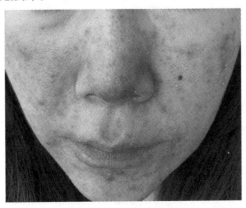

图 10-3-2 脂溢性皮炎

【对容貌和身心的影响】

脂溢性皮炎易反复发作，伴有不同程度的瘙痒，给患者的身心带来极大影响。头面部脂溢性皮炎影响形象，影响患者的正常社交。如果治疗和护理不当，该病不但影响患者的正常生活，而且影响患者对治疗的信心。

三、任务实施

【健康指导】

（1）作息规律，保证充足的睡眠，避免精神过度紧张。

（2）调节饮食，避免食用辛辣、刺激性食物，限制高糖、高脂食物的摄入量，多食蔬菜。

（3）避免过度刺激，用温水清洗，避免用热水和碱性较强的肥皂清洁皮肤，适当减少洗头次数。

【药物治疗】

1. 局部用药　以去脂、杀菌、抗炎、止痒为原则。

（1）抗炎治疗。①外用糖皮质激素类药物可以减少局部炎症反应，减轻临床症状，适用于病情顽固的患者。但由于这类药物引起不良反应，应严格掌握适应证和使用时间（一般不超过2周）。常用药物包括地奈德乳膏、地塞米松乳膏、氢化可的松霜等。②外用钙调磷酸酶抑制剂具有较好的抗炎和抗菌作用，对脱屑、红斑等有较好的疗效，与短效糖皮质激素联合使用可以提高疗效，降低不良反应的发生率，适用于病情严重的患者和弱效糖皮质激素治疗无效的患者。常用药物包括他克莫司软膏和吡美莫司软膏。

（2）抗真菌治疗。常用药物包括纳米银外用抗菌凝胶，环吡酮胺凝胶，含有酮康唑、舍他康唑、2.5%二硫化硒的各类洗剂，复方咪康唑霜，复方益康唑霜等。

（3）对症治疗。有渗出、糜烂者，可以外用氧化锌油或糊剂、0.2%呋喃西林软膏、1%金霉素软膏等。

2. 系统用药　存在真菌感染或泛发性皮损的患者可口服伊曲康唑，剂量为100 mg/d，连服2~3周。瘙痒剧烈的患者可使用止痒药和镇静药。补充维生素 B_2、维生素 B_6、复合 B 族维生素有助于治疗。

【美容治疗】

强脉冲光具有抑脂、抑菌作用，可缓解面部红斑和炎症反应、收缩毛孔、减少皮脂溢出，可酌情应用。

复习思考题

1. 单项选择题。

（1）脂溢性皮炎的发生与下列哪种微生物感染有关（　　　）

A. 马拉色菌　　　　　　　　　B. 白色念珠菌

C. 小孢子菌　　　　　　　　　D. 溶血性链球菌

E. 结核分枝杆菌

（2）脂溢性皮炎好发于（　　　）

A. 全身　　　　　　　　　　　B. 掌跖部位

C. 头部、面部和四肢　　　　　D. 皮脂溢出部位

E. 背部

（3）脂溢性皮炎外用药的治疗原则不包括（　　　）

A. 去脂　　　　　　　　　　　B. 抗炎

C. 杀菌　　　　　　　　　　　D. 止痒

E. 溶解角质

2. 通过学习，请针对案例中的男性患者制订详细的治疗方案并进行健康指导。

3. 查阅文献资料，了解一下脂溢性皮炎的中医药治疗方法有哪些，并写一篇小综述。

任务四　斑秃的诊治

🍀 学习目标

1. 知识目标

（1）掌握斑秃的治疗方法。

（2）熟悉斑秃的诊断要点。

（3）了解斑秃的病因和发病机制。

2. 技能目标

（1）能正确诊断斑秃。

（2）能制订斑秃的治疗方案。

（3）能对斑秃患者进行健康指导。

3. 素质目标

（1）尊重斑秃患者。

（2）科学指导，实事求是。

一、任务导入

案例：患者男性，32 岁，因失恋遭受精神打击，枕部突然出现 1 个椭圆形秃发区，直径约 5 cm，边界清楚，头皮正常（图 10-4-1）。

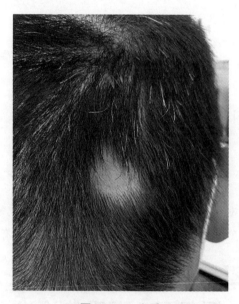

图 10-4-1　斑秃

这是一种什么病？你见过类似的病例吗？请阐述你对该病的认识。

二、任务分析

斑秃是一种常见的毛发疾病，该病患者约占皮肤科门诊初诊病例的 2%。斑秃可突然发生于身体任何部位，是一种非瘢痕性、局限性、炎症性、自身免疫性毛发脱落性疾病。流行病学研究显示我国斑秃的患病率为 0.27%，国外研究显示人群的终生患病率约为 2%。

【病因和发病机制】

斑秃的病因和发病机制尚未完全明确，目前认为斑秃是由遗传因素与环境因素共同作用所致的毛囊特异性自身免疫性疾病。

1. 遗传因素　约 25% 的患者有家族史，因此认为遗传易感性是斑秃发病的重要因素之一。

2．免疫因素 某些非特异性刺激（如感染和局部创伤等）可引起前炎症细胞因子的释放，并暴露原本被屏蔽的毛囊自身抗原。斑秃进展期，毛球部朗格汉斯细胞增多，淋巴细胞浸润，T细胞识别自身抗原导致自身免疫的发生。部分斑秃患者可并发自身免疫性疾病；斑秃患者体内可检出多种自身抗体；免疫调节药物对许多斑秃患者有效：这些证据表明，斑秃的发生与免疫机制有关。

3．精神因素 精神因素被认为是斑秃的重要诱发因素。

【诊断要点】

（1）发病部位主要为头发，也可累及胡须、眉毛、睫毛、阴毛、腋毛及其他体毛。

（2）突然发生的斑状脱发，脱发斑多呈圆形或椭圆形（图10-4-2），大小不等，可单发或多发。

（3）脱发斑边界清晰，皮肤外观基本正常，一般无明显自觉症状，多数为无意间发现。

（4）部分患者可有指（趾）甲的改变，呈现顶针样甲（甲面点状凹陷），也可有纵嵴、粗糙等表现。

（5）部分患者可并发自身免疫性或炎症性疾病，如桥本甲状腺炎、红斑狼疮、特应性皮炎及白癜风等。

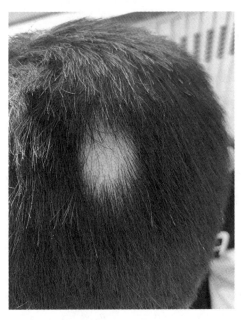

图10-4-2 斑秃

【分期和分型】

根据病情的进展情况，斑秃可分为进展期（活动期）、稳定期（静止期）和恢复期（表 10-4-1）。

表 10-4-1　斑秃的分期

分期	临床表现
进展期	脱发斑扩大或数量增加，可有断发，脱发区边缘拉发试验呈阳性，可见感叹号样毛发
稳定期	脱发区边缘的毛发不再松动，拉发试验呈阴性，大多数局限性斑秃患者在 3 个月后进入恢复期
恢复期	脱发区有新的毛发长出，最初出现纤细、柔软及色浅的细发，细发逐渐转变为正常粗细的黑色毛发

斑秃的分型见表 10-4-2。

表 10-4-2　斑秃的分型

类型	临床特点
斑片型	单发或多发，呈圆形或椭圆形，界限清楚，脱发斑面积小者易于恢复
网状型	脱发斑多而密集，呈网状分布
匐行型	沿发际线呈带状分布，治疗效果较差
弥漫型	全部头皮弥漫受累，多呈急性病程，一般不形成全秃，通常在旧发完全脱落前已经有新发生长，仔细检查可以发现其中有斑状脱发。急性者易于恢复
全秃	所有头发均脱落。发病年龄越小，预后越差
普秃	全身所有毛发均脱落。发病年龄越小，预后越差

【严重程度评估】

美国斑秃评估指南推荐的斑秃严重程度工具（severity of alopecia tool，SALT）评分方法根据脱发面积占整个头部面积的比例（S）、头部以外体毛脱落的程度（B）及甲受累情况（N）进行评估，从而确定其严重程度。

一般认为脱发面积＜25% 为轻度，25%~49% 为中度，≥50% 为重度。

【对容貌和身心的影响】

斑秃对健康一般没有影响，除非伴发自身免疫性疾病。头发和眉毛的脱落对患者容貌的影响较大，可严重影响其社交、生活、工作等，给患者造成较大的心理压力。斑秃反复发作或经久不愈可进一步加重患者的心理负担。

【预后】

绝大多数斑秃在去除诱发因素后，可在半年至 1 年内自然痊愈，但不同患者的具体情况不同。一般来说，轻度患者大部分可自愈或在治疗后痊愈；部分患者的病情呈缓解与复发交替；部分患者的病情逐步加重，形成终生秃发状态。一般病程超过 2 年者对治疗的反应差。有研究表明，成人头皮斑秃面积 < 25% 者，68% 的人可以恢复；头皮斑秃面积为 25%～50% 者，32% 的人可以恢复；头皮斑秃面积 > 50% 者，仅有 8% 的人可以恢复。预后不良的常见因素包括发病年龄早、病程长、脱发面积大、病情反复、匐行型斑秃、伴有甲损害、并发特应性疾病或自身免疫性疾病等。

三、任务实施

【健康指导】

充分的医患沟通和心理指导在斑秃的治疗过程中十分重要，要及时向患者介绍病程及预后等，使患者配合治疗。积极去除诱因，避免精神紧张，缓解精神压力，保持健康的生活方式和充足的睡眠，适当锻炼，均衡饮食。根据需要可采用佩戴假发、文眉等方法进行修饰。

【药物治疗】

本病目前尚无满意的治疗方法。斑秃的治疗目的是控制病情进展、促使毛发再生、预防或减少复发、提高患者的生活质量。

对于单发型或脱发斑数量较少、面积较小的患者可以随访观察，或仅使用外用药；对于脱发面积大、进展快的患者，主张早期积极治疗；对于久治不愈的全秃、普秃或匐行型斑秃患者，也可充分沟通后停止药物治疗。

1. 局部用药

（1）糖皮质激素。糖皮质激素是轻、中度斑秃的主要外用药。常用药物包括卤米松、糠酸莫米松及丙酸氯倍他索等强效或超强效外用糖皮质激素，剂型宜选择搽剂，用于脱发部位及活动性区域，每日 1～2 次。强效糖皮质激素乳膏封包治疗可以促进局部生发。如果治疗 3～4 个月仍未见疗效，应调整治疗方案。外用糖皮质激素的不良反应主要为皮肤萎缩、变薄，以及毛细血管扩张、毛囊炎、色素减退等，停药后大部分患者可缓解。

皮损内注射糖皮质激素可作为脱发面积较小的稳定期成年患者的首选方法。常用的药物有复方倍他米松注射液和曲安奈德注射液。如治疗 3 个月仍无毛发生长，应停止注射。

（2）米诺地尔。这是一种非特异性毛发生长剂，适用于稳定期及脱发面积较小的斑秃患者，浓度一般为 2% 和 5%，常需与其他治疗联合应用。

（3）接触性免疫疗法。可用于治疗重度及难治性病例。主要是使用接触致敏剂如二苯基环丙烯酮（DPCP）和方酸二丁酯（SADBE），使其作用于皮肤，诱导接触致敏反应。这两种接触致敏剂目前尚未获得我国国家药品监督管理局批准，应谨慎使用。本疗法的不良反应较多，主要为接触性皮炎、淋巴结增大、色素沉着、发热和白癜风等。

2. 系统用药　急性进展期和脱发面积较大的中、重度成年患者可口服泼尼松，15～30 mg/d，数周后逐渐减量，维持数月，一般 2 个月内毛发开始生长，但停药后可能复发。也可肌内注射长效糖皮质激素（如复方倍他米松等），每 3～4 周 1 次，每次 1 ml（7 mg），可根据病情连续注射 3～4 个月，多数患者可取得良好疗效。长时间使用糖皮质激素时应注意监测不良反应的发生。口服泛酸钙、胱氨酸、B 族维生素等有助于生发。镇静药等依情况使用。

【美容治疗】

补骨脂素加长波紫外线疗法（PUVA）、窄谱中波紫外线（NB-UVB）、308 nm 准分子激光、低能量激光及局部冷冻治疗等可酌情试用，但疗效及安全性有待进一步研究。

复习思考题

1. 单项选择题。

（1）头发全部脱落的斑秃称为（　　　）

A. 普秃　　　　　　　　　　B. 全秃

C. 斑秃　　　　　　　　　　D. 假性斑秃

E. 头癣

（2）斑秃恢复期是指患者发病后（　　　）

A. 1～2 个月　　　　　　　　B. 2～3 个月

C. 3～4 个月　　　　　　　　D. 4～5 个月

E. 5～6 个月

（3）下列哪项不是斑秃容易复发的因素（　　　）

A. 发病年龄小　　　　　　　B. 秃发范围广

C. 女性患者　　　　　　　　D. 病程较长

E. 并发特应性疾病

2. 简述斑秃的概念及治疗方法。

功能插页

斑秃患者的自我保健

（1）新鲜生姜捣烂，取汁水外搽脱发处。

（2）白茯苓研成粉末，温开水冲服，每次 9 g，每日 2 次。

（3）制附子 30 g，骨碎补 15 g，食醋浸泡 1 周后取汁水外搽。

（4）芫花 10 g、甘遂 10 g、红花 3 g、骨碎补 3 g、侧柏叶 3 g，75% 酒精浸泡 72 小时，取汁水外搽。

任务五 雄激素性秃发的诊治

学习目标

1. 知识目标

（1）掌握雄激素性秃发的治疗方法。

（2）熟悉雄激素性秃发的诊断要点。

（3）了解雄激素性秃发的病因和发病机制。

2. 技能目标

（1）能正确诊断雄激素性秃发。

（2）能制订雄激素性秃发的治疗方案。

（3）能对雄激素性秃发患者进行健康指导。

3. 素质目标

（1）尊重患者。

（2）科学指导。

一、任务导入

案例：患者男性，25岁，自觉头发稀疏，额部发际线后退（图10-5-1），头皮无异常，因感觉脱发严重而就诊。

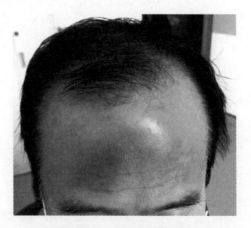

图 10-5-1 雄激素性秃发

你见过类似的病例吗？说说你对该病的认识。

二、任务分析

雄激素性秃发又称男性型秃发、谢顶、早秃，是成年男性最常见的脱发性疾病。在我国，男性患病率约为21.3%，女性患病率约为6.0%。本病可发生于青春期后任何时期，通常在20～30岁发病。出现须状发或扭结发可视为这种脱发的第一信号。男女均可发病，但多见于男性。

【病因和发病机制】

通常认为本病是一种遗传因素参与的、依赖雄激素作用的脱发性疾病。

1. 遗传因素　本病患者可有家族史，有观点认为本病是多基因遗传病，也有观点认为本病是单基因遗传病。本病表现为常染色体显性遗传，但需要在雄激素作用下才能表现出来。

2. 雄激素的作用　本病依赖足量的雄激素刺激。研究发现，在头皮秃发区域，5α还原酶的含量和活性增加，双氢睾酮的含量也增加。5α还原酶可使睾酮转变为双氢睾酮，而后者具有抑制毛发生长的作用。抑制5α还原酶的活性可以缓解病情，因此抑制5α还原酶的活性可能是本病防治的重要途径。

【诊断要点】

（1）有家族史，好发于20～30岁男性。

（2）男性的头发多从前额两侧开始变得纤细、稀疏，发际线逐渐后移，向头顶部延伸，前额形成"高额"，呈"V"字形脱发。而女性呈弥散性脱发，发际线不后移，头顶部毛发变得稀疏。

（3）脱发处皮肤光滑，可有纤细的毳毛。

（4）无自觉症状或有微痒。

（5）脱发进展缓慢，程度因人而异。

【分型】

2007年，Lee等提出一种男女均适用的通用分型法，即BASP分型法（表10-5-1）。该分型法根据发际线形态、顶枕部与头顶部头发的密度进行分级，包括4种基本型和2种特殊型，结合基本型和特殊型得出最终分型。4种基本型L、M、C和U代表前发际线的形状，每种类型再根据脱发的严重程度进行分级；而2种特殊型则代表特定区域（"V"代表顶枕部，"F"代表头顶部）头发的密度，每种类型再根据脱发的严重程度进行分级。

表 10-5-1　雄激素性秃发的 BASP 分型

基本型	特定型
L 型：前额发际线无后移	顶枕部头发密度分级：
M 型：两鬓角发际线比中央发际线后退明显且对称 M0：前额发际线保留，无脱发 M1：两侧发际线后退未超过原处至头顶前 1/3 M2：两侧发际线后退未超过原处至头顶中 1/3 M3：两侧发际线后退达到原处至头顶后 1/3	V 型：头顶部头发稀疏，且超过前额区 　V1：轻度，头顶部头发密度降低 　V2：中度，头顶部头发密度显著降低 　V3：重度，头顶部头发非常稀少或缺失
C 型：前额中部发际线后退比两侧显著，似 "C" 字形 C0：前额发际线保留，无脱发 C1：前额发际线中部后退至前 1/3 范围内 C2：前额发际线中部后退至中 1/3 范围内 C3：前额发际线中部后退至后 1/3 范围内	头顶部头发密度分级： F 型：头发密度弥漫性降低，前额区尤为显著，多见于女性型秃发 　F1：轻度，前额区头发密度可见降低 　F2：中度，前额区头发密度显著降低 　F3：重度，前额区头发非常稀少或缺失
U 型：前额发际线退至头顶后，呈马蹄形，似 "U" 字形 U1：前额发际线后退至头顶至枕突前 1/3 范围内 U2：前额发际线后退至头顶至枕突中 1/3 范围内 U3：前额发际线后退至头顶至枕突后 1/3 范围内	

【对容貌和身心的影响】

　　雄激素性秃发多在青春期后发病，进展缓慢，虽然对身体健康没有影响，但是可严重影响患者的容貌，使患者的容貌看上去与实际年龄不符，对年轻患者的择偶、就业等方面产生不利影响，会给患者造成一定程度的心理压力。

三、任务实施

【健康指导】

　　本病缺乏有效的疗法，告知患者应接受秃发的事实，保持乐观的心态，对治疗效果有合理的预期。嘱患者经常干梳头，勿用冷水洗头，尽量少食辛辣、油腻的食物，保持心情舒畅、大便通畅。

【药物治疗】

　　雄激素性秃发是一个进行性加重的过程，早期治疗和长期治疗尤为重要。一般来说，治疗越早疗效越好。药物治疗方法包括局部用药、系统用药，通常推荐联合治疗。

　　1. 局部用药　2% 或 5% 米诺地尔溶液外用，一般推荐男性使用 5% 米诺地尔溶液，女性使用 2% 米诺地尔溶液。米诺地尔可促进毛囊上皮细胞的增殖和分化，扩张局部毛细血管，增加真皮乳头层的血流，非特异性地促进毛发生长。连续使用 3～6 个月及以上有效。若治疗效果好，应继续使用以维持疗效；如治疗效果不佳，建议停药。用法为每次1 ml，每日2次，涂抹于脱发区域的头皮。

2．系统用药

（1）非那雄胺。该药是一种5α还原酶抑制剂，可选择性地抑制5α还原酶的活性，减少二氢睾酮的产生，对雄激素的其他生理作用没有影响。非那雄胺仅适用于男性患者，推荐剂量为每次1 mg，每日1次，连续服用6个月以上。一般4个月见效，连续服用2年后评估疗效。非那雄胺用药1年后的有效率可达65%～90%。一般患者对该药的耐受性较好，不良反应的发生率低且症状较轻。

（2）螺内酯。为二氢睾酮的竞争性抑制剂，仅适用于部分女性患者。该药通过与雄激素受体结合而发挥抗雄激素的作用。用法为每日40～60 mg，至少服用1年才有效果。主要不良反应为月经紊乱、性欲降低、乳房胀痛。治疗期间须注意检查血钾浓度。

（3）西咪替丁。为H_2受体拮抗剂，通过与二氢睾酮竞争受体而发挥抗雄激素的作用。推荐剂量为每日600～800 mg，分2～3次服用，连续应用6个月以上见效。

【美容治疗】

1．毛发移植　可作为药物治疗的补充方法。毛发移植是将非脱发区域的毛囊提取并处理后移植至脱发区域。移植术后6～9个月才可看到明显的效果。毛发移植后需要继续使用预防脱发的药物，以维持脱发区域非移植毛发的生长及存在。

2．激光治疗　波长为655 nm、678 nm和650 nm的低能量激光可穿透表皮层，发挥光生物学调节作用，进而改善毛囊周围的微环境，促进毛发生长。

3．自体富血小板血浆　指自体全血经离心后得到的血小板浓度为4～6倍全血血小板浓度的浓缩物。自体富血小板血浆经激活后可释放大量生长因子，进而改善毛囊微环境，促进毛囊生长。

4．假发　适用于脱发面积大、脱发时间长、其他治疗效果差或不愿意接受治疗的患者。

复习思考题

1．填空题。

（1）雄激素性秃发是一种（　　　　）因素参与的依赖（　　　　）激素作用的特征性脱发。

（2）雄激素性秃发主要发生于（　　　　）性，常在（　　　　）期后发病。

（3）雄激素性秃发的典型特征是前额部呈（　　　　）字形脱发。

2．简述男性型秃发的治疗方法。

功能插页

拉发试验

拉发试验有助于辅助诊断脱发情况。具体方法：连续 5 天不洗头，5 天后用拇指和示指轻轻用力拉起含有 50～60 根头发的一束头发，计数拔下的毛发数量。如果毛发数量多于 6 根则为阳性，表示有活动性脱发，否则为阴性。雄激素性秃发患者的拉发试验结果通常为阴性，而斑秃、休止期脱发或生长期脱发的活动期患者的试验结果可为阳性。

任务六　多毛症的诊治

🍀 学习目标

1. 知识目标

（1）掌握多毛症的治疗方法。

（2）熟悉多毛症的诊断要点。

（3）了解多毛症的病因和发病机制。

2. 技能目标

（1）能正确诊断多毛症。

（2）能制订多毛症的治疗方案。

（3）能对多毛症患者进行健康指导。

3. 素质目标

（1）尊重患者。

（2）科学指导。

一、任务导入

案例：患者女性，27 岁，身体健康。自述颈后多毛。专科检查见颈后正中毛发粗重、皮肤色素沉着（图 10-6-1），余无异常。

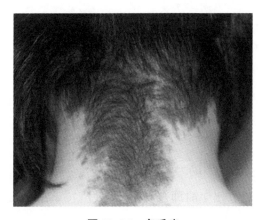

图 10-6-1　多毛症

二、任务分析

多毛症是指体表毛发比正常年龄和同性别的人更长、更粗或更多，超过正常生理范围。多毛症主要包括 2 类：一类是女性多毛症，一类是毛增多症。前者是指女性激素依赖部位的毛发增多，后者是指与性激素无关的毛发增多。多毛症可以分为先天性和后天性，以及全身性和局限性。

（一）女性多毛症

患者表现出明显的男性型毛发分布，累及上唇、颊部、胸部、下腹部、腹股沟等雄激素依赖性毛发生长部位。

【病因和发病机制】

根据病史可将女性多毛症分为雄激素过多性、医源性、特发性、家族性等。最常见的病因为高雄激素血症。女性仅在卵巢和肾上腺有雄激素的生物合成，所以引起女性雄激素水平增高的原因多与这些器官的疾病有关。

大多数显著的女性多毛症与多囊卵巢综合征有关。此外，卵巢肿瘤、先天性肾上腺增生、肾上腺肿瘤、高催乳素血症、肢端肥大症等也可导致多毛症。部分患者因长期服用药物而出现多毛症，这些药物如睾酮、苯妥英钠、促肾上腺皮质激素、米诺地尔等。部分患者虽无内分泌异常和肿瘤，但因毛囊对低水平雄激素的敏感性升高而发生多毛症，此类患者常有家族遗传倾向，称为特发性多毛症。

【诊断要点】

女性上唇、颊部、胸部、下腹部、腹股沟、大腿内侧等部位的终毛过多，毛发分布类似于男性的表现，伴或不伴有雄激素水平升高的其他表现，如痤疮、雄激素性秃发等男性化体征。

【对容貌和身心的影响】

女性暴露部位多毛可严重影响其外在形象。该病如有男性化表现，可进一步对患者的心理产生不良影响。如伴有内分泌异常、肿瘤等原发病，更是会对患者的身心健康造成损害。因此，应对女性多毛症高度重视，达到治疗效果与美容效果的统一。

（二）毛增多症

1. 先天性全身性多毛症　多见于 10 岁以下儿童，俗称"毛孩""狼人"。这是一种常染色体显性遗传病，患者出生时即表现为胎毛过多，除掌跖部位外，全身毛发浓密，眉毛粗黑且眉头相连，可有牙齿发育不良。

2. 先天性局限性多毛症 表现为出生时或出生后局部多毛，无特定好发部位。①多毛指（趾），多见于男性，呈常染色体显性遗传，患者表现为第 2、第 3、第 4、第 5 指（趾）背侧多毛。②多毛肘，呈家族性发病或散发，表现为双侧肘部多毛，且毛发逐渐增多、增粗，5 岁后开始消退。③多毛耳，多发于男性，表现为外耳道毳毛变粗、变长，且延伸至耳轮外，为常染色体显性遗传病。有些多毛症与痣伴发，在痣表面可见粗长的毛发。脊柱裂患儿的腰骶部可见黑毛。

3. 后天性全身性多毛症 多由内分泌紊乱、恶性肿瘤或其他疾病引发，这些疾病如垂体、卵巢、肾上腺等的病变，乳腺、肺、胆囊、胰腺、结肠、子宫等器官的恶性肿瘤，唐氏综合征、心脏肥大综合征、皮肤僵硬综合征等。某些药物（如糖皮质激素、米诺地尔、苯妥英钠、补骨脂素、环孢素等）也可导致全身性多毛症。

4. 后天性局限性多毛症 多由局部创伤、慢性刺激、皮肤炎症、局部用药等因素引起。

三、任务实施

【健康指导】

应加强对患者的安抚及指导，引导患者正确、客观地看待多毛症，积极就诊，以查明病因，接受针对性的治疗。对于继发性毛增多症，应积极寻找病因，治疗原发疾病；对于原发性多毛症可进行脱毛治疗。

【药物治疗】

1. 口服避孕药 作为女性多毛症的首选疗法，可使卵巢的雄激素分泌量减少，使性激素结合球蛋白水平增高，从而降低游离睾酮的水平。

2. 抗雄激素类药 ①螺内酯，与口服避孕药联合使用，主要针对雄激素水平升高的患者。②非那雄胺，可有效治疗女性多毛症，且副作用轻微，应注意其潜在的致畸性。

3. 糖皮质激素 用于治疗先天性肾上腺皮质增生症导致的多毛症，治疗 3 个月左右可缓解症状。

【美容治疗】

主要是脱毛治疗。可根据情况选用暂时性脱毛方法，如刮剃毛发、使用脱毛膏、蜡脱毛等。但是这些方法会对皮肤造成不同程度的刺激或损伤，毛发会再生。激光和强脉冲光选择性地损伤毛囊，对皮肤的副作用小，脱毛速度快，患者的痛苦小，脱毛效果好，应作为首选的脱毛方法，一般需要 3~5 次治疗才能达到永久脱毛的目的。

复习思考题

1. 填空题。

（1）女性多毛症最常见的病因是（　　　）。

（2）与女性多毛症关系最密切的激素是（　　　）。

（3）女性多毛症的首选治疗药物是（　　　）。

（4）提示合并恶性肿瘤的多毛症是（　　　）。

2. 简述激光脱毛的原理及常用设备。

任务七　臭汗症的诊治

🍀 学习目标

1. 知识目标

（1）掌握臭汗症的治疗方法。

（2）熟悉臭汗症的诊断要点。

（3）了解臭汗症的病因和发病机制。

2. 技能目标

（1）能正确诊断臭汗症。

（2）能制订臭汗症的治疗方案。

（3）能对臭汗症患者进行健康指导。

3. 素质目标

（1）尊重患者。

（2）科学指导。

一、任务导入

案例：患者女性，17岁，高中学生，身体健康。自述剧烈运动后身体散发难闻气味，在夏天或高温环境下较为明显，自己没有感觉，但是同学们都避而远之。

二、任务分析

该患者的症状为臭汗症的表现。臭汗症是指汗液有特殊的臭味或汗液被细菌分解后散发臭味的一种临床疾病，可分为小汗腺引起的全身性臭汗症和顶泌汗腺引起的局部性臭汗症。

【病因和发病机制】

臭汗症的产生与汗腺分泌增多、不注意身体的清洁卫生、饮食、遗传等因素相关。

小汗腺引起的臭汗症一般与多汗症伴发，大量汗液如果得不到及时清洁，其中的糖原、黏蛋白等物质被细菌分解成脂肪酸而产生臭味。一部分患者在食用生葱、大蒜等刺激性食物后，其代谢物经汗液排出也可产生臭味。局部性臭汗症与顶泌汗腺分泌增多有关，其分泌物中含有较多脂质、蛋白质等有机成分，经细菌分解产生不饱和脂肪酸和氨，可产生臭味。顶泌汗腺的分泌受性激素的影响，因而青春期患者的病情较为严重。部分臭汗症患者有家族遗传史。

【诊断要点】

（1）局部多汗，汗液有刺鼻气味。

（2）青春期明显，随年龄的增长而逐渐减轻。

（3）多发生在大汗腺所在部位或汗液聚集部位，如腋窝、腹股沟、足底、外阴等部位。

（4）夏季或运动后、情绪激动时加重。

【对身心的影响】

臭汗症虽然不影响患者的身体健康，但是难闻的气味会对患者的工作、生活、社交等带来不利影响，损害患者的整体形象，给患者带来一定的困扰。

三、任务实施

【健康指导】

一是保持清洁卫生，经常清洗出汗较多的部位或汗液不易散发的部位，保持皮肤干燥。二是注意穿着透气性好的纯棉衣物，且经常更换。三是尽量少食或不食有刺激性气味的食物。四是可以应用香水等化妆品以改善体味。

【药物治疗】

一般选择局部用药，以收敛止汗、消毒杀菌为原则，可选用20%～25%氯化铝溶液、0.1%苯扎溴铵溶液等。足部臭汗症可用1∶5000高锰酸钾溶液浸泡，每日半小时，连用数周后见效。

【美容治疗】

可采用高频电针刺入毛囊灼烧，也可采用 CO_2 激光，通过破坏顶泌汗腺及其导管而除臭。对于病情严重的患者，还可采用腋臭剥离术治疗，刮除顶泌汗腺，疗效确切。激光脱毛也可以使臭味明显减轻。

复习思考题

1. 简述高频电针治疗臭汗症的操作步骤。
2. 请查阅文献，简述治疗臭汗症的中医药方法有哪些。

任务八　白发的诊治

学习目标

1. 知识目标
（1）掌握白发的治疗方法。
（2）熟悉白发的诊断要点。
（3）了解白发的病因和发病机制。
2. 技能目标
（1）能正确诊断白发。
（2）能制订白发的治疗方案。
（3）能对白发患者进行健康指导。
3. 素质目标
（1）尊重患者。
（2）科学指导。

一、任务导入

随着年龄的增长，一般人在中年以后头发会逐渐变白。而有的人在青年时期就会出现白发，看上去与年龄极不相符，还有的人在出生时或出生后即有白发。为什么会这样呢？是什么原因导致的白发？

二、任务分析

白发是指头发变白，分为先天性白发和后天性白发，也可分为生理性白发和病理性白发。如果头发颜色变浅，称为灰发。老年性白发又称正常老化性白发。男性的白发通常先出现在颞部和鬓角，女性则先出现在发迹线周边，而后进一步发展。"少白头"又称早熟性灰发，一般发生于 20 岁之前。先天性白发多为局限性，常见于斑驳病等。

【病因和发病机制】

白发的发生与生理因素、遗传因素、精神因素、疾病因素等有关。

老年性白发是一种正常的生理现象，主要是因为毛囊中的黑素细胞合成的黑素小体减少，毛发色素逐渐消失。先天性白发的病因是毛囊中的黑素细胞缺失或功能缺陷导致毛发没有颜色。强烈的精神刺激、严重的情绪波动等也可导致头发迅速变白。"少白头"患者常有家族史，该病为常染色体显性遗传病。某些疾病（如恶性贫血、甲状腺功能亢进症、某些心血管疾病等）也可引起头发变白。

【诊断要点】

根据头发部分或全部变白即可诊断。

【对容貌的影响】

黑发是健美的标志之一，而白发使人显得苍老，尤其是"少白头"更加影响容貌的美观。

三、任务实施

【健康指导】

指导患者正确看待伴随人体自然老化而出现的白发。中老年人出现白发是正常现象。对于不在正常年龄范围内出现的白发，目前尚无有效的办法使白发变黑。嘱这类患者保持乐观的心态，避免精神刺激，积极治疗原发疾病。

【药物治疗】

不建议使用任何单纯针对白发的药物来治疗。

【美容治疗】

选择合格的染发剂，避免发生接触性皮炎。也可选择戴假发。

复习思考题

1. 简述如何正确选择假发。

2. 染发需要注意哪些问题？

3. 请查阅文献，了解治疗白发的中医药方法有哪些。你还听说过哪些治疗方法？效果怎么样？

（李二来）

参考文献

［1］鞠强. 中国痤疮治疗指南（2019修订版）. 临床皮肤科杂志，2019，48（9）：583-588.

［2］何黎. 美容皮肤科学. 北京：人民卫生出版社，2011.

［3］张学军. 皮肤性病学. 北京：人民卫生出版社，2014.

［4］中国医师协会皮肤科医师分会皮肤美容亚专业委员会. 中国玫瑰痤疮诊疗专家共识（2016）. 中华皮肤科杂志，2017，50（3）：156-161.

［5］威廉·D. 詹姆斯，蒂莫西·G. 伯杰，德克·M. 埃尔斯顿，等. 安德鲁斯临床皮肤病学（第12版）. 雷铁池，译. 北京：科学出版社，2019.

［6］中国中西医结合学会皮肤性病专业委员会美容学组. 中西医结合治疗酒渣鼻专家共识. 中华皮肤科杂志，2016，49（6）：380-383.

［7］蔡宛灵，闫小宁，杨雪圆. 脂溢性皮炎中西医治疗研究进展. 现代中西医结合杂志，2020，29（29）：3299-3300.

［8］中华医学会皮肤性病学分会毛发学组. 中国斑秃诊疗指南（2019）. 临床皮肤科杂志，2020，49（2）：69-72.

［9］赵理明. 新编皮肤病诊疗图谱. 北京：化学工业出版社，2014.

［10］高天文. 美容皮肤科学. 北京：人民卫生出版社，2012.

我的笔记

模块十一　感染性皮肤病的诊断与治疗

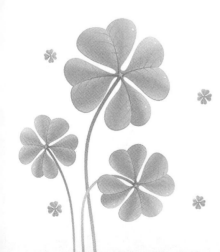

任务一 毛囊炎的诊治

❀ 学习目标

1. 知识目标

（1）掌握毛囊炎的治疗原则。

（2）熟悉毛囊炎的临床表现和诊断要点。

（3）了解毛囊炎的病因和发病机制。

2. 技能目标

（1）能初步诊断毛囊炎。

（2）能制订毛囊炎的治疗方案。

（3）能对毛囊炎患者进行健康指导。

3. 素质目标

（1）遵守职业道德，尊重就医者，保护其隐私。

（2）认真严谨，细致全面。

（3）科学、合理地指导，切合实际。

一、任务导入

案例：患者男性，15 岁，2020 年 8 月以"背部皮疹伴轻度疼痛 2 天"为主诉就诊。患者平素多汗。专科情况：背部近左侧肩胛区可见散在米粒大小的红色丘疹、丘疱疹（图 11-1-1）。

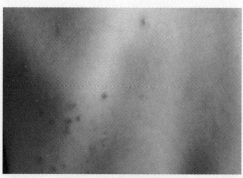

图 11-1-1 背部毛囊炎

这是一种常见的细菌感染性皮肤病，你或者你的家人患过这种病吗？为什么会得这种病？应该怎样治疗？该病会有后遗症吗？

二、任务分析

毛囊炎是一种常见的发生于毛囊口及其周围的浅表性化脓性炎症性皮肤病，常伴疼痛。

【病因和发病机制】

毛囊炎的病原体多为金黄色葡萄球菌，有时为表皮葡萄球菌、链球菌、假单胞菌、大肠埃希菌等。搔抓、潮热多汗、皮脂腺分泌旺盛、糖尿病、营养不良、贫血、恶病质、长期使用糖皮质激素、免疫抑制剂等都是毛囊炎的常见诱因。

【诊断要点】

1. 好发人群　中青年患者，男性多于女性。

2. 皮损好发部位　面颈部、臀部、外阴。

3. 原发皮损为米粒到豆大的毛囊一致性丘疹、丘脓疱疹，周边有红晕，脓疱吸收、干涸或破溃后出现黄痂，痂皮脱落后即可痊愈。一般不留凹凸不平的瘢痕，可出现短期色素沉着，色素沉着可缓慢自行消退。当炎症发生于男性胡须部位时称为须疮。当炎症向毛囊深部及毛囊周围组织蔓延时，即发展成疖。

4. 伴随症状　自觉疼痛和压痛。

【对容貌的影响】

毛囊炎的皮损常发生于面颈部，消退后也可遗留短暂性色素沉着，故可对患者的容貌产生一定的影响。

三、任务实施

【健康指导】

积极治疗瘙痒性皮肤病、糖尿病等可诱发毛囊炎的疾病，避免皮肤受到潮热刺激，注意局部皮肤的清洁卫生。发病后积极治疗，避免搔抓，使痂皮自然脱落，痊愈后注意防晒，避免色素沉着加重，促进皮损区皮肤的代谢。

【药物治疗】

主要以外用药物为主，以干燥、收敛、消炎、杀菌为原则，可选择2%莫匹罗星软膏、夫西地酸乳膏等。当局部外用药物无效、皮疹数目较多、发生在危险三角区、有发展成疖的倾向时，建议系统使用抗生素，常用青霉素或头孢菌素类、大环内酯类抗生素，必要时根据药敏试验结果选择。

【美容治疗】

主要是毛囊炎的物理治疗及遗留色素沉着的处理。

1. 物理治疗 如氦氖激光治疗、红外线治疗、紫外线治疗等。

2. 色素沉着的处理 可以选用调 Q 激光、强脉冲光或皮秒激光，也可选用果酸、水杨酸等进行浅表化学剥脱，一般需多次治疗。

复习思考题

1. 通过学习，请针对案例中的患者提出初步诊断与治疗计划，并阐述健康指导的内容。

2. 单项选择题。

（1）毛囊炎的病因是（　　）

A. 结核分枝杆菌感染　　　　　　B. 人乳头瘤病毒感染

C. 金黄色葡萄球菌感染　　　　　D. 念珠菌感染

E. 单纯疱疹病毒感染

（2）下列有关毛囊炎的说法中正确的是（　　）

A. 不需要抗细菌治疗　　　　　　B. 主要通过系统使用抗生素治疗

C. 瘙痒为主要的自觉症状　　　　D. 糖尿病是诱发因素

E. 儿童好发

（3）下列有关毛囊炎的治疗正确的是（　　）

A. 抗真菌治疗　　　　　　　　　B. 抗病毒治疗

C. 糖皮质激素治疗　　　　　　　D. 可外用莫匹罗星软膏

E. 不需要治疗

功能插页

毛囊炎的病因、临床表现和治疗

项目	具体内容
病因	主要为金黄色葡萄球菌感染
临床表现	米粒到豆大的红色丘疹、丘脓疱疹，伴疼痛
药物治疗	主要为外用抗生素
美容治疗	氦氖激光、红外线、紫外线、调Q激光、强脉冲光、皮秒激光、化学剥脱

任务二　面部体癣的诊治

❀ 学习目标

1. 知识目标

（1）掌握面部体癣的治疗原则。

（2）熟悉面部体癣的临床表现和诊断要点。

（3）了解面部体癣的病因和发病机制。

2. 技能目标

（1）能初步诊断面部体癣。

（2）能制订面部体癣的治疗方案。

（3）能对面部体癣患者进行健康指导。

3. 素质目标

（1）遵守职业道德，尊重就医者，保护其隐私。

（2）认真严谨，细致全面。

（3）科学、合理地指导，切合实际。

一、任务导入

案例： 患者女性，45岁，2021年2月以"面部红斑、脱屑伴瘙痒半个月"为主诉就诊。患者家中饲养宠物猫。专科情况：右侧面部、额部（图11-2-1）、下颌见数个指甲大小的环形红斑，边缘隆起且有少许脓疱和脱屑。真菌镜检：镜下可见菌丝（图11-2-2）。

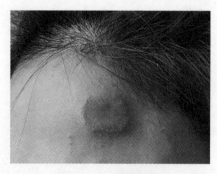

图 11-2-1　额部面癣

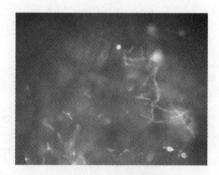

图 11-2-2　真菌镜检

镜下可见菌丝

二、任务分析

面部体癣是指发生在面部的体癣，属于浅表真菌感染的一种。

【病因和发病机制】

体癣是发生于除头皮、毛发、掌跖和甲以外的浅表部位的皮肤癣菌感染，面部体癣属于特殊部位的体癣。任何皮肤癣菌均可引起体癣，但以红色毛癣菌和须毛癣菌最为多见。体癣可以在人与人之间、动物与人之间及土壤与人之间传播，宠物和手足癣是体癣发生的重要因素。体癣炎症反应的严重程度取决于致病菌和宿主的免疫应答。

【诊断要点】

（1）发生于面部，潜伏期一般为 1~3 周。

（2）发病初期皮损主要为小红斑或丘疹，之后小红斑或丘疹逐渐离心性扩大，中央消退，最后呈环形，边界相对清晰，边缘有丘疹或脓疱，伴脱屑。局部外用糖皮质激素等药物可使皮疹表现不典型，成为难辨认癣。皮疹消退后可遗留短暂色素沉着。

（3）伴随症状多为瘙痒。

（4）实验室检查常用真菌镜检，镜下可见菌丝。

【对容貌的影响】

面部体癣的红斑、丘疹或脱屑等皮损发生于面部，治疗后遗留短暂的色素沉着，这些都将影响患者的容貌。

三、任务实施

【健康指导】

注意个人卫生，不与他人共用毛巾等物品；发病后避免随意乱用外涂药物，积极就医以明确诊断，尽量避免搔抓。要积极治疗手足癣等真菌感染性皮肤病，与皮损有接触的衣物常用热水煮沸烫洗。如家养的宠物患有皮肤病，应积极治疗，避免与之亲密接触。

【药物治疗】

局部使用抗真菌药是面部体癣的首选治疗方法。体癣面积较大或抗真菌药外用效果不佳时考虑系统用药。

1. 外用药物　主要选用丙烯胺类、唑类抗真菌药，疗程为皮损消退后再继续外用 1~2 周以减少复发。若炎症反应或瘙痒较重，可同时配合弱效糖皮质激素短期外用。

2. 系统治疗药物 主要选择伊曲康唑或特比萘芬口服，联合外用药物可增加疗效。

【美容治疗】

主要是对皮损消退后短暂色素沉着的处理，可选用调 Q 激光、强脉冲光治疗或浅表化学剥脱，一般需多次治疗。同时可以使用含有维生素 C、烟酰胺、曲酸、熊果苷等美白成分的护肤品。

复习思考题

1. 通过学习，请针对案例中的患者提出初步诊断与治疗计划，并阐述健康指导的内容。

2. 单项选择题。

（1）面部体癣的病因是（　　　）

A. 水痘 – 带状疱疹病毒感染　　　B. 人乳头瘤病毒

C. 人类疱疹病毒 6 型感染　　　　D. 葡萄球菌感染

E. 皮肤癣菌感染

（2）以下关于面部体癣的诊断要点中错误的是（　　　）

A. 面部出现糜烂、溃疡　　　　　B. 常伴有瘙痒

C. 真菌镜检结果呈阳性　　　　　D. 皮损界限相对清楚

E. 常伴脱屑

（3）以下关于面部体癣的治疗方法中正确的是（　　　）

A. 抗真菌治疗　　　　　　　　　B. 抗细菌治疗

C. 抗病毒治疗　　　　　　　　　D. 免疫调节剂治疗

E. 糖皮质激素治疗

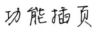

功能插页

面部体癣的病因、临床表现和治疗

项目	具体内容
病因	皮肤癣菌感染
临床表现	小红斑、丘疹，逐渐离心性扩大，中央消退而呈环形，界限相对清晰，边缘可有丘疹或脓疱，伴脱屑
药物治疗	主要选择外用抗真菌药
美容治疗	强脉冲光、调 Q 激光、化学剥脱以及功效性护肤品

任务三 扁平疣的诊治

❀ 学习目标

1. 知识目标

（1）掌握扁平疣的美容治疗方法。

（2）熟悉扁平疣的临床表现和诊断要点。

（3）了解扁平疣的病因。

2. 技能目标

（1）能初步诊断扁平疣。

（2）能制订扁平疣的治疗方案。

（3）能对扁平疣患者进行健康指导。

3. 素质目标

（1）遵守职业道德，尊重就医者，保护其隐私。

（2）认真严谨，细致全面。

（3）科学、合理地指导，切合实际。

一、任务导入

案例：患儿女性，6岁，2020年12月以"面部扁平丘疹半年"为主诉就诊。丘疹自出现以来逐渐增多，无明显痛痒等自觉症状。专科情况：面部散在米粒至豆子大小的肤色扁平丘疹，表面光滑，丘疹以右侧面部为多见（图11-3-1）。

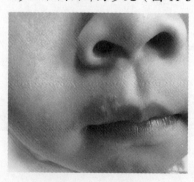

图 11-3-1 扁平疣

二、任务分析

扁平疣是一种常见的人乳头瘤病毒（human papilloma virus，HPV）感染性皮肤病，有自限性，偶见复发。

【病因和发病机制】

皮肤及黏膜的上皮细胞是人乳头瘤病毒的靶细胞。该病毒是一种环形双链 DNA 病毒，至今已发现至少 200 种 HPV 基因型。扁平疣多由 HPV-3、HPV-5、HPV-8、HPV-9、HPV-10、HPV-11 引起，主要通过破损的上皮细胞的直接或间接接触而感染人体。机体免疫力低下或免疫缺陷是 HPV 感染的另一个重要因素。

【诊断要点】

（1）好发于青少年，皮损多见于面部、手背和前臂。

（2）原发皮损为多发的、直径为 2～5 mm 的圆形或类圆形扁平丘疹，表面光滑，外观呈肤色或淡褐色。搔抓后可沿抓痕出现新的皮疹，呈串珠样排列，称为同形反应，即 Koebner 现象（图 11-3-2）。扁平疣大多病程缓慢，一般 2～3 年内自行消退，愈后不留瘢痕。

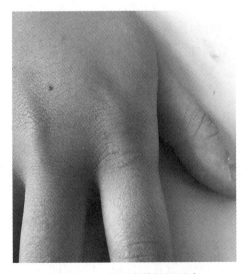

图 11-3-2　扁平疣的同形反应

（3）患者多无自觉症状，偶有瘙痒。

【对容貌的影响】

扁平疣虽然愈后不留瘢痕，但因其好发于面部，皮损多而密集，病程较久，常持续数年，且部分皮损呈淡褐色，可严重影响患者的容貌。

三、任务实施

【健康指导】

避免搔抓，以防自体传播。尽量避免患处皮肤直接或间接接触他人。注意健康、均衡饮食，适量运动，避免熬夜、过度劳累等诱发免疫力下降的不良生活习惯。患处皮肤经物理治疗后避免沾水、多汗，应使痂皮自然脱落，同时局部配合使用促进修复、预防感染的药物。

【药物治疗】

扁平疣的治疗方法较多，但至今没有疗效十分满意的药物。一般采用清除局部可见病灶的物理治疗以及局部外用角质剥脱剂、细胞毒性药物或免疫调节剂。系统治疗药物一般用于皮损数量多或久治不愈的患者。

1. 局部用药 0.025%～0.05% 维 A 酸乳膏，每日 1～2 次，外用；0.5%～1% 鬼臼毒素酊，每日 2 次，外用；咪喹莫特软膏，隔日 1 次，外用；5% 氟尿嘧啶软膏，每日 1～2 次，外用。由于该类药物对皮肤的刺激性较大，故使用时须谨慎，取适量涂抹于皮损处；氟尿嘧啶还可导致色素沉着，面部须慎用，尤其是女性患者。

2. 系统治疗药物 主要为免疫调节剂，如干扰素、胸腺素、卡介菌多糖核酸等。近年来有学者尝试单独或联合口服异维 A 酸以治疗扁平疣，亦取得一定的疗效。由于以上内用药对扁平疣的疗效尚缺乏强有力的循证医学证据的支持，故其应用尚未形成共识。

【美容治疗】

1. 激光治疗 一般可选择 CO_2 激光，所有含水组织对该激光均吸收良好，故 CO_2 激光的治疗是非选择性的。与选择性激光相比，其对靶组织周围正常组织的副损伤偏大，所以需要谨慎设置及调整治疗参数，以避免去除皮损的同时对周围正常组织造成过度损伤，从而引起色素沉着、瘢痕等。

当扁平疣的皮损较薄且呈淡褐色时，可使用以黑色素颗粒为靶色基的调 Q 激光、皮秒激光等，也可尝试波长为 2940 nm 的铒激光治疗。

亦有文献报道可使用脉冲染料激光治疗扁平疣，其原理在于破坏扁平疣皮损基底部丰富的毛细血管，达到间接去除疣体的目的。

2. 冷冻治疗 一般采用液氮，适用于数目不多且孤立的皮损。治疗时宁浅勿深，以免造成色素沉着和瘢痕。

3. 光动力疗法 近年来有学者尝试用光动力疗法治疗面部顽固性难治性扁平疣，并认为其是一种有效的治疗手段，具体操作过程是选用 20% 氨基酮戊酸局部外敷，然后进行光照，治疗 3～4 次可完全清除皮损。

4. 免疫接种　该技术是将自身扁平疣疣体埋植于机体三角肌处的皮下组织内，使病毒直接刺激机体产生一系列免疫反应而清除疣体。该方法对部分患者的治疗效果良好。

复习思考题

1. 通过学习，请针对案例中的患儿做出初步诊断与治疗计划，并进行健康指导。

2. 单项选择题。

（1）扁平疣的病因是（　　　）

A. 水痘 – 带状疱疹病毒感染　　　　B. 人乳头瘤病毒感染

C. 人类疱疹病毒 6 型感染　　　　　D. EB 病毒感染

E. 人类免疫缺陷病毒感染

（2）下列有关扁平疣的说法中错误的是（　　　）

A. 无须抗病毒药治疗　　　　　　　B. 扁平疣好发于四肢末端

C. 可有同形反应　　　　　　　　　D. 有自限性，愈后不留瘢痕

E. 青年人好发

（3）下列有关扁平疣的治疗方法的描述中错误的是（　　　）

A. 系统应用抗病毒药治疗是首选

B. 免疫接种是治疗方法之一

C. 激光治疗、冷冻治疗属于物理治疗

D. 治疗方法有多种，药物疗效欠满意

E. 应避免搔抓

功能插页

扁平疣的病因、临床表现和治疗

项目	具体内容
病因	人乳头瘤病毒感染
临床表现	米粒至豆子大小的扁平丘疹，数目多，可有同形反应，好发于颜面部、手背、前臂
药物治疗	角质剥脱剂、细胞毒性药物、免疫调节剂
美容治疗	CO_2激光、调 Q 激光、皮秒激光、脉冲染料激光、铒激光、光动力疗法、免疫接种

任务四 寻常疣的诊治

学习目标

1. 知识目标

（1）掌握寻常疣的治疗方法。

（2）熟悉寻常疣的临床表现和诊断要点。

（3）了解寻常疣的病因。

2. 技能目标

（1）能初步诊断寻常疣。

（2）能制订寻常疣的治疗方案。

（3）能对寻常疣患者进行健康指导。

3. 素质目标

（1）遵守职业道德，尊重就医者，保护其隐私。

（2）认真严谨，细致全面。

（3）科学、合理地指导，切合实际。

一、任务导入

案例：患者男性，20 岁，2021 年 2 月以"左手中指疣状赘生物 3 个月"为主诉就诊。皮损自出现以来缓慢增大，无明显自觉症状。专科情况：左手中指掌侧根部可见豆大的疣状赘生物，表面粗糙，见黑色出血点（图 11-4-1）。

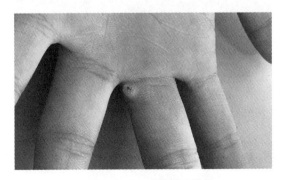

图 11-4-1　手指部寻常疣

二、任务分析

寻常疣也是一种常见的人乳头瘤病毒（HPV）感染性皮肤病，病程缓慢，有自限性。

【病因和发病机制】

人乳头瘤病毒是临床常见的寻常疣的病原体，引起寻常疣的 HPV 主要有 HPV-1、HPV-2、HPV-4、HPV-7，与扁平疣不同。病毒主要通过直接或间接接触而传播、感染，当病毒通过皮肤黏膜的微损伤感染上皮细胞时，可在上皮细胞内复制、增殖，引起上皮细胞的异常分化和增生，进而导致良性赘生物——疣体的出现。

【诊断要点】

（1）全身任何体表部位都可发生，手、足部位多见。

（2）皮损最初多为粟粒大小的角化性丘疹，渐渐增大，发展成豆粒甚至硬币大小，表面粗糙，角化明显，呈肤色或灰褐色，顶端呈刺状。发生在足底部的寻常疣因长期受压而呈扁平状，顶端可见黑色出血点，周边角质环明显，称为跖疣（图 11-4-2）。发生在眼睑、颈部、腋下者多柔软如丝状，称为丝状疣。

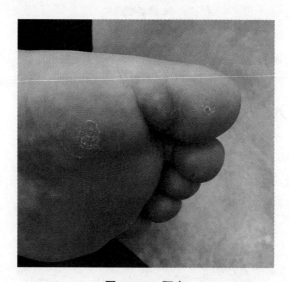

图 11-4-2　跖疣

（3）患者一般无自觉症状，跖疣可伴有压痛。

【对容貌的影响】

发生在面颈部和手部的寻常疣或丝状疣会对患者的容貌产生一定的影响。

三、任务实施

【健康指导】

避免搔抓，避免患处皮肤直接或间接接触他人或他处皮肤。建议到正规医院就诊和治疗，以免不适当的治疗导致色素沉着、瘢痕。其他注意事项同扁平疣。

【药物治疗】

同扁平疣一样，目前尚没有疗效显著的药物。可以尝试外用化学腐蚀性药物如鸦胆子等，也可根据具体情况选择咪喹莫特软膏、鬼臼毒素酊外用，皮损处局部封闭注射干扰素等。皮损分布广泛者可尝试口服异维A酸或维胺酯，但其疗效尚待进一步评价。

【美容治疗】

寻常疣的美容治疗即物理治疗，是其主要的治疗手段。CO_2激光和液氮冷冻治疗是常规选择，也可选用电灼或刮除治疗。对于皮损顽固且较多者，有使用光动力疗法的案例报道。对于丝状疣可选用电灼或激光治疗，较少选用冷冻治疗。

复习思考题

1. 通过学习，请针对案例中的患者做出初步诊断与治疗计划，并进行健康指导。

2. 单项选择题。

（1）寻常疣的病因是（　　　）

A. 水痘－带状疱疹病毒感染　　　　B. 人乳头瘤病毒感染

C. 人类疱疹病毒6型感染　　　　　　D. EB病毒感染

E. 柯萨奇病毒感染

（2）下列有关寻常疣的说法中错误的是（　　　）

A. 无须抗病毒药治疗　　　　　　　B. 寻常疣好发于手、足部位

C. 消退后可能复发　　　　　　　　D. 有自限性

E. 不会自体传染

（3）下列有关寻常疣治疗方法的描述中正确的是（　　　）

A. 不必治疗　　　　　　　　　　　B. 可适当外用糖皮质激素

C. 主要口服抗病毒药　　　　　　　D. 物理治疗为主要治疗手段

E. 手术切除为最佳治疗方法

功能插页

寻常疣的病因、临床表现和治疗

项目	具体内容
病因	人乳头瘤病毒感染
临床表现	多为米粒至豆粒大小的角化性丘疹，表面粗糙，好发于手、足部位；丝状疣好发于眼睑、颈部和腋下；跖疣发生于足底
药物治疗	化学腐蚀性药物、细胞毒性药物、免疫调节剂
美容治疗	CO_2 激光、冷冻、电灼、刮除

任务五　传染性软疣的诊治

学习目标

1. 知识目标
（1）掌握传染性软疣的治疗方法。
（2）熟悉传染性软疣的临床表现和诊断要点。
（3）了解传染性软疣的病因。

2. 技能目标
（1）能初步诊断传染性软疣。
（2）能制订传染性软疣的治疗方案。
（3）能对传染性软疣患者进行健康指导。

3. 素质目标
（1）遵守职业道德，尊重就医者，保护其隐私。
（2）认真严谨，细致全面。
（3）科学、合理地指导，切合实际。

一、任务导入

案例：患儿女性，6岁，2020年12月以"面部、胸背部丘疹2个月"为主诉就诊。患儿自患病以来一般状态佳，皮损逐渐增多，无明显痛痒等自觉症状。专科情况：下颌、胸背部散在少许米粒大小的珍珠样丘疹（图11-5-1）。

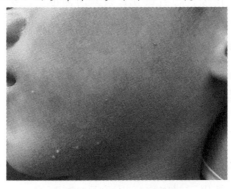

图11-5-1　传染性软疣

二、任务分析

传染性软疣是一种常见的痘病毒感染引起的表皮传染性皮肤病。

【病因和发病机制】

传染性软疣是由传染性软疣病毒（MCV）感染皮肤所致。自天花被消灭以后，该病毒是目前唯一能感染人类并产生影响的痘病毒。该病毒感染的潜伏期一般为1周到半年不等，主要通过直接接触和性接触而传播，也可自体接种。免疫力低下者（如艾滋病患者等）的皮损分布广泛且直径较大。

【诊断要点】

（1）全身任何部位都可发生，发生于儿童的传染性软疣常见于四肢、躯干和面部。该病毒在成人中主要通过性接触传播，多发生于外生殖器、臀部、下腹部及大腿内侧等。

（2）皮损多为粟粒到豆大的半球形珍珠色丘疹，顶端可有脐凹，表面呈蜡样光泽，可挤出乳酪样内容物（即软疣小体）。大部分患者的皮损在6~9个月内自行消退，愈后不留瘢痕，但也有持续数年不退者。

（3）患者大多无自觉症状，可有瘙痒。

【对容貌的影响】

因传染性软疣好发于面部、四肢等暴露部位，且常可持续数月甚至更久，可影响患者的容貌美观。

三、任务实施

【健康指导】

避免搔抓，以防自体传播；患者避免在公共游泳池内游泳、在公共浴室内洗澡以及与他人共用毛巾等；有创治疗后局部皮肤避免沾水、多汗，应使痂皮自然脱落，预防感染；有新发皮损或复发时应及时就医和治疗，避免再次自体接种和传播。

【药物治疗】

用于传染性软疣的药物多为外用药，主要有咪喹莫特软膏、斑蝥素乳膏或西多福韦软膏，起效较慢。

【美容治疗】

主要是传染性软疣的物理治疗。刮除或夹除是较常用的治疗方法，可用刮匙、齿镊或弯血管钳等将软疣小体挤出或钳夹出，也可用 CO_2 激光、电灼或冷冻治疗。治疗前可预先外涂表面麻醉药（如复方利多卡因乳膏）以减轻治疗时的疼痛。治疗后需要适当止血，并积极预防感染。

复习思考题

1. 通过学习，请针对案例中的患儿做出初步诊断与治疗计划，并阐述健康指导的内容。

2. 单项选择题。

（1）传染性软疣的病因是（   ）

A. 传染性软疣病毒感染　　　　　B. 人乳头瘤病毒感染

C. 人类疱疹病毒6型感染　　　　　D. EB病毒感染

E. 梅毒螺旋体感染

（2）下列有关传染性软疣的说法中错误的是（   ）

A. 无须抗病毒药治疗　　　　　　B. 传染性软疣好发于儿童和青年

C. 以物理治疗为主　　　　　　　D. 不具有传染性

E. 会自体传播

（3）下列有关传染性软疣的说法中正确的是（   ）

A. 口服药物是治疗传染性软疣的首选方法

B. 成人不发病

C. 刮除治疗简单易行

D. 有自限性，愈后常留瘢痕

E. 有自限性，不必积极治疗

功能插页

传染性软疣的病因、临床表现和治疗

项目	具体内容
病因	传染性软疣病毒感染
临床表现	米粒到豆大的半球形珍珠色丘疹，顶端有脐凹，可挤出软疣小体
药物治疗	咪喹莫特软膏、斑蝥素乳膏或西多福韦软膏，起效较慢
美容治疗	刮除或夹除、CO_2激光治疗、电灼、冷冻治疗

任务六 单纯疱疹的诊治

学习目标

1. 知识目标

（1）掌握单纯疱疹的治疗原则。

（2）熟悉单纯疱疹的临床表现和诊断要点。

（3）了解单纯疱疹的病因和发病机制。

2. 技能目标

（1）能初步诊断单纯疱疹。

（2）能制订单纯疱疹的治疗方案（主要用药和物理治疗方案）。

（3）能对单纯疱疹患者进行健康指导。

3. 素质目标

（1）遵守职业道德，尊重就医者，保护其隐私。

（2）认真严谨，细致全面。

（3）科学、合理地指导，切合实际。

一、任务导入

案例：患儿男性，8岁，2021年2月以"下颌部皮疹伴瘙痒4天"为主诉就诊。自发病以来，患儿无发热症状，食欲正常。专科情况：下颌部偏右侧见一簇红色丘疹、丘疱疹，表面结痂，基底略红（图11-6-1）。

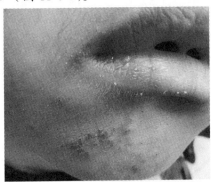

图 11-6-1 单纯疱疹

二、任务分析

单纯疱疹是一种由单纯疱疹病毒感染引起的具有传染性的常见皮肤病，有自限性，易复发。

【病因和发病机制】

单纯疱疹是由单纯疱疹病毒感染所致，人类是该病毒的唯一宿主。幼儿和儿童对该病毒普遍具有易感性，50%以上的成人携带该病毒。当与感染者发生皮肤或黏膜的直接接触后，病毒可经皮肤、黏膜破损处进入机体而发生初发感染，之后病毒沿神经末梢上行至神经节内并长期潜伏。约10%的初发感染者会出现临床症状，痊愈后病毒潜伏，当存在劳累、感冒、精神紧张、月经期等诱发因素时，潜伏的病毒被再次激活并沿神经末梢移行到该神经所支配的皮肤而引起疱疹复发。

单纯疱疹病毒分为2型，即HSV-1和HSV-2。HSV-1多引起生殖器以外的皮肤、黏膜和器官的感染，HSV-2主要通过性接触和母婴垂直传播而引起生殖器疱疹和新生儿感染。HSV-1和HSV-2感染后部分患者产生交叉免疫，但机体产生的特异性抗体并不能阻止复发。

【诊断要点】

单纯疱疹分为初发型疱疹和复发型疱疹。鉴于前者大多呈隐性感染，而后者更常见，故本文重点介绍复发型疱疹。

（1）好发于皮肤任何部位，但以皮肤与黏膜交界处最为常见，如口角、眼角附近。病程为1周左右，继发感染者的病程延长。

（2）原发皮损为簇集性丘疱疹、小水疱，基底可有红斑，继而出现糜烂、结痂，痂皮脱落后痊愈。继发感染时可出现脓疱甚至溃疡，消退后可遗留暂时性红斑、色素沉着和（或）瘢痕。

（3）伴随症状主要为瘙痒、灼热感。

【对容貌的影响】

同带状疱疹一样，单纯疱疹的皮损消退后局部可遗留暂时性红斑或色素沉着，甚至浅表凹陷性瘢痕，由于单纯疱疹好发于口角、眼角附近，这些后遗症状势必影响美观。

三、任务实施

【健康指导】

主要原则是促进修复、避免感染、减少局部后遗症状的发生。建议保持局部干燥，尽量避免沾水，避免搔抓，使痂皮自然脱落；痊愈后局部注意防晒、保湿，以减少色素沉着的形成，促进色素代谢。用药期间建议多饮水。患病期间避免皮损直接或间接接触自身他处皮肤或他人。

【药物治疗】

本病具有自限性。治疗原则为缩短病程、防治继发感染、减少复发和传播。

1. 系统治疗药物　以抗病毒药为主，采用间歇疗法，阿昔洛韦或伐昔洛韦口服 5 天。最好在发疹后 24 小时内用药。频繁复发（1 年内复发 6 次以上）者可采用持续抑制疗法，药物同前，疗程一般为 6 个月。

2. 外用药物　以抗病毒、干燥收敛、防治继发感染为主要原则。可外涂 3% 阿昔洛韦乳膏、1% 喷昔洛韦乳膏，继发感染时联用莫匹罗星软膏、夫西地酸乳膏等。

3. 物理治疗　氦氖激光、微波、紫外线、频谱治疗仪、红外线等局部照射可促进皮损干燥和吸收。

【美容治疗】

主要是单纯疱疹后遗留的红斑、色素沉着和瘢痕的处理。

1. 红斑的处理　一般可选择强脉冲光、脉冲染料激光等治疗。因脉冲染料激光治疗时局部可能会出现紫癜样皮损，故较常选用强脉冲光治疗，波长宜选择 500~600 nm，且需多次治疗。

2. 色素沉着的处理　选用调 Q 激光、强脉冲光、皮秒激光等，以分解色素颗粒、继而加速其代谢；也可选用浅表化学剥脱，促进含有色素颗粒的角质形成细胞的脱落与代谢。以上方法均需多次治疗。

3. 瘢痕的处理　一般多为浅表凹陷性瘢痕，可选择点阵激光、微针、射频治疗，同时辅以促进生长修复的药物外用或导入，也可根据具体情况选择 PRP 等填充注射疗法。

复习思考题

1. 通过学习，请针对案例中的患儿做出初步诊断与治疗计划，并进行健康指导。

2. 单项选择题。

（1）单纯疱疹的病因是（　　　）

A. 水痘 - 带状疱疹病毒感染

B. 人乳头瘤病毒感染

C. 人类疱疹病毒 6 型感染

D. 单纯疱疹病毒感染

E. 口蹄疫病毒感染

（2）下列有关单纯疱疹的说法中正确的是（　　　）

A. 单纯疱疹好发于四肢末端

B. 皮损散在分布

C. 皮损消退后一定不留后遗症状

D. 容易复发

E. 不复发

（3）下列有关单纯疱疹的说法中正确的是（　　　）

A. 有自限性，无须抗病毒治疗

B. 治疗以应用抗真菌药为主

C. 继发细菌感染时可同时使用抗细菌药

D. 频繁复发的病例无须口服药物治疗

E. 治疗以应用抗细菌药为主

功能插页

单纯疱疹的病因、临床表现和治疗

项目	具体内容
病因	单纯疱疹病毒感染
临床表现	簇集性丘疱疹、小水疱，好发于皮肤与黏膜交界处
主要药物	抗病毒药：阿昔洛韦、伐昔洛韦
物理治疗	氦氖激光、微波、射频、红外线、紫外线
美容治疗	强脉冲光、调 Q 激光、点阵激光、射频

任务七　带状疱疹的诊治

❀ 学习目标

1. 知识目标

（1）掌握带状疱疹的治疗原则。

（2）熟悉带状疱疹的临床表现和诊断要点。

（3）了解带状疱疹的病因和发病机制。

2. 技能目标

（1）能初步诊断带状疱疹。

（2）能制订带状疱疹的治疗方案（主要用药和物理治疗方案）。

（3）能对带状疱疹患者进行健康指导。

3. 素质目标

（1）遵守职业道德，尊重就医者，保护其隐私。

（2）认真严谨，细致全面。

（3）科学、合理地指导，切合实际。

一、任务导入

案例：患者男性，57 岁，为接受肿瘤放射治疗的患者，2021 年 1 月以"右下肢丘疹、丘疱疹伴疼痛 3 天"为主诉就诊。患者病来右下肢皮损区疼痛明显，呈阵发性针刺样，已影响睡眠。专科情况：右下肢见簇集性红色丘疹、丘疱疹、小水疱，基底有红斑，沿神经走行，未过中线（图 11-7-1）。

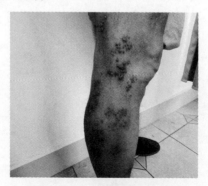

图 11-7-1　右下肢带状疱疹

二、任务分析

带状疱疹是一种常见的病毒感染性皮肤病,是水痘－带状疱疹病毒在机体内再激活的表现。

【病因和发病机制】

带状疱疹的病原体是水痘－带状疱疹病毒,人类是该病毒的唯一宿主。病毒主要通过空气中的飞沫传播,也可通过直接接触患者的水疱疱液传播。机体初次感染水痘－带状疱疹病毒后会发生 2 次病毒血症,并且病毒会播散到表皮的角质形成细胞和黏膜上皮细胞,引起细胞的空泡变性,形成水疱,从而导致水痘的临床表现。当水痘痊愈后,部分病毒侵入并潜伏于脊髓背根神经节或脑神经的感觉神经节内,当机体免疫力低下(如发生创伤、劳累、患恶性肿瘤、接受放射治疗、使用免疫抑制剂等)时,潜伏的病毒重新激活,在潜伏的神经节内复制,并沿着感觉神经轴索侵袭到该神经所分布的皮肤区域,形成水疱,同时受累神经发生炎症或坏死而产生明显疼痛,从而导致带状疱疹的临床症状。

带状疱疹或水痘的皮损疱液具有传染性,可使易感者感染、发生水痘而非带状疱疹。带状疱疹患者痊愈后可获得较持久的免疫力,一般不再复发。

【诊断要点】

(1)好发于免疫力低下的人群或机体免疫力低下时,一般病程为 2~4 周,老年人的病程略久。

(2)皮损好发于肋间神经、脑神经及腰骶神经支配的区域。

(3)原发皮损为米粒到豆大的簇集性丘疹、丘疱疹、小水疱,基底可有红斑,皮损沿神经节段呈带状分布,基本不超过身体中轴线(图 11-7-2)。水疱易破,出现糜烂或继发感染而产生脓疱、溃疡等,近卫淋巴结可出现肿痛。皮损吸收干涸、痂皮脱落后可遗留暂时性淡红色斑或色素沉着斑,继发感染后出现溃疡者可遗留瘢痕。

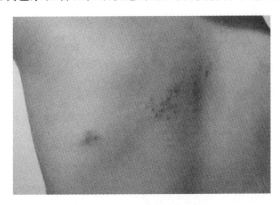

图 11-7-2　左背部带状疱疹

（4）伴随症状主要为神经痛，表现为阵发性针刺样、电击样疼痛，有时伴有（或仅有）瘙痒。

【对容貌的影响】

发生于面颈部的带状疱疹在皮损消退后局部可遗留暂时性的红斑或色素沉着，甚至永久性瘢痕（尤其是当继发感染严重时），这些后遗症状将对患者的容貌美观产生影响。

三、任务实施

【健康指导】

早期避免搔抓、沾水和多汗，保持透气干燥，预防感染；后期应使痂皮自然脱落，避免抓抠；暴露部位要注意持续防晒，以减少发生色素沉着的风险。用药期间宜多饮水。

【药物治疗】

本病具有自限性，早期积极抗病毒治疗可以避免或减少严重并发症和（或）后遗症的发生，并缩短病程。治疗原则为抗病毒、镇痛、抗炎、防治并发症。

1. 系统治疗药物

（1）抗病毒药。早期、足量应用抗病毒药有利于减轻神经痛、缩短病程，特别是对于 50 岁以上的患者。通常在发疹后 24～72 小时内用药效果最好，72 小时到 7 天内用药效果也较为明显。常选用的抗病毒药有伐昔洛韦、阿昔洛韦等。

（2）镇痛药。对于急性期疼痛，可选择非甾体抗炎药（如布洛芬、双氯芬酸钠、吲哚美辛等）和低剂量的三环类抗抑郁药（如阿米替林等）。对于带状疱疹后遗神经痛，可以选择普瑞巴林或加巴喷丁。

（3）糖皮质激素。早期、合理、联合使用小剂量糖皮质激素可减轻炎症、缓解神经痛，疗程为 1 周左右。

2. 外用药物　以抗病毒、干燥收敛、防治继发感染为主。可外涂阿昔洛韦乳膏、喷昔洛韦乳膏，联合莫匹罗星软膏、夫西地酸乳膏等。当水疱破溃伴渗出时可选用 3% 硼酸溶液、1：5000 呋喃西林溶液、0.1% 依沙吖啶溶液冷湿敷。

3. 物理治疗　氦氖激光、微波、紫外线、红外线等局部照射可促进皮损干燥、吸收，缓解疼痛。

【美容治疗】

主要是带状疱疹后遗留的色素沉着和瘢痕的处理，具体治疗方法同单纯疱疹的美容治疗。

复习思考题

1. 通过学习，请针对案例中的患者做出初步诊断与治疗计划，并进行健康指导。

2. 单项选择题。

（1）带状疱疹的病因是（　　　）

A. 水痘 – 带状疱疹病毒感染　　　　B. 人乳头瘤病毒感染

C. 人类疱疹病毒 6 型感染　　　　　D. EB 病毒感染

E. 单纯疱疹病毒感染

（2）下列有关带状疱疹的说法中正确的是（　　　）

A. 容易复发

B. 是水痘 – 带状疱疹病毒再激活的表现

C. 瘙痒为主要的自觉症状

D. 皮损消退后不留后遗症状

E. 是水痘 – 带状疱疹病毒初次感染所致

（3）下列有关带状疱疹的治疗方法中正确的是（　　　）

A. 有自限性，无须抗病毒药治疗

B. 早期抗病毒药治疗十分重要

C. 必须应用镇痛药

D. 不必用营养神经药物

E. 首选抗细菌药

功能插页

带状疱疹的病因、发病机制、临床表现和治疗

项目	具体内容
病因	水痘 – 带状疱疹病毒
发病机制	潜伏于神经节内的病毒再激活
临床表现	簇集性丘疹、丘疱疹、小水疱，沿神经走行呈带状分布，未过身体中线
主要药物	抗病毒药：阿昔洛韦、伐昔洛韦
物理治疗	氦氖激光、微波、射频、红外线、紫外线
美容治疗	强脉冲光、调 Q 激光、点阵激光、射频等

带状疱疹与单纯疱疹的鉴别要点

疾病	病因	临床表现	自觉症状
带状疱疹	水痘 – 带状疱疹病毒	簇集性的皮损呈带状分布，沿神经走行，不过身体中线	神经痛，偶有瘙痒
单纯疱疹	单纯疱疹病毒	皮损簇集性地存在于皮肤与黏膜交界处	瘙痒、烧灼感

（张明莉）

参考文献

［1］张学军，郑捷. 皮肤性病学. 北京：人民卫生出版社，2018.

［2］博洛尼亚. 皮肤病学（简装版）（第 4 版）. 朱学骏，王宝玺，孙建方，等译. 北京：北京大学医学出版社，2019.

［3］张学军. 皮肤病学高级教程. 北京：中华医学电子音像出版社，2017.

［4］雷山川. 自体疣组织蛋白与卡介菌多糖核酸联合治疗扁平疣 64 例. 中国皮肤性病学杂志，2005，19（1）：25-26.

［5］黎毅，范琴，姚艳. 扁平疣药物及光电治疗的研究进展. 激光生物学报，2020，29（6）：501-505.

［6］何黎，刘玮. 皮肤美容学. 北京：人民卫生出版社，2008.

我的笔记

模块十二　光线性皮肤病的诊断与治疗

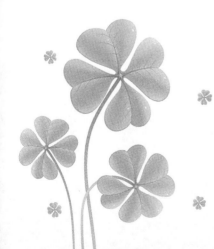

任务一　日晒伤的诊治

🌼 学习目标

1. 知识目标

（1）掌握日晒伤的治疗原则和防护要点。

（2）熟悉日晒伤的临床表现和诊断要点。

（3）了解日晒伤的病因和发病机制。

2. 技能目标

（1）能初步诊断日晒伤。

（2）能制订日晒伤的治疗方案。

（3）能对日晒伤患者进行健康指导。

3. 素质目标

（1）遵守职业道德，尊重就医者，保护其隐私。

（2）认真严谨，细致全面。

（3）科学、合理地指导，切合实际。

一、任务导入

案例：患者女性，18 岁，2020 年 8 月以"下肢红斑伴轻微疼痛 1 天"为主诉就诊。患者发病前 1 日外出游玩，日晒时间较长。专科情况：下肢暴露部位可见大面积潮红斑，略有触痛，皮损处界限清晰，未见明显的丘疹、水疱等（图 12-1-1）。

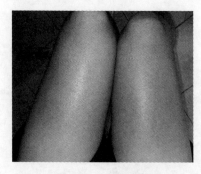

图 12-1-1　日晒伤

这是一种春夏季节常见的由日光照射导致的皮肤病，你或者身边的朋友患过这种病吗？是怎样治疗的？该病会有后遗症吗？

二、任务分析

日晒伤属于急性光毒性反应，任何个体均可发生，只要皮肤接受足够剂量的日光照射即可发生。

【病因和发病机制】

日光中除了可见光之外，紫外线对人体的影响最大。按照波长可将紫外线分为长波紫外线（UVA，波长为 315～400 nm）、中波紫外线（UVB，波长为 290～315 nm）、短波紫外线（UVC，波长为 200～290 nm）。由于大气层中臭氧等物质的吸收，所有的 UVC 和大部分 UVB 不能到达地表，故人体接受的紫外线绝大部分为 UVA，少部分为 UVB。紫外线在人体皮肤的穿透深度是波长依赖性的，波长越长，穿透深度越深。其中 UVA 可穿透表皮及真皮浅层而到达真皮深层组织；而 UVB 在表皮层即被大量吸收，只有极少部分到达真皮上部。

光被皮肤组织吸收后，可使组织发生一系列的反应变化。当表皮细胞中的蛋白质、核酸等吸收的紫外线（主要是 UVB）剂量超过可耐受量时，日光即可引起一系列光生物化学反应，产生氧自由基等炎症介质，进而导致细胞损伤、血管扩张等，引起红斑、水疱等急性光毒性反应的临床症状。

日晒伤发生时或恢复后常伴有色素沉着，即晒黑，后者可分为即刻晒黑和延迟性晒黑。前者发生在皮肤接受日光照射时和照射后即刻，多由黑色素的氧化和再分布引起；后者则与黑素细胞数量、黑色素颗粒合成的增加以及转运到角质形成细胞中的黑色素颗粒的增加有关。

【诊断要点】

（1）春夏季节好发，女性、儿童等皮肤白皙细嫩者多见。患者有日光暴晒史。

（2）皮损好发于面部、四肢、肩背部等暴露部位。

（3）原发皮损为曝光部位界限清楚的红斑，严重者可有肿胀、水疱，破溃后可出现糜烂、渗出。一般曝光后 6 小时内发病，12～24 小时症状明显，之后逐渐好转、脱屑，遗留色素沉着。病程一般为 7～10 天。

（4）伴随症状主要为灼痛。

【对容貌的影响】

日晒伤主要发生在面部等暴露部位，消退后遗留明显的色素沉着，对容貌产生较大的影响。

三、任务实施

【健康指导】

外出时应做好防晒，根据不同时段、不同场合、不同活动内容，科学、合理地选择防晒产品，并及时补涂；外出时穿戴防晒衣和防晒帽，紫外线强烈的季节尽量避免在10：00—16：00外出；日晒后及时冷敷降温，可逐渐外出锻炼，提高对日光的耐受性。

【药物治疗】

以局部对症处理为主，以消炎、舒缓、镇痛为治疗原则。一般可外用炉甘石洗剂、糖皮质激素乳膏剂，肿胀明显者可用3%硼酸溶液、0.1%依沙吖啶溶液等冷湿敷，伴有水疱、大疱者抽疱后加强防治感染的治疗。必要时口服抗组胺药，病情严重者口服或静脉滴注糖皮质激素。

【美容治疗】

（1）日晒伤急性期可积极外用医用冷敷贴以降温、修复，也可配合冷喷治疗。

（2）色素沉着出现后可给予维生素C口服，可也选择调Q激光、皮秒激光等以黑色素颗粒为靶色基的设备来治疗以促进色素代谢。

复习思考题

1. 通过学习，请针对案例中的患者做出初步诊断与治疗计划，并进行健康指导。

2. 单项选择题。

（1）下列有关日晒伤的说法中错误的是（　　　）

A. 接受的日光照射超量　　　　B. 属于急性光毒性反应

C. 灼痛为主要的自觉症状　　　D. 春夏季节好发

E. 只有少数个体发病

（2）下列有关日晒伤的治疗方法中说法错误的是（　　　）

A. 以对症处理为主

B. 可立即冷却降温

C. 对于出现水疱、大疱等病情严重者，建议系统使用糖皮质激素

D. 有必要采取抗感染治疗

E. 应用糖皮质激素可尽快控制病情

（3）下列有关日晒伤的预防，说法错误的是（　　　）

A. 防晒是重要的预防措施

B. 外出时涂一次防晒霜即可

C.　衣物等的遮挡有利于防晒

D.　户外运动时涂防晒霜也不足以达到良好的防护效果

E.　尽量避免在日照强度较高的时段外出

功能插页

日晒伤的病因、发病机制、临床表现和治疗

项目	具体内容
病因	紫外线的超量照射
发病机制	急性光毒性反应
临床表现	与曝光部位一致的红斑，严重者可有肿胀、水疱，伴灼痛
主要药物	外用炉甘石洗剂、糖皮质激素等，严重者系统使用糖皮质激素
美容治疗	医用冷敷贴、冷喷、调 Q 激光、皮秒激光
健康指导	避光防晒、冷却降温

任务二　多形性日光疹的诊治

❀ **学习目标**

1. 知识目标

（1）掌握多形性日光疹的治疗原则和防护要点。

（2）熟悉多形性日光疹的临床表现和诊断要点。

（3）了解多形性日光疹的病因和发病机制。

2. 技能目标

（1）能初步诊断多形性日光疹。

（2）能制订多形性日光疹的治疗方案。

（3）能对多形性日光疹患者进行健康指导。

3. 素质目标

（1）遵守职业道德，尊重就医者，保护其隐私。

（2）认真严谨，细致全面。

（3）科学、合理地指导，切合实际。

一、任务导入

案例：患者女性，34 岁，2021 年 3 月以"双侧上肢、面颈部红斑、丘疹伴瘙痒 2 天"为主诉就诊。患者发病前 1 天曾外出游玩，日晒时间较长。专科情况：双侧上肢和面颈部可见红斑、丘疹，皮疹以丘疹为主，曝光部位多见（图 12-2-1）。

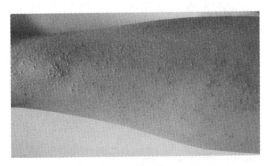

图 12-2-1　前臂多形性日光疹

这是一种由日光照射导致的变态反应性皮肤病，你或者身边的朋友患过这种病吗？

二、任务分析

多形性日光疹属于 T 淋巴细胞介导的迟发型超敏反应，只有少数敏感体质的个体发病。

【病因和发病机制】

多形性日光疹的病因和发病机制尚不完全明确，目前认为其可能与日光照射、免疫、遗传、内分泌和代谢异常有关。引起多形性日光疹的光谱较宽，主要为 UVB、UVA，偶尔也有可见光。日光照射后，机体产生光诱导的内源性抗原，进而通过活化的 T 淋巴细胞的介导而产生变态反应，引发一系列的临床症状。

【诊断要点】

（1）春夏季节好发，青年女性多见，有日光暴晒史。

（2）皮损好发于面部、颈部、上肢伸侧等暴露部位。

（3）原发皮损为丘疹、丘疱疹、小水疱、水肿性红斑、斑块等。某一患者的皮损常以单一形态为主，一般丘疹多见。皮损常局限于曝光部位，曝光后 30 分钟至数天内发病。该病可反复发作，部分患者的病情可持续数 10 年，但间歇期皮损可完全消退。

（4）伴随症状主要为瘙痒、灼热感。

（5）实验室检查方面，光敏试验显示对 UVA 或（和）UVB 异常敏感，光激发试验结果多为阳性，光斑贴试验呈阴性。

【对容貌的影响】

多形性日光疹主要发生在面部、颈前 V 区、上肢伸侧等暴露部位，且常反复发作，消退后遗留短暂性色素沉着，对患者的容貌美观产生一定的影响。

三、任务实施

【健康指导】

除积极治疗外，主要是严格避光防晒，基本同日晒伤的防护要求。一般建议选择防晒产品时使用混合性遮光剂（即含有物理性遮光剂和化学性遮光剂的产品）。选择标准：户内、秋冬季节，SPF > 15、PA（++）；户外、春夏季节，SPF > 30、PA（+++）。

【药物治疗】

1. 局部治疗　一般选择外用超强效或强效糖皮质激素制剂，也可选择钙调磷酸酶抑制剂。

2. 系统治疗　口服抗组胺药、抗疟药等，严重时可使用糖皮质激素或硫唑嘌呤、环孢素等免疫抑制剂。

【美容治疗】

（1）发病期内红斑、肿胀或灼热感明显者可适当外用医用冷敷贴或采用冷喷治疗。

（2）色素沉着出现后可给予维生素C口服，也可选择调Q激光、皮秒激光等以黑色素颗粒为靶色基的设备来治疗以促进色素代谢。

（3）光疗主要是在不激惹发病的前提下，诱导患者对光产生耐受性。

复习思考题

1. 通过学习，请针对案例中的患者做出初步诊断与治疗计划，并进行健康指导。

2. 单项选择题。

（1）下列有关多形性日光疹的说法中错误的是（　　　）

A. 少量日光照射也可诱发

B. 属于迟发型超敏反应

C. 瘙痒为主要的自觉症状

D. 男性好发

E. 女性好发

（2）下列有关防晒的说法中错误的是（　　　）

A. SPF用于对UVB防护效果的评定

B. PA用于对UVA防护效果的评定

C. 根据不同季节、不同场合选择合适的防晒产品

D. 冬季不需要防晒

E. 阴天也需要防晒

（3）下列有关多形性日光疹的防治，说法正确的是（　　　）

A. 不能使用糖皮质激素

B. 冷敷等舒缓治疗无效

C. 抗组胺药无效

D. 混合性防晒霜的防护效果最佳

E. 防晒无益

功能插页

多形性日光疹的病因、发病机制、临床表现和治疗

项目	具体内容
病因	紫外线、可见光的照射诱导内源性抗原的产生
发病机制	迟发型超敏反应
临床表现	与曝光部位一致的丘疹、丘疱疹、红斑、水疱等多形态皮损，自觉症状以瘙痒为主
主要药物	外用糖皮质激素制剂，严重者系统使用糖皮质激素等
美容治疗	医用冷敷贴、冷喷、调 Q 激光、皮秒激光
健康指导	避光防晒

多形性日光疹和日晒伤的比较

项目	日晒伤	多形性日光疹
发病机制	急性光毒性反应	迟发型超敏反应
发病人群	任何个体	少数敏感体质的个体
致病光谱	主要为 UVB	UVB、UVA、可见光
发病部位	曝光部位	曝光部位
临床表现	红斑、肿胀伴灼痛	丘疹、丘疱疹等多形态皮损，伴瘙痒、灼热感
药物治疗	均以局部治疗为主，严重者系统使用糖皮质激素等	
美容治疗	均可酌情选用医用冷敷贴、冷喷治疗、调 Q 激光治疗、皮秒激光治疗	

任务三　慢性光化性皮炎的诊治

学习目标

1. 知识目标

（1）掌握慢性光化性皮炎的治疗原则和防护要点。

（2）熟悉慢性光化性皮炎的临床表现和诊断要点。

（3）了解慢性光化性皮炎的病因和发病机制。

2. 技能目标

（1）能初步诊断慢性光化性皮炎。

（2）能制订慢性光化性皮炎的治疗方案。

（3）能对慢性光化性皮炎患者进行健康指导。

3. 素质目标

（1）遵守职业道德，尊重就医者，保护其隐私。

（2）认真严谨，细致全面。

（3）科学、合理地指导，切合实际。

一、任务导入

案例：患者男性，57 岁，室外工作者，2020 年 12 月以"头、面、颈部及上肢皮疹伴瘙痒 3 个月，加重 1 个月"为主诉就诊。病初皮疹局限于头、面、颈部及手背，伴剧烈瘙痒，日晒后加重或诱发。1 个月前皮疹逐渐蔓延至上肢非曝光部位。专科情况：头、面、颈部及手背曝光部位见丘疹、暗红色斑块、粗糙、肥厚、苔藓样变，上肢腕部以上部位可见少许丘疹，抓痕明显（图 12-3-1、12-3-2）。

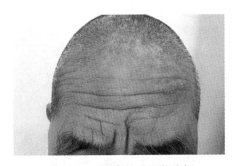

图 12-3-1　患者的头面部皮损

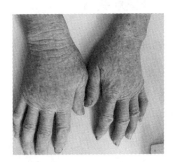

图 12-3-2　患者的手部皮损

二、任务分析

慢性光化性皮炎是一种慢性、持久性、特发性的光敏感性皮肤病。

【病因和发病机制】

慢性光化性皮炎的致病光谱主要是紫外线，偶尔为可见光。光敏物质的持续存在是该病发生、发展的重要因素。当皮肤内存在某些光敏物质并接受日光照射后，机体被诱发产生内源性光变应原，进而激活皮肤的迟发型超敏反应。常见的光敏物质有洗涤用品中的卤代水杨酰苯胺、建筑材料中的某些成分、工业焦油沥青、某些药物（如四环素类、水杨酸类、灰黄霉素、磺胺类、补骨脂、防风、香豆素类、白芷），以及某些食物（如灰菜、木耳等）。

【诊断要点】

（1）好发于户外工作或活动的老年男性，夏季多见，无家族发病的报道。

（2）皮损首发于曝光部位，逐渐蔓延至非曝光部位。

（3）原发皮损为红斑、丘疹、丘疱疹，逐渐发展成浸润肥厚性斑块、苔藓样变，严重者可出现红皮病或假性淋巴瘤样改变。因瘙痒严重，皮损处常有抓痕、结痂。病程持久，夏重冬轻，常多年不愈。

（4）伴随症状主要为剧烈瘙痒。

（5）实验室检查。光敏试验显示对 UVB 和 UVA 异常敏感，偶见对可见光敏感；光激发试验和光斑贴试验可呈阳性；组织病理学检查显示皮损呈慢性湿疹样或假性淋巴瘤样改变。

【对容貌的影响】

慢性光化性皮炎好发于面部、颈部、手臂等曝光部位，病程持久，常伴有色素沉着。虽多见于老年男性，但其对容貌的影响仍不容忽视。

三、任务实施

【健康指导】

避免接触光敏物质（包括皮肤局部接触变应原和某些光敏食物或光敏药物等）和避光十分重要。尽量避免搔抓，以减缓皮损进展、减轻色素沉着。

【药物治疗】

1. 局部治疗　外用糖皮质激素制剂、钙调磷酸酶抑制剂等。

2. 系统治疗　口服大剂量烟酰胺（每日 1.2～1.5 g）、小剂量羟氯喹（每日 0.2～0.4 g）、抗组胺药和 B 族维生素等。严重者可选用沙利度胺、硫唑嘌呤、环孢素、糖皮质激素等。

【美容治疗】

慢性光化性皮炎常迁延不愈，加之老年患者的皮脂腺和汗腺分泌功能下降、表皮水分含量不足，皮肤屏障功能受损，因此，使用具有防晒、修复皮肤屏障、保湿润肤、抗炎舒敏作用的功效性护肤品在该病的治疗和管理中也很重要。

复习思考题

1. 通过学习，请针对案例中的患者做出初步诊断与治疗计划，并进行健康指导。

2. 单项选择题。

（1）下列关于慢性光化性皮炎的说法中错误的是（　　　）

A. 光敏物质的存在及日光照射是发病原因

B. 属于迟发型超敏反应

C. 患者对 UVB、UVA 异常敏感

D. 皮损局限于曝光部位

E. 非曝光部位可发病

（2）下列关于慢性光化性皮炎的说法中正确的是（　　　）

A. 好发于老年女性　　　　　　　B. 户外工作者多见

C. 瘙痒轻微　　　　　　　　　　D. 病程较短

E. 属于急性光毒性反应

（3）下列关于慢性光化性皮炎的防治方法中错误的是（　　　）

A. 避光是有效措施

B. 光敏物质的去除有利于疾病的恢复

C. 一般不必口服药物治疗

D. 一般需长期治疗

E. 功效性护肤品的使用有助于缓解病情

功能插页

慢性光化性皮炎的病因、发病机制、临床表现和治疗

项目	具体内容
病因	光敏物质的存在以及日光照射
发病机制	迟发性超敏反应
临床表现	红斑、丘疹、丘疱疹，逐渐发展成肥厚的斑块、苔藓样变，从曝光部位逐渐扩展到非曝光部位，伴有剧烈瘙痒
主要药物	外用糖皮质激素制剂、钙调磷酸酶抑制剂，严重者系统使用烟酰胺、羟氯喹、糖皮质激素、免疫抑制剂等
美容治疗	功效性护肤品
健康指导	避光，避免接触光敏物质、食用光敏食物或使用光敏药物

任务四　光老化的诊治

🍀 学习目标

1. 知识目标

（1）掌握光老化的治疗原则和防护要点。

（2）熟悉光老化的临床表现和诊断要点。

（3）了解光老化的病因和发病机制。

2. 技能目标

（1）能初步诊断光老化。

（2）能制订光老化的治疗方案。

（3）能对光老化患者进行健康指导。

3. 素质目标

（1）遵守职业道德，尊重就医者，保护其隐私。

（2）认真严谨，细致全面。

（3）科学、合理地指导，切合实际。

一、任务导入

案例： 患者女性，57 岁，2020 年 10 月以"面部黑褐色斑点、斑片 10 余年"为主诉就诊。专科情况：面部散在米粒到指甲大小的褐色斑点和斑片，毛细血管轻微扩张，未见红斑、糜烂等（图 12-4-1）。

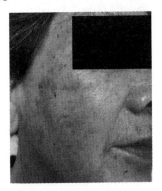

图 12-4-1　面部光老化

这是一种不可避免的皮肤衰老现象，你知道它是如何发生的吗？有什么好办法可以治疗或预防吗？

二、任务分析

光老化是人体皮肤长期反复接受紫外线照射而发生的慢性皮肤损伤。

【病因和发病机制】

衰老是生物界普遍存在的自然规律之一，人体皮肤的衰老可分为内源性老化（自然老化）和外源性老化。光老化是最主要的外源性老化。致光老化的光谱主要是 UVA 和 UVB，其中 UVA 因其能穿透到真皮深层，被认为在皮肤光老化中发挥着极其重要的作用。紫外线导致光老化损伤的机制主要包括以下几方面。

1. 诱导细胞 DNA 损伤和细胞凋亡　UVB 可直接被表皮细胞的 DNA 吸收，引起 DNA 结构损伤。当损伤达到一定程度时，细胞便可在肿瘤抑制因子 p53 蛋白的介导下发生凋亡。

2. 胶原合成减少、降解增加　长期的紫外线照射使皮肤中生成大量的活性氧自由基，进一步激活下游细胞因子而影响胶原的合成；同时，紫外线可使皮肤中基质金属蛋白酶（MMPs）的含量增加、活性升高，从而促进胶原的降解。

3. 线粒体损伤　紫外线照射可对线粒体造成损伤，使其功能减退，且更容易受到氧化应激的损伤，进而促使细胞进入衰老状态。

4. 蛋白质氧化　研究发现蛋白质容易受到氧化损伤，紫外线是皮肤蛋白质氧化的主要因素，可使真皮胶原纤维和弹性纤维发生变性、交联。

5. 端粒损伤　端粒在细胞内的主要作用是控制与细胞凋亡有关的基因的表达和细胞增殖。一般随着细胞分裂次数的增加，端粒会逐渐缩短。当端粒缩短到一定程度时，细胞将立即激活凋亡程序，使细胞走向衰老和死亡。

6. 水孔蛋白 3 的表达下降　研究发现皮肤中水的转运依赖于细胞膜上的水孔蛋白，尤其是水孔蛋白 3（aquaporin 3，AQP3）。紫外线照射后，ERK 信号通路被激活，使角质形成细胞上的 AQP3 表达下降，导致皮肤的水合作用降低，皮肤变得干燥并出现皱纹等。

从儿童阶段接受日晒时起，光老化过程就已经开始，每接受一次无防护的日光照射，就意味着向衰老迈进了一步，日积月累的影响逐渐发展成肉眼可见的临床症状。

【诊断要点】

光老化的临床表现主要是皮肤弹性丧失、皱纹粗深、呈皮革样外观、色素沉着、毛细血管扩张、角化过度以及多种良、恶性皮肤肿瘤。

【对容貌的影响】

光老化好发于面、颈、四肢等曝光部位，面颈部尤为显著，无论是色素沉着、血管扩张还是皱纹和皮肤松弛，都严重影响患者的容貌美观。

三、任务实施

【健康指导】

有效避光和光防护是预防或减缓光老化的重要措施。除了对 UVB 进行防护外，UVA 也不容忽视。防护用品主要包括衣物、太阳镜和化妆品（主要是防晒产品），其中防晒产品包括物理防晒剂、化学防晒剂和抗氧化剂。应根据不同情况，科学、合理地选择。

【药物治疗】

主要是外用药的局部治疗。

1. 维 A 酸类药物　该类药物能调节上皮细胞的生长和分化，减轻皱纹和色素沉着。

2. 氟尿嘧啶　该药可导致表皮损伤，从而刺激创伤愈合和真皮重塑，使真皮胶原合成增加，由此治疗光老化和光线性角化病（属于癌前病变）。

【美容治疗】

对于光老化引起的各种临床症状，目前越来越多地倾向于选择无创或微创的光电治疗。

1. 激光治疗　激光磨削是最早被应用于治疗光老化的方法，随着选择性光热作用原理被提出，点阵激光、Q 开关激光等被越来越多地应用于不同光老化皮损的治疗中，超脉冲 CO_2 激光是去除良性增生物等严重光损伤的首选方法。

2. 强脉冲光治疗　波长为 500 ~ 1200 nm 的高强度脉冲光通过皮肤中色素基团的选择性吸收而封闭扩张的毛细血管、刺激真皮胶原再生，从而达到祛斑、嫩肤、治疗光老化的目的，因此其在慢性光损伤的治疗中具有明显的优势。

3. 射频治疗　射频能量可以不被表皮中的黑色素及组织吸收，而直接被传导到真皮，使胶原收紧和再生，即在避免损伤表皮的前提下达到治疗皮肤松弛的目的。

4. 光动力治疗　先外涂光敏剂，再用适当波长的光照射，其本质是光化学疗法，可加速表皮的更替、促进真皮胶原的合成、损伤癌前病变或杀伤癌变细胞，主要用于治疗光线性角化病，对细纹和暗沉也有一定的效果。

5. 化学剥脱　将 α-羟酸（如果酸）、β-羟酸（如水杨酸）及三氯醋酸等化学试剂外涂于皮肤表面，对皮肤造成可控性的破坏，使皮肤启动创伤再修复机制，从而促进皮肤更新。术后也可能产生色素沉着、色素减退、红斑等并发症，故需要慎重筛选适应证、把控操作时间等。

6. 填充和手术　填充主要用于皱纹的去除，尤其是面部皱纹的去除。对于严重的光老化，上述方法效果欠佳时可以考虑手术治疗。

7. 功效性护肤品　主要选择含有抗氧化剂、维生素 A、辅酶 Q10、氨基酸和肽类等成分的护肤品。

复习思考题

1. 通过学习，请针对案例中的患者做出初步诊断与治疗计划，并进行健康指导。

2. 单项选择题。

（1）下列关于光老化的说法中错误的是（　　　）

A. 主要致病光谱是 UVA、UVB

B. 主要致病光谱是可见光

C. 光电治疗是目前的主流选择

D. 皮损局限于曝光部位

E. 脂溢性角化病是最常见的表现

（2）下列关于光老化的说法中正确的是（　　　）

A. 皮肤弹性丧失、皱纹粗深是光老化的表现

B. 不会出现毛细血管扩张

C. 脂溢性角化病不属于光老化

D. 属于内源性老化

E. 只有老年人才发生

（3）下列关于光老化的治疗和预防方法中错误的是（　　　）

A. 防晒可减轻和延缓光老化

B. 光动力疗法不能用于治疗光老化

C. 光电治疗的效果肯定

D. 光老化主要影响美观

E. 主要针对 UVA、UVB 进行防晒

功能插页

光老化的病因、临床表现和治疗

项目	具体内容
病因	紫外线长期、反复照射
临床表现	色素沉着、毛细血管扩张、皱纹、皮肤松弛、良性或恶性赘生物
药物治疗	外用维 A 酸类药物和氟尿嘧啶
美容治疗	激光、强脉冲光、射频、光动力疗法、化学剥脱、填充和手术、功效性护肤品
健康指导	避光和光防护

（张明莉）

参考文献

［1］何黎，刘玮. 皮肤美容学. 北京：人民卫生出版社，2008.

［2］何黎. 美容皮肤科学. 北京：人民卫生出版社，2011.

［3］博洛尼亚. 皮肤病学（简装版）（第 4 版）. 朱学骏，王宝玺，孙建方，等译. 北京：北京大学医学出版社，2015.

［4］周展超. 皮肤美容激光与光子治疗. 北京：人民卫生出版社，2009.

［5］张学军，郑捷. 皮肤性病学. 北京：人民卫生出版社，2018.

［6］功效性护肤品在慢性光化性皮炎中的应用指南专家组. 功效性护肤品在慢性光化性皮炎中的应用指南. 中国皮肤性病学杂志，2020，34（1）：1-4.

我的笔记

选择题参考答案

模块二

任务一

（1）C　　（2）B

任务二

（1）D　　（2）B　　（3）A

任务三

（1）B　　（2）C

任务四

C

模块四

任务一

（1）D　　（2）C　　（3）B　　（4）C

任务二

（1）A　　（2）B　　（3）B　　（4）B　　（5）C　　（6）A　　（7）B

模块五

任务一

（1）ABCD　　（2）ABCD

任务二

ABCDE

任务三

ABCE

任务四

AE

任务五

ABD

任务六

ABCD

任务七

ABCD

模块六

任务一

（1）A （2）B

任务二

单项选择题：（1）E （2）E

案例分析题：（1）C （2）B （3）C （4）E （5）C （6）D

任务三

单项选择题：C

案例分析题：（1）B （2）A （3）B

任务八

单项选择题：C

案例分析题：（1）C （2）E

任务九

单项选择题：（1）B （2）C （3）A

案例分析题：（1）D （2）A （3）B

模块八

任务一

E

任务二

单项选择题：（1）A （2）A （3）D

多项选择题：BD

任务三

单项选择题：（1）A　　（2）B　　（3）A　　（4）D

任务四

（1）D　　（2）C

任务五

（1）A　　（2）D　　（3）C

任务六

单项选择题：（1）C　　（2）B

多项选择题：ABCDE

任务七

E

任务八

单项选择题：（1）A　　（2）C　　（3）A　　（4）C

多项选择题：ABCE

任务九

BCDE

任务十

B

任务十一

（1）C　　（2）A

任务十二

单项选择题：（1）C　　（2）C

多项选择题：（1）ABD　　（2）ABCDE　　（3）ABCDE

模块十

任务一

（1）B　　（2）D　　（3）A

任务二

（1）C　　（2）A　　（3）D

任务三

（1）A　　（2）D　　（3）E

任务四

（1）B　　（2）C　　（3）C

模块十一

任务一

（1）C　　（2）D　　（3）D

任务二

（1）E　　（2）A　　（3）A

任务三

（1）B　　（2）B　　（3）A

任务四

（1）B　　（2）E　　（3）D

任务五

（1）A　　（2）D　　（3）C

任务六

（1）D　　（2）D　　（3）C

任务七

（1）A　　（2）B　　（3）B

模块十二

任务一

（1）E　　（2）D　　（3）B

任务二

（1）D　　（2）D　　（3）D

任务三

（1）D　　（2）B　　（3）C

任务四

（1）B　　（2）A　　（3）B

思政案例提纲

习近平总书记在党的二十大报告中指出："育人的根本在于立德。全面贯彻党的教育方针，落实立德树人根本任务，培养德智体美劳全面发展的社会主义建设者和接班人。"建设高水平人才培养体系，必须将思想政治工作体系贯通其中，必须抓好课程思政建设，解决好专业教育和思政教育"两张皮"问题。

美容皮肤治疗技术是医学美容技术专业的核心课程，是思政教育的主要载体。在教材中合理地融入思想政治教育内容，是落实习近平总书记重要讲话精神和党的教育方针的重要实践，也是培养新时代美容人才的必然要求。

课程思政教学案例

序号	知识点	案例	思政建设目标
1	职业环境认知	美容"毁容"新闻报道	懂法、守法，依法从业
2	体格检查	保护患者隐私，营造舒适环境	同情患者、尊重患者
3	不同类型皮肤保健	我国选手参加世界技能大赛获得金奖	热爱美容事业，勤学苦练，增强职业荣誉感
4	太田痣的诊治	情侣因太田痣影响恋爱关系，最终重归于好	树立正确婚恋观
5	敏感性皮肤的诊治	美容院不合理的皮肤护理及夸大宣传，造成很多皮肤问题	尊重科学，培养良好职业道德
6	痤疮的诊治	痤疮的复杂病因，特别是生活习惯的影响	养成良好生活习惯，锻炼健康体魄

课程思政教学案例一

美丽人生，与法同行

案例：

中央电视台《今日说法》节目报道，2016 年 10 月，罗女士在表妹的介绍下去了吴某开的美容店做消除眼袋的美容手术，但是术后罗女士不仅没消除眼袋，还出现了眼睑外翻的情况。于是罗女士将吴某告上法庭，后经过多次诉讼和调解，纠纷总算得以解决。

2023 年中央电视台"3·15"晚会曝光，多家企业公开在展会现场用妆字号美容针进行泪沟、苹果肌等部位填充注射。

2022 年 9 月，骆某在未取得医师资格证书和医师执业证书的情况下，擅自为顾客注射玻尿酸、胶原蛋白和嗨体熊猫针剂，其行为违反了《中华人民共和国医师法》第十三条第四款和第十四条第一款的规定。2022 年 10 月，依据《中华人民共和国医师法》第五十九条的规定，当地县卫生健康局对当事人做出行政处罚：责令立即停止相关执业活动，没收违法所得 4700 元，罚款 2 万元。

启示：

我国对美容市场有严格的监管，并制定了相关法律法规，如《化妆品监督管理条例》《医疗美容广告执法指南》《医疗美容服务管理办法》《消费者权益保护法》等。无论开展生活美容服务还是医疗美容服务，必须遵守相关法律规定，依法从业，这既是对求美者的尊重和保护，也有利于自身事业的健康发展。学法、懂法、守法，是所有美容从业者必须遵守的职业底线。

课程思政教学案例二

尊重患者，保护隐私

案例：

吴孟超被誉为"中国肝胆外科之父"。冬天出诊，吴孟超会先把手搓热，把听诊器焐热，再去接触患者的身体；查房时，他总是习惯上前拉着患者的手拍一拍，摸摸患者的头，还用自己的额头贴着患者的额头试体温。

人民资讯 2021 年的一篇报道中说，郑州市民申女士反映，住院的老伴信息被保护得很好，医院对其老伴的患者信息卡进行了模糊化处理——三个字的名字，中间有一个字被星号代替，个人信息得到了有效的保护。"我感觉很好，这是对患者的尊重和隐私的保护。毕竟，并不是每个患者都愿意将自己的病情暴露于人。"申女士的老伴说。

启示：

德不近佛者，不可为医；才不近仙者，无以为医。这种"大医精诚"的医德精神自古以来便被救死扶伤的医者奉为圭臬。作为医疗美容从业者，必须站在求美者的角度，真正体会其焦虑之心、不安之感、期盼之意，给予更多的关心、爱护、帮助。要牢固树立对求美者隐私的保护意识，保护求美者隐私不仅是对求美者的尊重，更是法定的职责。

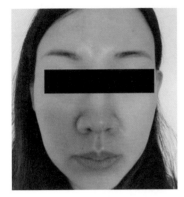

图 2-1-1　正常皮肤

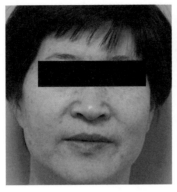

图 2-1-2　衰老皮肤

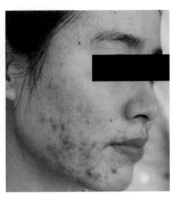

图 2-1-3　损容性皮肤

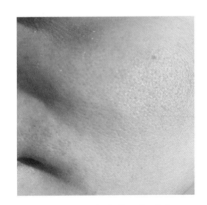

图 2-1-4　皮肤纹理和毛孔

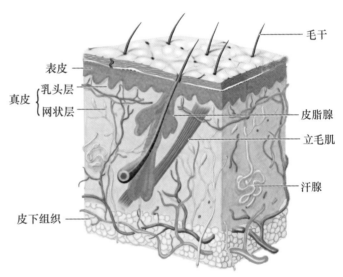

图 2-1-5　皮肤的构成

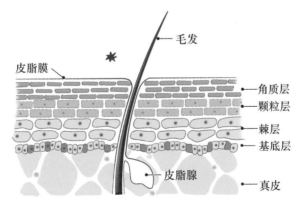

图 2-1-6　表皮的分层

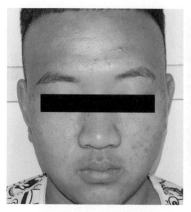

图 2-2-1　求美者的面部皮肤外观

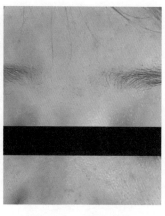

图 2-2-2　干性皮肤

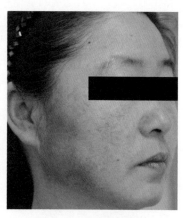

图 2-2-3　敏感性皮肤

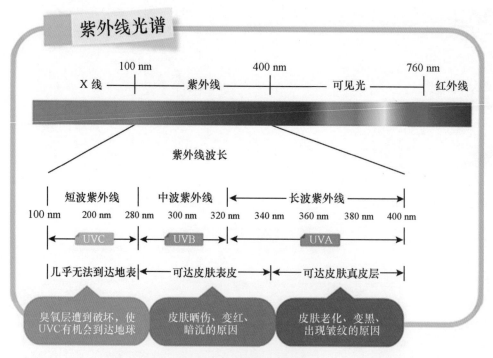

图 2-2-4　光的物理学特性

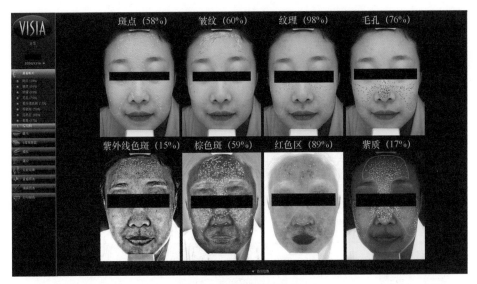

图 2-4-2　整体检测结果

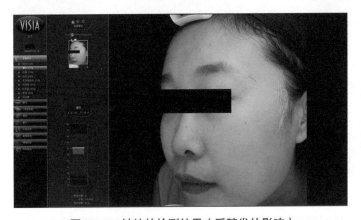

图 2-4-3　皱纹的检测结果（受碎发的影响）

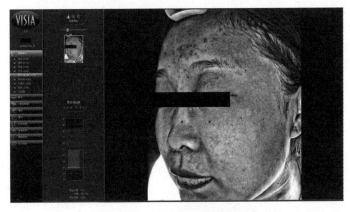

图 2-4-4　紫外线斑的检测结果

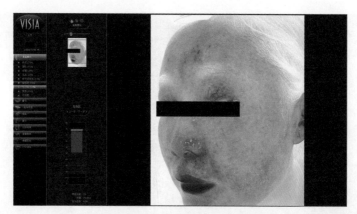

图 2-4-5　红色区的检测结果（蓝点代表色素沉着）

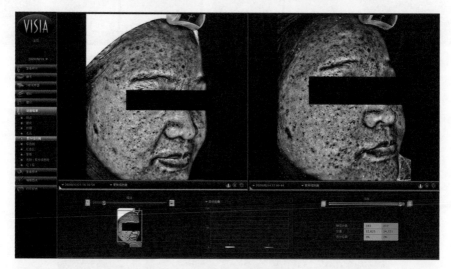

图 2-4-7　治疗前后的对比图

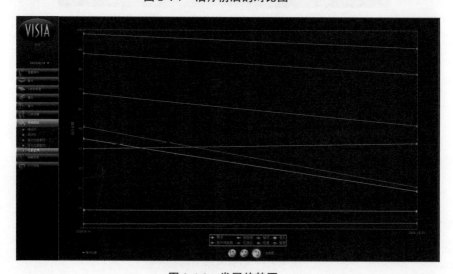

图 2-4-9　发展趋势图

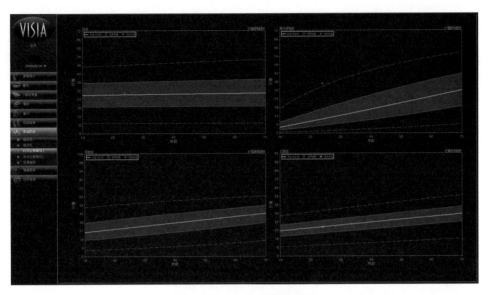

图 2-4-10　百分位数曲线图

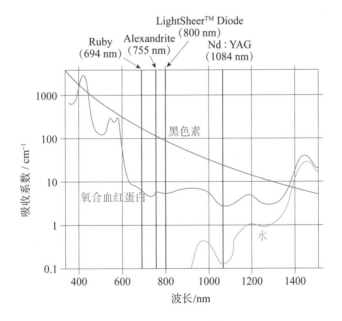

图 5-1-1　吸收光谱

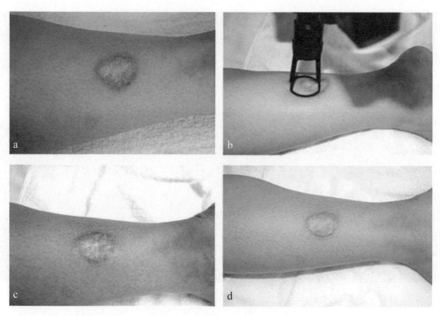

图 5-1-2 CO₂ 点阵激光治疗

a. 术前；b. 术中；c. 用生理盐水棉片擦掉皮肤蛋白质（小白点）；d. 术后

	532 nm			755 nm				
	红色	橙色	黄色	绿色	蓝色	紫色	棕色	黑色
PicoSure	●	●	●	●	●	●	●	●
其他皮肤激光器	●	●	●			●	●	●
	532 nm					1064 nm		

图 5-1-5 PicoSure 丰巢皮秒激光器的 755 nm/532 nm 激光可有效去除所有颜色的文身

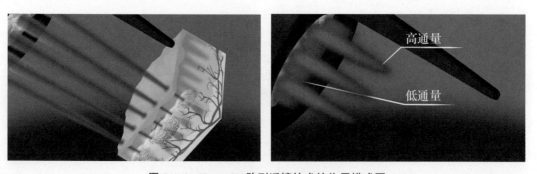

高通量

低通量

图 5-1-6 Focus ™ 阵列透镜技术的作用模式图

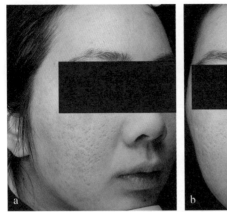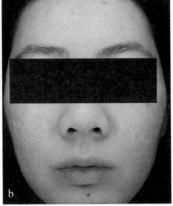

图 5-1-8　ResurFX 光纤激光治疗后 1 天

a. 右侧面；b. 正面

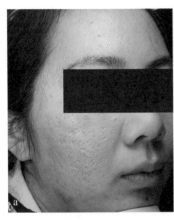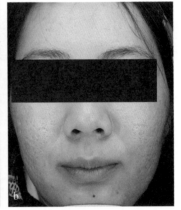

图 5-1-9　ResurFX 光纤激光治疗后 10 天

a. 右侧面；b. 正面

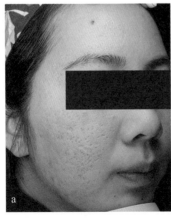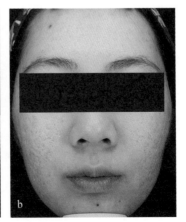

图 5-1-10　ResurFX 光纤激光治疗后 1 个半月

a. 右侧面；b. 正面

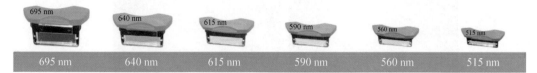

图 5-2-1 不同的滤光片滤过的光线不同

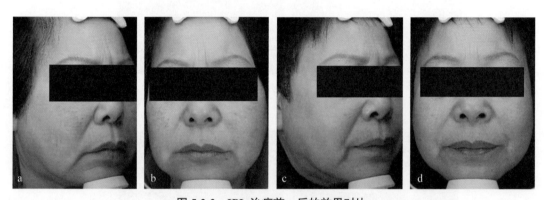

图 5-2-3 IPL 治疗前、后的效果对比

a. 治疗前右侧面；b. 治疗前正面；c. 治疗后半年时的右侧面；d. 治疗后半年时的正面

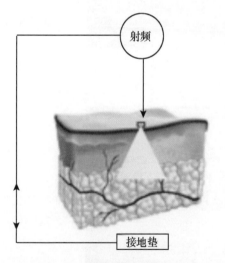

图 5-3-1 单极射频的原理示意图

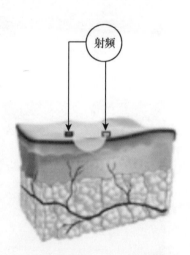

图 5-3-2 双极射频的原理示意图

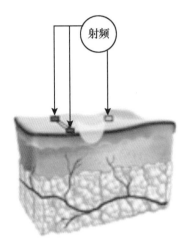
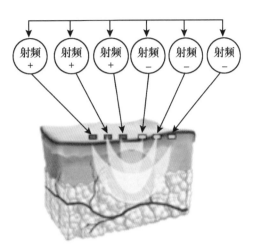

图 5-3-3 三极射频的原理示意图　　图 5-3-4 多极射频的原理示意图

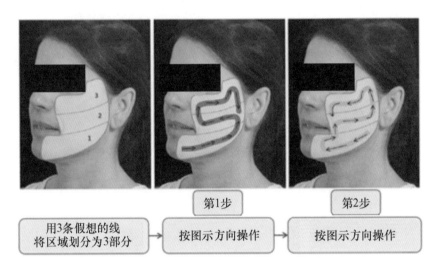

图 5-3-5 面部治疗区域的划分

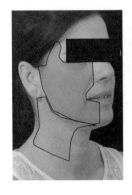
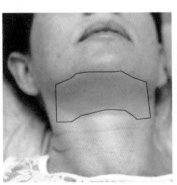
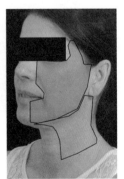

图 5-3-6 面颈部治疗区域

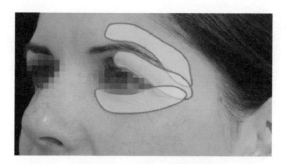

图 5-3-7　眶周治疗区域

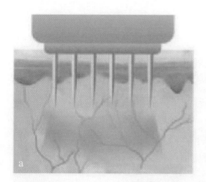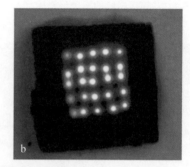

图 5-3-9　电控自动插入示意图

a.针刺皮肤；b.微针热成像

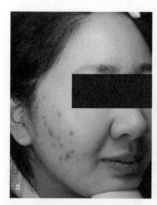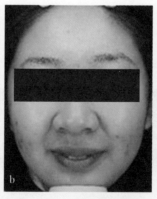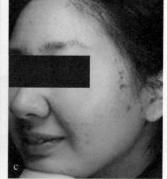

图 5-3-10　点阵微针治疗前

a.右侧面；b.正面；c.左侧面

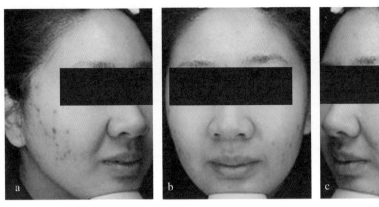

图 5-3-11　点阵微针治疗后 1 个月

a. 右侧面；b. 正面；c. 左侧面

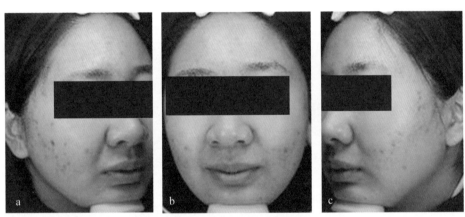

图 5-3-12　点阵微针治疗后 3 个月

a. 右侧面；b. 正面；c. 左侧面

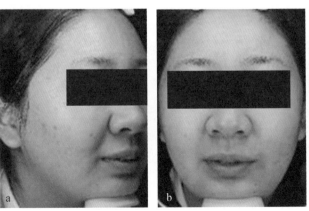

图 5-3-13　点阵微针治疗后半年

a. 右侧面；b. 正面；c. 左侧面

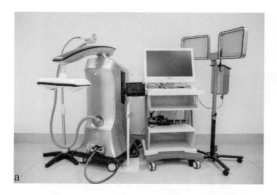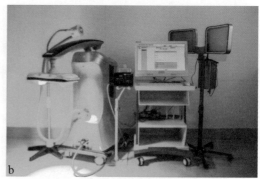

图 5-4-1　532 nm LED 设备

a. 非工作状态；b. 工作状态

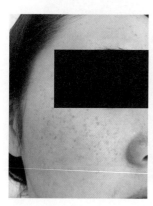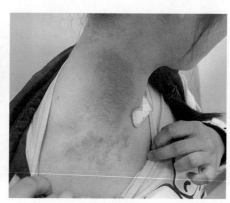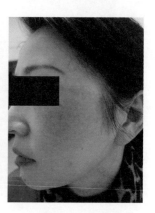

图 6-1-1　雀斑　　　　　　　图 6-1-2　雀斑样痣　　　　　　图 6-2-1　黄褐斑

图 6-2-2　皮肤镜下黄褐斑的深褐色斑片或斑点的形态（×20）

a. 毛囊周围可见深褐色斑片；b. 深褐色颗粒状斑片或聚集性沙砾状斑点

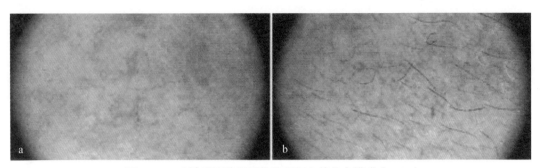

图 6-2-3　皮肤镜下黄褐斑处的毛细血管分布模式（×20）

a. 边界不清的淡红色斑片及树枝状分布的毛细血管网；b. 网状分布的毛细血管网

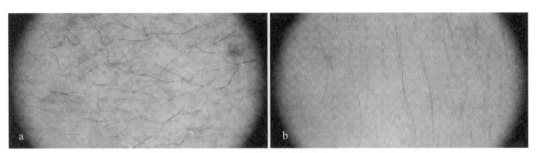

图 6-2-4　同一患者皮肤镜下皮损部位（a）与正常皮肤（b）的毳毛形态（×20）

a. 黄褐斑皮损部位的毳毛增粗、变黑；b. 正常皮肤的毳毛形态

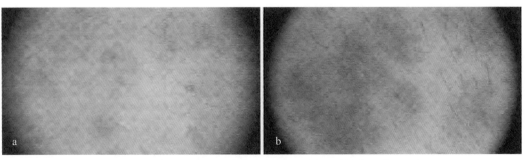

图 6-2-5　雀斑和激光治疗术后色素沉着的皮肤镜表现（×20）

a. 雀斑；b. 激光治疗术后的色素沉着

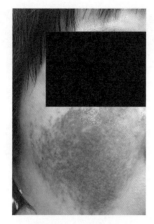

图 6-3-1　太田痣

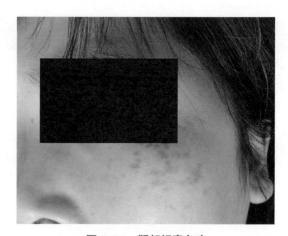

图 6-4-1　颧部褐青色痣

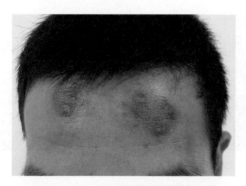

图 6-5-1　炎症后色素沉着伴角化肥厚

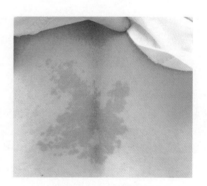

图 6-6-1　咖啡斑

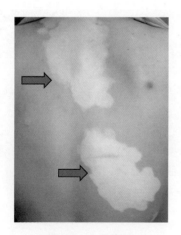

图 6-9-1　白癜风

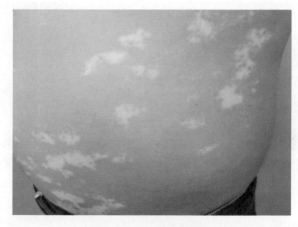

图 6-9-2　泛发型白癜风

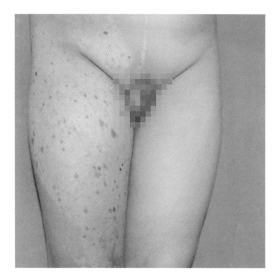

图 6-9-3　进展期白癜风

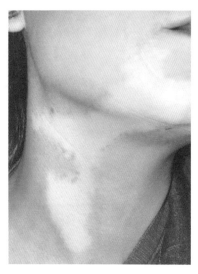

图 6-9-4　稳定期白癜风

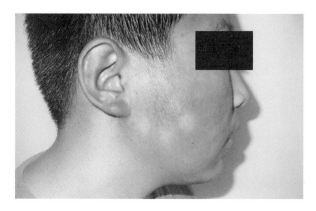

图 6-9-5　单纯糠疹

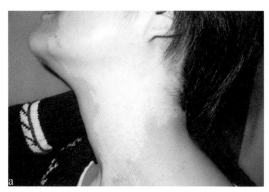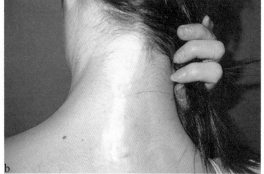

图 6-9-6　无色素痣

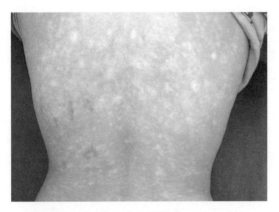

图 6-9-7　花斑癣

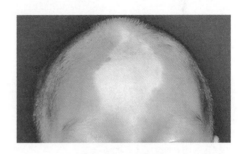

图 6-9-8　斑驳病

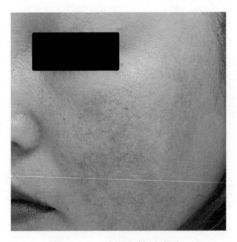

图 7-1-1　毛细血管扩张症

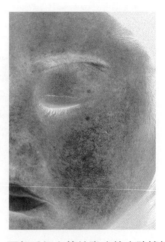

图 7-1-2　面部毛细血管扩张症的皮肤镜检查结果

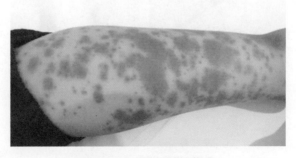

图 7-2-1　下肢过敏性紫癜

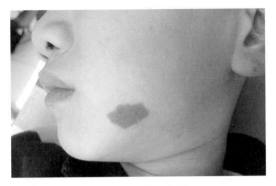

图 7-3-1　鲜红斑痣

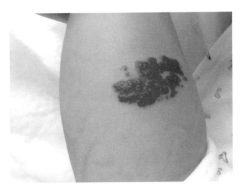

图 7-4-1　草莓状血管瘤

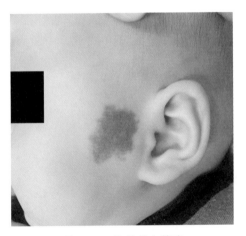

图 7-5-1　海绵状血管瘤

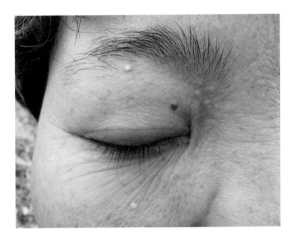

图 7-6-1　樱桃样血管瘤

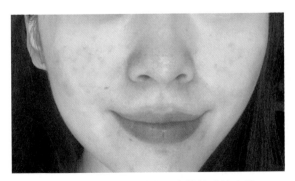

图 8-1-1　平素外观基本正常的敏感性皮肤

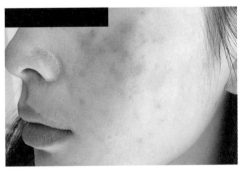

图 8-1-2　敏感性皮肤的急性期表现

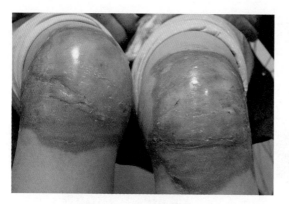

图 8-2-1　接触性皮炎

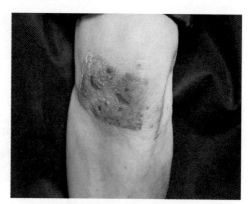

图 8-2-2　急性接触性皮炎

边界清楚的红斑的基础上可见芝麻至绿豆大小的丘疹、丘疱疹、水疱，可见糜烂和少许脓疱

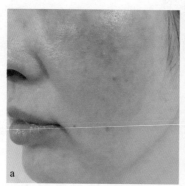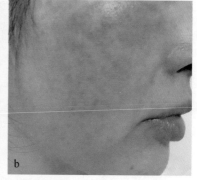

图 8-4-1　激素依赖性皮炎

a. 左侧面部；b. 右侧面部

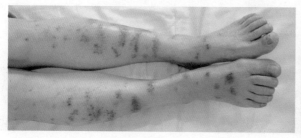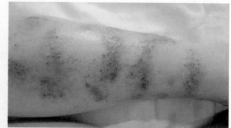

图 8-5-1　下肢湿疹

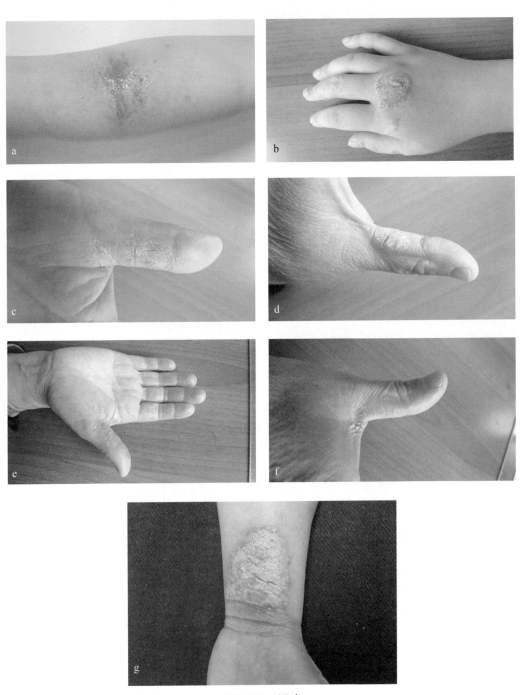

图 8-5-2　湿疹

a. 急性湿疹；b. 亚急性湿疹；c ~ g. 慢性湿疹

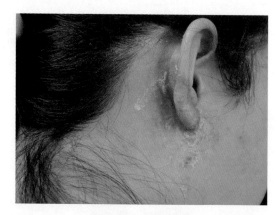

图 8-5-3　耳部湿疹

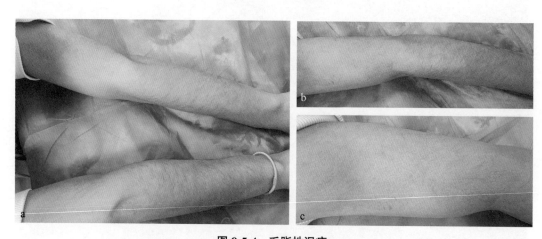

图 8-5-4　乏脂性湿疹

a. 双上肢皮损；b. 左上肢皮损；c. 皮肤干燥，可见小片状淡红斑、鳞屑

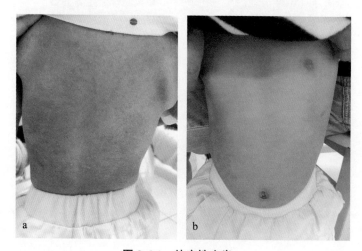

图 8-6-1　特应性皮炎

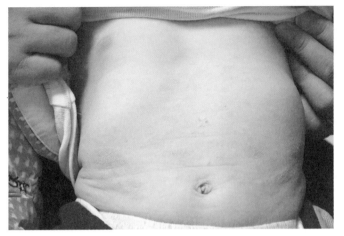

图 8-6-2　特应性皮炎

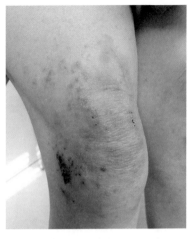

图 8-7-1　自身敏感性皮炎
（感染性湿疹样皮炎）

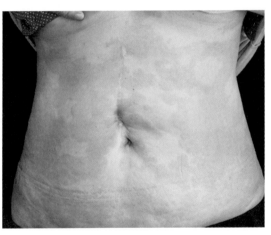

图 8-8-1　急性荨麻疹

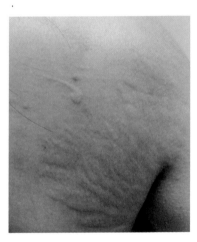

图 8-8-2　人工荨麻疹

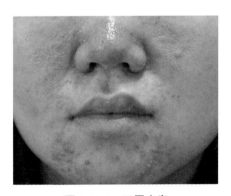

图 8-10-1　口周皮炎

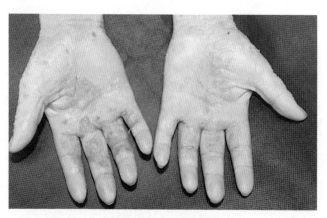

图 8-11-1　汗疱疹

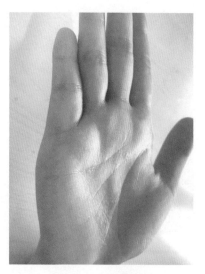

图 8-11-2　汗疱疹

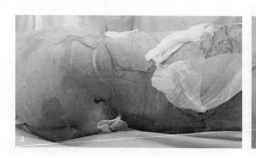

图 8-12-1　重型药疹

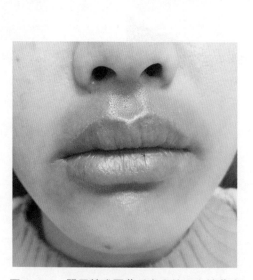

图 8-12-2　服用某感冒药后发生的固定性药疹

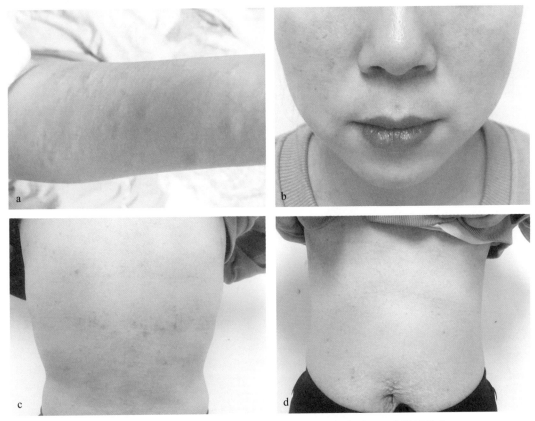

图 8-12-3　某患者注射新冠疫苗后先后出现荨麻疹型、湿疹样型药疹

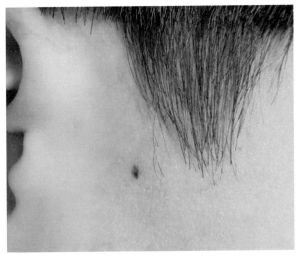

图 9-1-1　色素痣

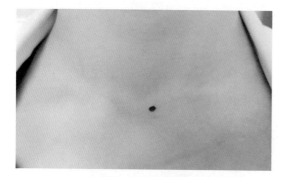

图 9-1-2 交界痣

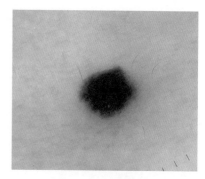

图 9-1-3 混合痣

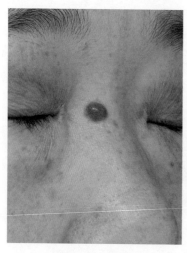

图 9-1-4 皮内痣

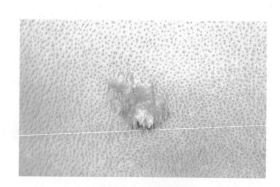

图 9-2-1 皮脂腺痣

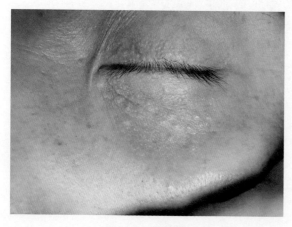

图 9-3-1 汗管瘤

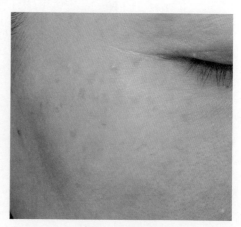

图 9-4-1 粟丘疹

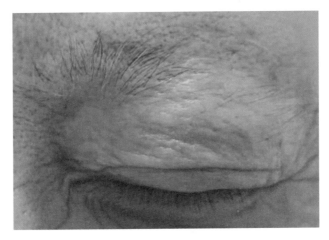

图 9-5-1　睑黄瘤

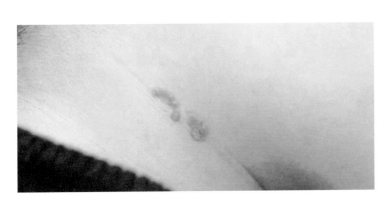

图 9-6-1　疣状痣

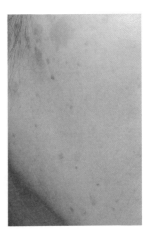

图 9-7-1　脂溢性角化病

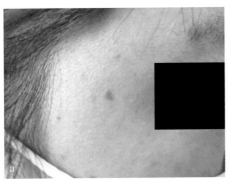

图 9-7-2　脂溢性角化病

a. 表现为褐色丘疹；b. 皮肤镜下的典型"脑回样结构"

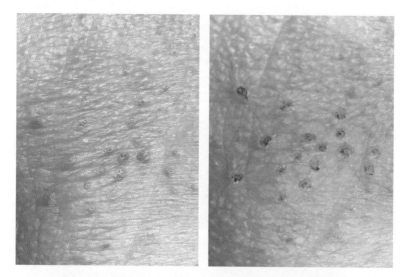

图 9-7-3　超脉冲 CO_2 激光治疗脂溢性角化病的即刻反应

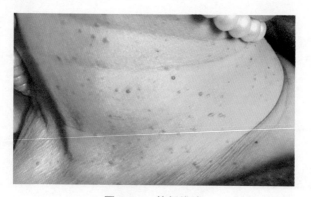

图 9-8-1　软纤维瘤

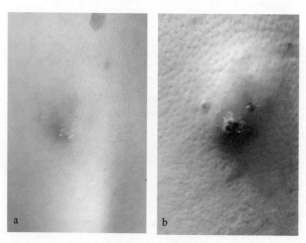

图 9-9-1　表皮囊肿

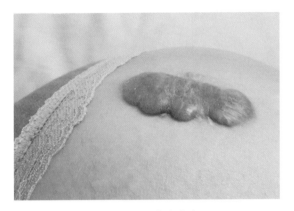

图 9-10-1　瘢痕疙瘩

皮损高于皮面

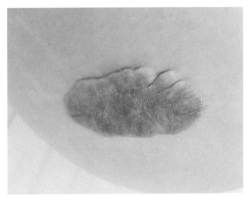

图 9-10-2　瘢痕疙瘩

皮损边缘呈蟹足状

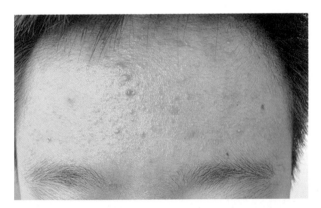

图 10-1-1　痤疮

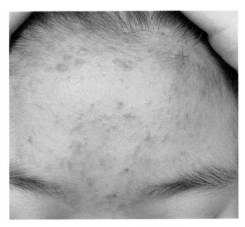

图 10-1-2　痤疮（粉刺）

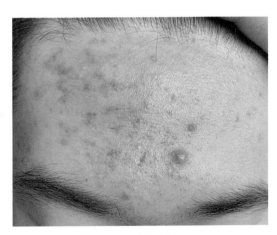

图 10-1-3　痤疮（丘疹）

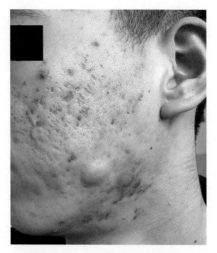

图 10-1-4　痤疮（结节、囊肿）

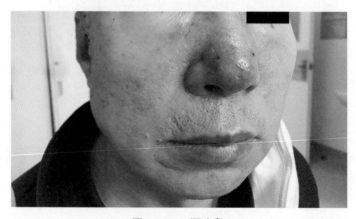

图 10-2-1　酒渣鼻

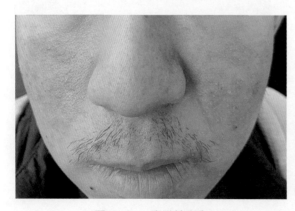

图 10-3-1　脂溢性皮炎

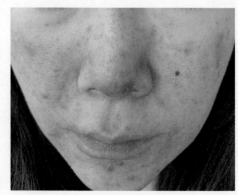

图 10-3-2　脂溢性皮炎

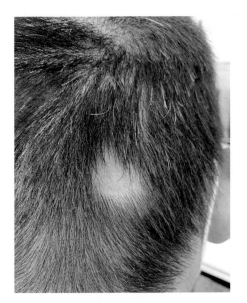

图 10-4-1 斑秃

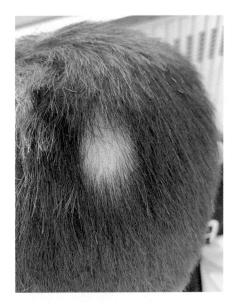

图 10-4-2 斑秃

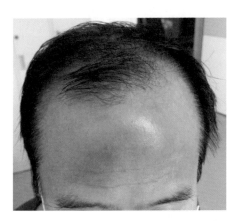

图 10-5-1 雄激素性秃发

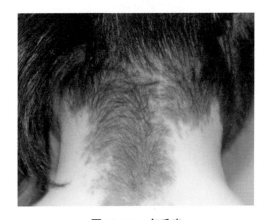

图 10-6-1 多毛症

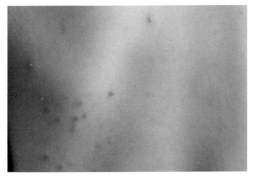

图 11-1-1 背部毛囊炎

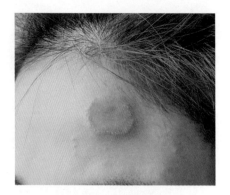

图 11-2-1　额部面癣

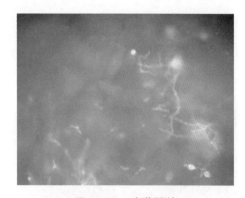

图 11-2-2　真菌镜检

镜下可见菌丝

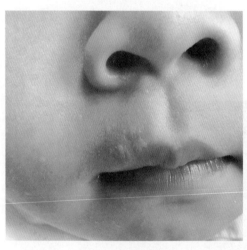

图 11-3-1　扁平疣

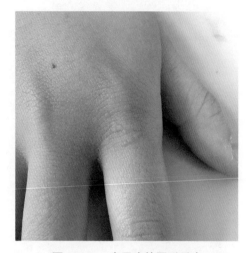

图 11-3-2　扁平疣的同形反应

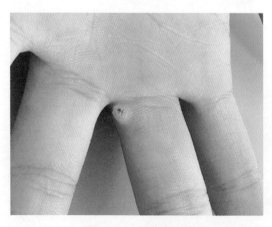

图 11-4-1　手指部寻常疣

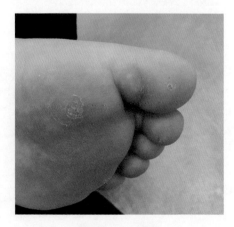

图 11-4-2　跖疣

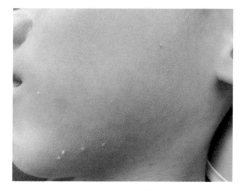

图 11-5-1　传染性软疣

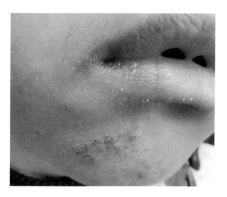

图 11-6-1　单纯疱疹

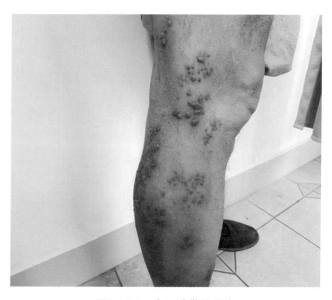

图 11-7-1　右下肢带状疱疹

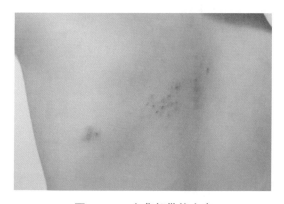

图 11-7-2　左背部带状疱疹

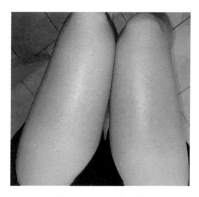

图 12-1-1　日晒伤

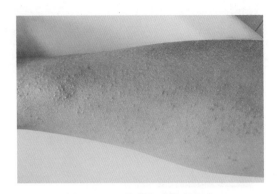

图 12-2-1　前臂多形性日光疹

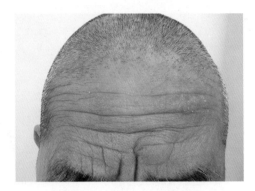

图 12-3-1　患者的头面部皮损

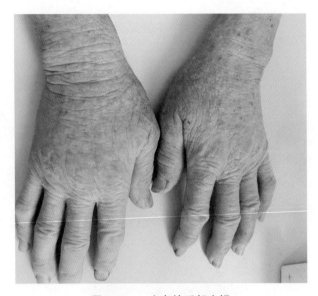

图 12-3-2　患者的手部皮损

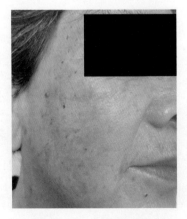

图 12-4-1　面部光老化